中国创伤救治培训
基层培训

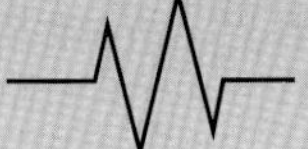

主　编　张连阳　李子龙

副主编　李占飞　金　平　李　阳

人民卫生出版社

·北　京·

图书在版编目（CIP）数据

中国创伤救治培训. 基层培训 / 张连阳，李子龙主编. —北京：人民卫生出版社，2022.9

ISBN 978-7-117-33517-1

Ⅰ. ①中… Ⅱ. ①张… ②李… Ⅲ. ①创伤－治疗－教材 Ⅳ. ①R641

中国版本图书馆 CIP 数据核字（2022）第 159717 号

人卫智网	www.ipmph.com	医学教育、学术、考试、健康，购书智慧智能综合服务平台
人卫官网	www.pmph.com	人卫官方资讯发布平台

中国创伤救治培训
基层培训
Zhongguo Chuangshang Jiuzhi Peixun
Jiceng Peixun

主　　编：张连阳　李子龙
出版发行：人民卫生出版社（中继线 010-59780011）
地　　址：北京市朝阳区潘家园南里 19 号
邮　　编：100021
E - mail：pmph @ pmph.com
购书热线：010-59787592　010-59787584　010-65264830
印　　刷：中农印务有限公司
经　　销：新华书店
开　　本：710 × 1000　1/16　　**印张**：22
字　　数：382 千字
版　　次：2022 年 9 月第 1 版
印　　次：2022 年 10 月第 1 次印刷
标准书号：ISBN 978-7-117-33517-1
定　　价：148.00 元
打击盗版举报电话：010-59787491　E-mail：WQ @ pmph.com
质量问题联系电话：010-59787234　E-mail：zhiliang @ pmph.com
数字融合服务电话：4001118166　E-mail：zengzhi @ pmph.com

编　者

（以姓氏汉语拼音为序）

蔡文伟　浙江省人民医院
陈驾君　华中科技大学同济医学院附属同济医院
陈益民　浙江省天台县人民医院
戴均儒　浙江大学医学院附属邵逸夫医院
高　伟　华中科技大学同济医学院附属同济医院
韩春茂　浙江大学医学院附属第二医院
洪玉才　浙江大学医学院附属邵逸夫医院
胡培阳　浙江省天台县人民医院
金　平　浙江省余姚市人民医院
郎良军　浙江省余姚市人民医院
李　贺　安徽医科大学第二附属医院
李　阳　陆军军医大学陆军特色医学中心
李占飞　华中科技大学同济医学院附属同济医院
李仲杰　贵州省兴义市人民医院
李子龙　浙江省余姚市人民医院
刘　冬　陆军军医大学陆军特色医学中心
刘慧敏　昆明市第一人民医院 / 昆明医科大学附属甘美医院
马柏强　浙江省丽水市人民医院
马岳峰　浙江大学医学院附属第二医院
庞建良　浙江省天台县人民医院
秦宇星　内蒙古医科大学第二附属医院
任海涛　浙江大学医学院附属第二医院
任前贵　内蒙古医科大学第二附属医院
邵　标　云南省昆明市第一人民医院 / 昆明医科大学附属甘美医院

沈　印　广西壮族自治区人民医院
王　楠　郑州大学第一附属医院
王　韬　陆军军医大学陆军特色医学中心
肖仁举　贵州省兴义市人民医院
邢利峰　浙江大学医学院附属邵逸夫医院
许　靓　浙江省天台县人民医院
杨　帆　华中科技大学同济医学院附属同济医院
张　可　甘肃省人民医院
张画羽　陆军军医大学陆军特色医学中心
张丽丽　浙江省天台县人民医院
张连阳　陆军军医大学陆军特色医学中心
章桂喜　香港大学深圳医院
周　斌　浙江省余姚市人民医院
周晟昂　浙江省人民医院
朱长举　郑州大学第一附属医院

主编助理

赵文俊　陆军军医大学陆军特色医学中心

主编简介

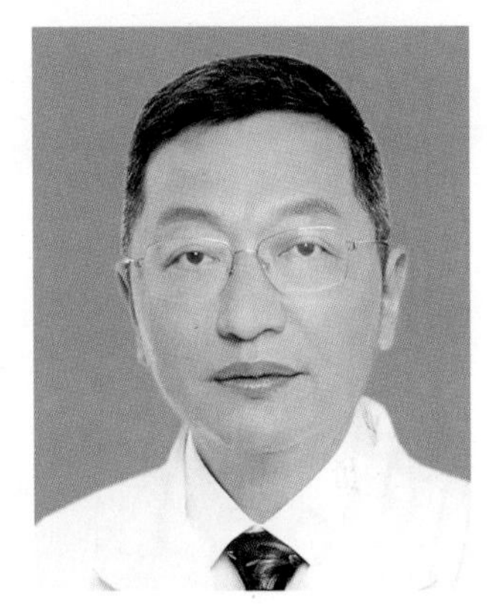

张连阳，陆军军医大学陆军特色医学中心创伤外科主任，教授、主任医师、博士生导师。

学术任职：中国医师协会创伤外科医师分会名誉会长，中华医学会灾难医学分会副主任委员，中华医学会创伤学分会常务委员、创伤急救与多发伤专家委员会主任委员。《中华创伤杂志》总编辑，《创伤外科杂志》主编，《中华创伤杂志（英文版）》《解放军医学杂志》《解放军医药杂志》副总编或副主编，《中华消化外科》《中华实验外科杂志》《灾害医学与救援（电子版）》等10余种杂志常务编委或编委。

专业特长：长期从事创伤外科及普通外科医疗、教学、科研工作，擅长多发伤紧急救治和损害控制外科技术，腹部战创伤及其并发症救治等。主要研究方向为创伤、休克及术后腹腔间隙综合征和肠道功能损害的防治、严重多发伤救治中损害控制策略和关键技术。

学术成就：近年来承担国家科技惠民计划、国家重点基础研究发展计划（973计划）分题等国家级课题7项，承担全军后勤科研计划重点项目、全军"十一五"面上项目等军队课题6项，总经费2 000余万元。以第一作者共发表科技论文200余篇，其中SCI收录30余篇。主编或主译专著11部，副主编、参编专著28部。获国家科技进步奖二等奖、重庆市科技进步奖一等奖、重庆市自然科学奖一等奖等科研成果11项。

个人荣誉：荣获2006年"重庆青年五四奖章"，2007年总后勤部优秀教师，2008年中国人民解放军院校育才奖银奖，2010年裘法祖普通外科医学青年奖，2015年王正国创伤医学奖突出贡献奖，2018年重庆市医学领军人才，2019年重庆市学术技术带头人，2019年第三届国之名医盛典"国之名医·优秀风范"。

主编简介

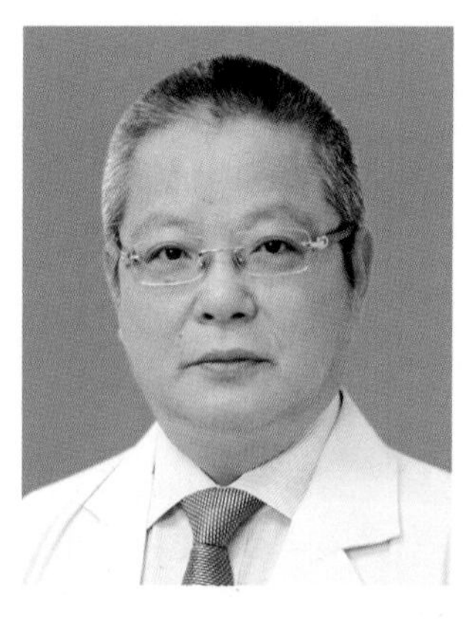

李子龙，余姚市人民医院急诊科主任，宁波市心肺脑复苏重点实验室主任，宁波大学医学院急诊医学研究所所长，主任医师（二级岗位）、博士生导师。

学术任职：中国医师协会创伤外科医师分会常务委员，浙江省医师协会创伤外科医师分会副会长、急诊医师分会常务委员，浙江省医学会急诊医学分会常务委员，中华医学会急诊医学分会县域急诊急救学组副组长、急诊医学分会创伤学组委员、创伤学分会创伤急救与多发伤学组委员，中国县级医院急诊联盟副理事长兼秘书长，《中华创伤杂志》编委。

专业特长：长期从事急危重症研究，主攻急救医学、危重症医学，以危重病、严重多发伤救治为主要研究方向。

学术成就：近年来主持市厅级课题 7 项，参与课题研究 30 余项，以第一作者或通信作者发表论文 27 篇，参编与参译专著共 7 部，以第二执笔人发表共识 3 项，取得实用新型专利 3 项、软件著作权 2 项。获浙江省科技进步奖三等奖、宁波市科技进步奖二等奖等科研成果近 10 项。

个人荣誉：荣获 2016 年浙江省医学会急诊医学分会创伤学组公益巡讲杰出贡献奖，2017 年浙江省急诊医学学术巡讲卓越贡献奖，2018 年中国医师协会创伤外科医师分会“中国创伤救治培训”（CTCT®）优秀讲师，2019 年王正国创伤医学奖优秀医师奖，2020 年宁波市科技创新推动奖，2020 年宁波市创新人才奖，2020 年浙江省百佳企业科技工作者。

序　一

随着新型冠状病毒的流行，防护要求提升等因素增加了各地创伤中心建设的难度。创伤救治医务人员既坚守岗位、保障疫情期间伤员的救治，同时也逆行出征、参与新型冠状病毒肺炎防控与救治工作。

中国创伤救治培训（China Trauma Care Training，CTCT®）自2016年7月启动，迄今已近5年，在全国同道的大力支持下高效推广，极大地促进了各地创伤中心和体系的建设。已经发表的文献证实CTCT®明显提升了参训学员创伤救治相关知识储备和能力。通过参加标准化、规范化的创伤救治培训课程，学员课后成绩均明显高于课前测试。同时在培训过程中我们也发现，我国创伤中心建设虽正在高速发展，但救治模式仍待优化，县域基层创伤中心建设和创伤团队能力建设仍有较大提升空间。作为极具中国特色的CTCT®，正倾力建设标准版、基层版、护理版和主任版四位一体的课程体系。几年来，CTCT®教材建设工作取得了显著进步。2019年出版的《中国创伤救治培训》印刷5次，发行量过万。2020年出版了《创伤患者救治资源》和《多发伤病例精选》，2021年出版了《爆炸伤救治手册》和《中国创伤救治培训：护理培训》。

2017年9月启动的中国创伤救治培训基层版（China Trauma Care Training®–Basic），是针对我国基层医院，尤其是区县级及以下医院院前急救、急诊、外科和其他相关学科参与创伤救治的人员，规范他们在交通事故、工程事故及自然灾难等导致的各种创伤紧急救治中的行为，使受过培训的人员能够独立有效地评估和处置多发伤等严重伤员，包括在短时间内作出正确的评估、诊断和鉴别诊断，识别并及时处理威胁生命的损伤，稳定伤员的生命体征，为后续转运或治疗提供条件。希望受过培训的基层医务人员能早期独立有效地评估和处置多发伤等严重伤员，为严重伤员的进一步高级生命支持提供有力保障。近4年来，CTCT®基层版已经在全国成功举办26站，培训学员2 000余人，积累了丰富的培训经验，并打造了一支优秀的讲师团队，极大地推进了县域创伤中心的建设，这种情况下，迫切需要一本专门的CTCT®基层版教材。

有鉴于此，在余姚市人民医院王正国院士工作站的支持下，决定启动CTCT® 基层版《中国创伤救治培训：基层培训》的编写。今天，我很高兴看到这部专著已具雏形，其具有三个显著的特点：第一，在张连阳教授和李子龙教授的带领下，编者团队聚集了全国 40 位中青年专家，他们长期工作在临床一线，对创伤整体化救治有深刻认识，教学经验丰富，且朝气蓬勃。第二，本书针对市、区、县等医院创伤中心建设，着重介绍对于救治严重创伤关键的复苏、生命支持和损害控制外科基础理论、基本知识和基本技能。第三，全书设 33 章，文字简练，延续了 CTCT® 的传统，每章列出了“知识点”和“常见错误”等，一些操作技术还拍摄了视频，便于读者学习、理解和记忆。

总之，本书虽然是为 CTCT® 基层版量身定做的教科书，但也可供参与创伤救治的医务人员借鉴参考，是一部值得推荐的手册。希望该书的出版对于我国蓬勃发展的县域等基层创伤中心建设和严重创伤紧急救治水平的提高起到积极的作用。

中国工程院院士

陆军军医大学教授

中国医师协会创伤外科医师分会名誉会长

2021 年 5 月

序　二

创伤位居全球45岁以下人群死亡原因的第一位，给社会和家庭带来了沉重的负担。90%以上的伤员发生在基层，创伤的早期救治通常由基层医院承担，提升基层医院的救治能力需要引起高度的重视。

2016年7月，在王正国院士、付小兵院士、姜保国院士、蒋建新院士等专家教授的共同倡导下，创立了CTCT®体系，包括CTCT®标准版、护理版、基层版、主任版，陆续推出了系列培训教材，其中，《中国创伤救治培训》从2019年6月出版到现在5次重印，发行上万册；《中国创伤救治培训：护理培训》2021年8月出版；《中国创伤救治培训：基层培训》今天启动编写；《中国创伤救治培训：管理培训》也即将启动编写。这四本CTCT®系列图书，将涵盖分级诊疗的各个层次、各个环节，构成中国创伤救治的立体网络。

党的十九届五中全会提出，坚持创新在我国现代化建设全局中的核心地位，把科技自立自强作为国家发展的战略支撑。习近平总书记以面向世界科技前沿、面向经济主战场、面向国家重大需求、面向人民生命健康的“四个面向”，对科技创新提出了新要求、赋予了新使命。CTCT®基层版、标准版、护理版和主任版系列培训和系列图书，就是瞄准了“四个面向”推出的重大的、科技原创的成果创新。

第一，面向世界科技前沿。希望CTCT®能在全球、在人类的创伤救治体系里、在创伤救治领域独树一帜，形成中国的特色，讲好中国故事，能够进入世界科技前沿。

第二，面向经济主战场。创伤给人民群众和社会带来沉重的经济负担。如果能在第一时间进行创伤救治，将院前救治、院前和院内对接、院内多学科综合治疗、院后康复紧密联系成一个全生命周期链，就可以减轻经济负担，减少经济压力，从而为国民经济做出重大贡献。

第三，面向国家重大需求。人民健康是国家的重大需求，健康中国建设是我们最重要的历史使命。

第四，面向人民生命健康。通过CTCT®体系建设，培养更多的CTCT®带头人，形成立体化的CTCT®系统工程，进而保障并捍卫人民健康。

本书涵盖了创伤救治的基层的、常见的、多发的，甚至疑难的疾病，构成了适应基层、针对基层、提升基层、服务基层的理论，而且能够和中国实际、中国特色的基层医疗服务完全的吻合、完全的对接、完全的促进。希望本书能坚持以下几个特色：

第一，坚持中国特色。坚持创伤医学中国实践，结合各位编者的经验，以及来自基层的经验、一线的经验，形成中国特色、中国原创、中国故事。

第二，要有时代特征。新冠肺炎疫情改变了世界科技，改变了政治、经济、军事，更改变了医疗卫生。因此，我们要用多学科的体系来推动 CTCT® 的建设，要体现时代特征，体现基础医学和临床医学、临床医学和医学人文、临床医学和预防医学的结合。

第三，体现中国原创。CTCT® 形成了中国特色的创伤救治培训体系，这是中国的原创、中国的特色，要把原创精神落实下去。

第四，体现规范救治。本书的主要目的是提升基层医生的救治能力；规范创伤救治思路、路径、措施。一定要强调规范性，只有规范才能形成共识，才能形成标准，才能形成方案。

第五，具备实用性。让基层医生一看就懂，一学就会，一用就管用，提升基层医生创伤救治水平。

第六，打造学术精品。打造思想精深、内容精准、技术精湛、图片精美、视频精彩、制作精良的优秀图书。

杜贤

2021 年 1 月 16 日

前言

创伤救治涉及所有医院，尤其是基层医院，这些医院的伤员和与创伤相关的手术分别占 8.46% ～ 12.02% 和 15.91% ～ 41.86%。与之不相匹配的是，这些基层医院从事创伤救治的医务人员缺乏相关的系统、规范培训。在临床实践中，创伤救治存在各自为政、各用其法、水平参差不齐等现象，对同一类创伤病例，不同医务人员其处理方法和程序常有差异。

无论何种形式的培训，均需要针对接受培训的特定人群的不同背景，以及特定人群的各种需求来进行，只有针对性的培训才能够满足需求。如何对基层卫生机构医生队伍进行创伤救治培训，是我国创伤救治体系建设面临的巨大挑战。为此，由中国创伤救治培训专家委员会、王正国创伤医学发展基金会、中国县级医院急诊联盟主办，余姚市人民医院、陆军特色医学中心联合运作的“中国创伤救治培训基层版（China Trauma Care Training-Basic，CTCT®-B）”于 2017 年 9 月启动建设。

作为 CTCT® 四位一体的重要组成，CTCT®-B 针对我国基层医院参与创伤救治的医护人员，规范他们在各种创伤紧急救治中的行为，目的是使受过培训的人员能够独立有效地评估和处置多发伤等严重伤员，稳定伤员的生命体征，为后续转运或治疗提供条件。

截至 2021 年 11 月，CTCT®-B 在全国 17 个省（自治区、直辖市）已经举办 35 期，培训人员达 2 753 人。在 4 年的培训过程中，CTCT®-B 遵循持续质量改进原则，不断优化、创新，紧扣基层医院需求，包括理论授课、病例讨论、时间窗高仿真全流程创伤救治模拟演练和创伤技能培训。

在积累了较为丰富的实际培训经验的基础上，《中国创伤救治培训：基层培训》于 2021 年 1 月 16 日在线上召开编写启动会，36 位专家参加会议。杜贤总编辑在启动会上指出创伤是危害人类健康、致死致残的重要因素之一，他表示 CTCT® 体系涵盖了分级诊疗的各个层次和各个环节，构成中国创伤救治的立体网络；本书编写应体现坚持中国特色、富有时代特征、体现中国原创、体现规范救治讲究实用管用、打造精品教材六大特色，特别提出思想精深、内容精准、技术精湛、图片精美、视频精彩和制作精良的“六精”理念。

《中国创伤救治培训：基层培训》作为 CTCT®-B 的配套教材，由具有丰富经验的 CTCT®-B 讲师及工作在创伤救治一线的青年骨干撰写，内容按照 CTCT®-B 授课课程分章，包括理论和技术两个部分，并首次配合技术培训录制 11 个教学视频，相信这些努力将使本教材更具新颖性和实用性。

感谢王正国院士、付小兵院士、蒋建新院士和姜保国院士对 CTCT® 和本书的支持和指导。感谢宁波大学医学院附属阳明医院王正国院士工作站的支持。感谢各位参与编写专家的付出。

县域是救治伤员数量众多的代表区域，是多数创伤发生的第一现场，县域创伤救治体系是我国创伤救治体系的基石，“郡县治，天下安”，期待本书能为基层创伤救治体系建设贡献绵薄之力。

值此付梓之际，我们也诚惶诚恐，虽竭尽所能，但还觉意蕴未尽，如有不足，甚至谬误之处，还望各位同道不吝指出，予以斧正。

2021 年 11 月 17 日

内容简介

本书作为“中国创伤救治培训基层版（China Trauma Care Training®-Basic，CTCT®-B）”的配套教材，由有丰富经验的 CTCT®-B 讲师及工作在创伤救治一线的青年骨干撰写，内容按照 CTCT®-B 授课课程分章，与课件密切联系，具有系统性和完整性，且避免了内容重复和资料堆砌。全书分 33 章，包括理论和技术两个部分，着重介绍基层医院创伤中心和县域创伤救治体系建设，创伤早期评估与处理、现场救治及常见陷阱、院前损害控制性复苏、院内救治陷阱和检查检验、环甲膜穿刺置管术等 17 项（类）技术、伤员救护车和直升机转运等内容。其中，时间窗高仿真全流程创伤救治模拟演练和灾难医学救援桌面推演、创伤复苏单元和复合手术室建设均极具我国特色。为了方便学员或读者理解和记忆，每章还紧扣 CTCT® 提倡的理论和技术，以及我国创伤中心建设和创伤救治中亟待改进之处凝练了“知识点”，结合 CTCT®-B 培训中学员常见问题总结了“常见错误”。形式新颖，重点突出，语言简练，注重实用。本书可供从事创伤救治的临床医生、医科院校本科生、研究生及相关人员参考。

目 录

视频目录

第一章 创伤概论

知识点

- 创伤是由于机体与环境间的能量交换超过了机体的耐受力而导致的细胞、组织结构完整性破坏和功能障碍。
- 创伤是 1 ～ 44 岁人群最主要的死亡原因，是生产寿命损失的首位原因。
- 创伤救治应努力保命、保肢和保脏器，最大限度降低创伤对心理健康的影响，最大限度地改善创伤预后。
- 创伤救治区别于疾病最显著的特征是其具备时效性，“黄金时间”内恰当的救治能显著地改善伤员结局。
- 成立实体化创伤中心是提高救治水平的基础。
- 院前救治主要原则包括将伤员转移到安全区域、紧急救命处理（ABCs 法则）、联系医疗单位和快速转运。
- 由多学科外科医生组成的团队全程负责伤员的急诊复苏、紧急手术、重症监护室（intensive care unit，ICU）复苏、稳定后确定性手术的整体化救治逐渐成为新的标准模式。
- VCOIP 程序指按照通气（ventilation）、控制出血（control bleeding）、手术（operation）、灌注（infusion）和搏动（pulsation）顺序救治严重创伤。
- 损害控制策略是针对严重伤员进行阶段性修复的外科策略，旨在避免由于体温不升、凝血功能障碍、酸中毒互相促进形成致命三联征而引起的不可逆的生理损伤。典型的损害控制包括初次具有复苏性质的简明手术、ICU 复苏、第二次确定性手术 3 个步骤。
- 创伤评分是对伤员损伤严重程度的量化评估方法，可预测结局、指导治疗、评价质量等，包括生理学评分、解剖学评分和综合评分。

创伤（trauma）是由于机体与环境间的能量交换超过了机体的耐受力而导致的细胞、组织结构完整性破坏和功能障碍。创伤医学的发展是

人类科技文明发展演变的一个缩影，从原始社会开始人类就面临洪涝、地震等自然灾害的威胁，到工业化时期以来不断爆发的局部战争和两次世界大战，甚至到科技文明高度发达的今天，创伤对人类的生存和健康仍构成威胁。随着社会的进步和人口老龄化进程，不论是以交通事故为代表的高能量损伤，还是以跌倒为主的低能量损伤，都呈日益增多的趋势。

创伤是 1 ～ 44 岁人群最主要的死亡原因，是生产寿命损失的首位原因。致伤原因包括事故（意外伤害）、故意自伤（自杀）、被袭击（他杀）、战争及不确定种类等。全球每天约 1.6 万人死于创伤。全球每年因道路交通事故死亡人数达 135 万人，相当于每 25 秒就有一人在交通事故中死亡。致伤更是达上千万，如广深高速公路 1998—2000 年共发生交通事故 2 484 起，死亡 128 人，受伤 812 人，事故死亡率为 5.15%，总死亡率为 13.62%，其中 62.5% 的伤员现场死亡。

创伤救治应努力保命、保肢和保脏器，最大限度降低创伤对伤员心理健康的影响，最大限度地改善创伤预后。创伤救治区别于疾病最显著的特征是其时效性要求更高，“黄金时间”内恰当的救治能显著地改善伤员结局。

一、现代创伤救治基本理念

严重创伤是导致死亡、残疾和脏器功能障碍的重要原因，紧急救治面临在“黄金时间”内确定性止血、骨折固定、血肿清除等原发性损伤救治的严峻挑战，随后更需要积极防治凝血功能障碍、多器官功能障碍综合征（multiple organ dysfunction syndrome，MODS）、脓毒症（sepsis）等严重并发症，后期需要多次计划性手术、康复治疗等，成立实体化创伤中心是提高创伤救治水平的基础。

（一）救治模式进展

按照救治场景可以分为院前救治和院内救治两个阶段。

1. 院前救治 严重创伤救治需就近就急，在“黄金时间”内给予确定性处理，院前救治的主要工作是现场伤员伤情评估、有限生命拯救和快速安全后送。主要原则包括：①将伤员转移到安全区域；②紧急救命处理，即 ABCs 法则，保持气道通畅（airway）、维持呼吸（breathing）和循环（circulation）功能，其他还包括神经系统损伤和功能评估、全身检查等；③联系医疗单位；④快速转运。

2. 院内救治 随着科学技术的不断发展，医学的多数学科呈现出分科越来越细的趋势，半个世纪前只有内科和外科，现在内科和外科都

发展细分成为10个左右专科，而且有的专科又分为若干亚专科，甚至专病病房等。由于严重创伤救治涉及多个解剖部位，需要多个学科协同救治，这与现代医学的专科化、专病化趋势产生了明显的矛盾。综合性医院大多采用分诊分科式，即分别由普通外科、骨科、神经外科等收治休克和腹部创伤、骨伤和颅脑损伤伤员等，遇多发伤涉及其他学科损伤时，请相关学科会诊解决，专科救治水平较高，但存在救治时效性差、对非本科损伤重视不够等弊端，尤其不能满足严重伤员救治的快速通过、“黄金一小时内给予确定性处理”等要求。

近年来严重伤员的院内救治发生了本质性的改变，由多学科外科医生组成的团队全程负责其急诊复苏、紧急手术、ICU复苏、稳定后的确定性手术的整体化救治逐渐成为新的标准模式，甚至包括早期康复。

（二）救治策略变更

过去认为对多发伤伤员的救治在临床上就是部位伤处理的简单相加，给予确定性手术就是治疗多发伤的最佳方法，但这样处理后多发伤伤员往往陷入难以逆转的严重生理功能紊乱中，多发伤伤员的生存率一直没有得到明显改善。20世纪80年代以来，严重多发伤伤员的救治以提高生存率为目标，各类严重损伤救治技术取得了显著进展，其中最重要的是90年代早期对濒死或即将面临严重生理功能紊乱的伤员，采取简明外科策略的损害控制技术。对于非高危的多发伤伤员行早期整体救治、确定性手术是最佳的治疗方案；而对于濒危伤员初次手术应遵循损害控制策略，以避免长时间、大创伤的手术所导致的“二次打击”。

1. VCOIP程序 West等在1985年提出了多发伤救治的VIP程序，即按通气（ventilation）、灌注（infusion）和搏动（pulsation）顺序救治，在救治严重伤员的过程中发挥了重要作用，提高救治成功率达97%以上。张连阳团队在总结多发伤救治进展中，发现紧急状态下控制出血和急诊手术的重要性，并归纳为VIPCO程序，增加了控制出血（bleeding control）和手术（operation）。确定性手术作为严重创伤复苏的组成部分，是首要关键的环节，在确定性止血前应遵循损害控制原则，给予限制性复苏等，将传统的紧急救治策略由VIPCO改为VCOIP，以利于进一步提高救治成功率。

2. 损害控制策略 损害控制是针对严重战伤员进行阶段性修复的外科策略，旨在避免由于体温不升、凝血功能障碍、酸中毒互相促进形成致命三联征而引起的不可逆的生理损伤。1983年Stone全面系统地阐述了在严重失血导致低体温和凝血功能障碍的伤员中简明剖腹术和腹腔内填塞术的应用，之后损害控制策略和技术得到了较大的发展，其并非

一次单独的手术，而是一系列有计划的、主动分期的策略。

首先是确定采取损害控制策略，包括复苏、评估和决策；以严重腹部创伤为例，具体分3个阶段：①第1阶段，是在加温的手术室内进行简明手术，控制出血、污染，可以采用腹腔内填塞止血和负压封闭引流辅助暂时性关闭腹腔等方法；②第2阶段，是在ICU内进行复温、纠正凝血功能障碍，给予机械呼吸支持，再次检查和评估；③第3阶段，回到手术室，取出填塞物，行确定性修补和腹腔关闭。采取损害控制策略具有明显的生存优势，而且延迟的胃肠道重建、骨折固定等是安全的，并发症发生率极低。以后相应的紧急手术技术逐渐发展，如腹部切口暂时关闭技术和延迟的腹壁重建技术，改良的填塞和局部止血剂应用技术，复温、逆转凝血功能障碍技术和复苏终点的判断，紧急救治初期控制出血的介入性放射技术等。

随着损害控制技术的进步及其效果的显现，对于严重伤员，在大多数类型的创伤救治中损害控制已经被广泛接受。损害控制的应用范围从早期的腹部损伤扩展到周围血管、胸部、颅脑及骨关节损伤等，提出了损害控制性开颅术、损害控制性剖腹术、损害控制性骨科手术等概念；应用技术从单纯的主动计划性分期手术控制手术带来的二次打击，扩展到控制液体复苏、机械通气等各种应用不当可能带来二次损害，也提出了一系列新的概念，如损害控制性复苏、损害控制性机械通气等。

二、创伤评分

反映创伤严重度的因素包括损伤对生命的威胁、预期的死亡率、能量耗损量及吸收量、是否住院治疗和需要重症监护、留院时间、治疗费用、治疗的复杂性、整个治疗周期、暂时和永久的残疾可能、永久的功能障碍和以后的生活质量等。由于创伤严重度缺乏统一的评价标准，单纯凭临床经验描述，不同国家、不同地区和不同单位间难以相互比较。自20世纪60年代开始，国外对创伤严重度开始用量化表达，以后逐渐推广，由此产生了创伤评分。

创伤评分是定量诊断在创伤医学中的应用，是对伤员损伤严重程度的量化评估方法，同时也是预测存活可能性、制订治疗决策、科研对照和救治质量评价的依据，经过半个世纪的不断改进而日趋成熟的一些创伤评分方案逐渐广泛应用于临床和研究中，各种评分方法的共同原则是“多参数量化”。

创伤评分一般采用量化和权重处理伤员的解剖和生理指标，经数学计算以显示伤情，大致分为三类：①生理学评分，如CRAMS

（circulation-respiration-abdominal-movement-speech）评分、创伤评分（trauma score，TS）、修正创伤评分（revised trauma score，RTS）等，生理学评分不考虑解剖结构的损伤程度，而以伤后各种重要生理参数的紊乱程度作为评分依据以评价伤势，伤势越重分值越低，受伤时间、个体差异及治疗干预可对分值产生影响，生理学评分主要用于现场评估与分类检送；②解剖学评分，如简明损伤定级标准（abbreviated injury scale，AIS）及其派生的创伤严重度评分（injury severity score，ISS）等，对各组织器官解剖结构的损伤进行评定，损伤越重评分越高，解剖学评分只考虑器官组织的伤情而忽略伤后生理紊乱情况，分值与是否手术治疗、伤员生存率有一定相关性，主要用于院内评分；③综合评分，结合生理、解剖和年龄因素评估创伤程度，如创伤和损伤严重度评分（trauma and injury severity score，TRISS）和创伤严重度特征（a severity characteristics of trauma，ASCOT）评分等。

按照应用场景创伤评分分为院前评分法和院内评分法。

（一）院前评分法

院前评分法主要应用于伤员现场救治和转运途中。创伤发生后现场救治要求首先将伤员转移到安全区域；然后进行紧急救命处理，包括保持气道通畅、维持呼吸功能和维持循环功能等，之后进行神经系统损伤和功能评估、全身检查等。在联系医疗单位，简要汇报受伤史、生命体征、初步诊断和现场情况后，快速、安全地将伤员转运到医疗单位，其时间一般应控制在30分钟以内。由于时间和条件有限，院前的各种创伤评分法多采用呼吸、脉搏、血压和意识等生理参数的具体数字计算。院前评分法主要用于筛选需住院治疗的伤员，正确熟练地运用院前创伤评分法与伤员的最后转归有密切关系。

（二）院内评分法

院内评分法通常以解剖损伤严重度为评分依据，通过查体、CT等影像、手术探查或尸体解剖等作出解剖学评分。部位伤应用最多的是AIS，多发伤应用最广泛的是ISS。

2019年国家卫生健康委员会发布的创伤中心设置标准要求创伤中心初步建立创伤信息登记系统，创伤数据库的建设与应用也成为创伤中心建设的重要基础性内容之一。新近发布的创伤数据库V4.0中的35项创伤救治质量控制指标有6项涉及AIS和ISS，包括AIS及描述、多发伤评分等诊断信息，完成ISS评分时间（小时）等个体指标，ISS 24小时完成率（%），严重伤员（ISS≥16分）及ISS<16分伤员的例数、死亡率、占比（%）等。AIS和ISS评分、创伤登记和创伤数据库建设和运用是

创伤中心质量改进过程的基石。

完成一份高质量的多发伤病历并非易事，正确、准确得出 AIS 和 ISS 评分也不容易。由于出血量可能随时间而增加，AIS 值宜在受伤后 24 小时内确定，越早越准确。

AIS 和 ISS 等解剖学评分的优势是创伤一旦发生，即能量交换完成，解剖学损伤少有变化，对外科手术指导价值大，也能预测伤死率。但对救治时效性和伤员安全评估等方面有所不足，可结合生理、解剖和年龄因素评估创伤程度，如 TRISS 和 ASCOT 等有助于评估救治质量和预测结局。实际上，一旦院前或急诊行气管插管术，则无法确定呼吸频率，无法进行格拉斯哥昏迷量表（Glasgow coma scale，GCS）、RTS 评分等，未来发展的趋势是将休克指数、脉搏血氧饱和度（SpO_2）等简便快捷、可反映组织灌注和氧代谢的指标纳入。

应充分认识各种编码系统因目的不同而结构各异，一种评分不可能解决所有问题，关于 AIS 和 ISS 的应用与研究应尽量基于新的版本，如 AIS 2015 版。AIS 和 ISS 目的是研究，不应因评分影响初次和二次评估。带着评分的眼光去查体、手术探查和读片等，是正确评分的基础。可以预见，创伤评分永远在寻求“普适、高效、简便”与“专科、精细、准确”间平衡的道路上。目前我国创伤登记和数据库建设才刚起步，重点不是提出新的改良创伤解剖学评分，而是正确、准确应用 AIS 和 ISS 评分，在积累足够数据和 AIS 和 ISS 应用经验的基础上，才能建立契合我国国情和创伤救治体系建设的创伤严重度评分体系。

【常见错误】

- 以会诊模式救治严重多发伤。此形式可导致紧急手术时间延迟，增加出血量和污染等，增加伤死率和残疾率。
- 一味强调速度而忽略了救治质量。严重创伤救治中快速处置威胁生命的损伤非常重要，但前提是正确、准确评估，评估、辨认出威胁生命的损伤，安全的救治是基于系统性的、团队协作的 ABCs 法则等基础上的。
- 在多数伤员救治中滥用损害控制策略。损害控制策略仅适用于大出血的严重伤员，约占伤员的 10%。大多数伤员可以采取早期确定性治疗策略，以避免损害控制策略所致的多次手术、手术并发症发生率高、医疗资源占用等不足。
- 错误将解剖学评分用于院前。解剖学评分需要系统查体、CT 等影像和手术探查等才能完成，现场和院前转运途中因条件所限，并不具备解剖学评分的条件，应采取生理学评分为主。

- 在临床病例总结、论文撰写中采取“回顾性”解剖学评分。虽然仔细复习病历可以粗略得出 AIS 和 ISS 评分，但如果病历书写者不熟悉 AIS 和 ISS 评分，在查体、手术记录书写时没有遵循 AIS 和 ISS 评分体系描述，或者仅仅依据 CT 报告，没有在影像存储与传输系统（picture archiving and communication system，PACS）上测量实质性脏器裂伤长度和深度等，则所得出的 AIS 和 ISS 评分可能是错误的。

（张连阳）

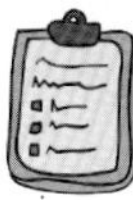

推荐扩展阅读文献及书籍

[1] 张连阳,白祥军,张茂. 中国创伤救治培训[M]. 北京:人民卫生出版社,2019.

[2] 张连阳,白祥军. 多发伤救治学[M]. 北京:人民军医出版社,2010.

[3] BRITT L B,PEITZMAN A B,BARIE P S,et al. 急诊外科学[M]. 张连阳,白祥军,赵晓东,译. 北京:人民军医出版社,2015.

[4] DEMETRIADES D. 创伤急救评估与治疗手册[M]. 张连阳,简立建,译. 北京:科学出版社,2018.

[5] 美国外科医师学会•创伤分委会. 伤员救治资源[M]. 付小兵,张连阳,译. 北京:人民卫生出版社,2020.

[6] 美国机动车医学促进会. 简明损伤定级标准 2005[M]. 重庆市急救医疗中心,译. 重庆:重庆出版社,2005.

[7] American College of Surgeons. Advanced Trauma Life Support:Student Course Manual [M]. 10th ed.Chicago:JoyGarcai,2018.

[8] 张连阳. 努力提高多发伤救治速度[J]. 中华创伤杂志,2007,23(4):241-243.

[9] 张连阳,姚元章. 严重创伤的早期救治[J]. 中国实用外科杂志,2008,28(7):582-584.

第二章　基层医院创伤中心建设

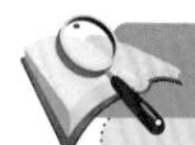

知识点

- 基层医院创伤中心是相对于国家创伤中心、国家区域创伤中心、省市级医院创伤中心而言，直接参与严重损伤伤员早期救治的区县市级医院及以下医疗机构的创伤中心，通常为二级创伤中心。
- 创伤外科是指收治伤员的学科，一般以收治严重伤员为主，包括但不限于外科专科收治的单一创伤，如骨科收治的运动系统损伤、神经外科收治的颅脑损伤。创伤中心包括从急诊开始的参与救治的学科群，主要包括急诊外科、创伤外科和创伤 ICU 等。
- 创伤救治体系指从伤后即时处置到院内最终治疗完毕的整个区域性救治系统，包括第一目击者与伤员本人的现场自救互救，到"120"急救指挥中心的院前急救、院内急诊、创伤中心救治、院间转运，以及与此相关的调度、转运、信息、流程，甚至是创伤救治理念与技能培训在内的所有创伤救治相关的全过程。
- 实体化的创伤救治团队模式指创伤中心有专门的、固定的医护救治团队与集中收治伤员的病区。
- 生命体征不稳定、院内转运风险大、随时可能死亡的伤员可行急诊床边紧急手术，如剖胸性复苏、剖腹性止血、复苏性腹主动脉球囊阻断术（resuscitative endovascular balloon occlusion of the aorta，REBOA）等。
- 急诊床边紧急手术需要结合医院具体情况制定相应制度，应有医院医务科或总值班现场协调，能否启动此类手术与该创伤中心的综合实力相关。
- 创伤复苏单元或复苏室应常备创伤相关的急救设备。
- 基层创伤中心值班人员应掌握救命性急救技术。
- 基层创伤中心二线值班医生应掌握救命性手术。
- 基层创伤中心建设需要创伤外科、普通外科、骨科、神经外科、心胸外科、整形外科、血管介入科、急诊医学、危重医学科等相关专业的支持。

一、基层医院创伤中心建设的意义与挑战

创伤是当今世界面临的重大社会问题。随着社会的发展及科学技术的进步，创伤发生率一直居高不下。在我国，创伤已经成为45岁以下青壮年死亡的主要原因，因创伤导致的死亡和致残结果更是给社会和家庭带来了沉重的负担。提升创伤救治能力、完善救治模式、加快建设创伤救治中心已刻不容缓，尤其是基层医院，伤员90%以上发生在基层，创伤的早期救治通常由基层医院承担，作为早期直接救治一线伤员的基层医院（县市级医院及以下的医疗机构）设立创伤救治中心，对伤员进行专业化的救治显得更加重要。

（一）基层医院创伤中心建设的意义

20世纪80年代以前，我国汽车工业发展缓慢，汽车普及程度不高，创伤多以低能量损伤为主，表现为单个的、局部的损伤，多以普通外科、神经外科、骨科等专科收治为主。自改革开放之后，特别是20世纪90年代以来，我国社会生产力进入迅猛发展阶段，制造业、建筑业等迅速崛起，汽车逐渐进入越来越多的家庭。道路交通伤、高处坠落伤等高能量损伤成为主要创伤类型。以道路交通事故创伤为例，中国道路交通伤造成的伤亡人数连续20年高居世界前两位。2004—2015年，中国高速公路共发生事故涉及伤亡216 400人，总病死率高达33.87%。此类损伤以多发伤为主，全身损伤重，救治难度大，致死率和致残率更高，往往需要多学科快速响应并综合治疗。因此，原先的创伤救治模式已经远远不能满足临床的救治需求。

我国严重创伤救治能力与国民经济发展和整体医学水平发展不相称，创伤救治体系的欠缺是造成这种差距的主要原因所在。完善的创伤救治体系可以大大提高创伤救治的成功率。创伤中心作为创伤救治体系中的基石和核心，在创伤救治中起到至关重要的作用。有研究表明，相较于非创伤中心医院，在创伤中心救治的伤员病死率可降低25%。

自全球第一家创伤中心于1941年在英国伯明翰建立之后，美国、德国、法国、澳大利亚等国家也先后建立了各自的以创伤中心为基础的分级救治体系。我国的创伤中心建设起步较晚，一些创伤中心的建设仅流于形式，与我国的社会经济和医疗卫生事业发展极不相称。迄今为止尚需构建统一的运行模式，国内的基层医院尤其如此。

（二）基层医院创伤中心建设面临的挑战

严重伤员救治的“黄金时间”是指从创伤发生到给予确定性处理的

理想时间，救治要求在创伤后 1 小时内完成，包括院前急救和院内救治两部分，这就是“黄金 1 小时”。在“黄金 1 小时”内给予及时有效救治，可显著降低死亡率。

我国地域辽阔，各地的医疗水平参差不齐，相比国内大城市医院而言，基层医院的创伤救治存在以下弊端：①区域急救网络覆盖不均衡，大多数地区存在不同程度的急救网络划分不合理，急救到达时间过长。②基层医院信息相对落后，院前、院内急救链断节，难以实现一体化救治。③伤员的救治在绝大多数基层医院还是多学科会诊模式，严重伤员除去现场急救及运输时间，黄金救治时间已经所剩无几，然而院内救治仍然因为分科会诊、会诊等待、意见相左、决策迟缓或决策错误而导致救治时间拖延，丧失了最佳救治时间。④创伤救治不规范。对于基层医院而言，创伤疾病是目标病种，但是往往因为救治不规范而丧失最佳救治时间，尤其是在严重多发伤的救治上，即使基层医院向上级医院转诊，也同样存在不同级别医院间的转诊制度不完善的情况，进而造成救治脱节和资源浪费。⑤没有创伤专业化培训的医生，常常依赖于急诊或各外科的值班人员，而这些医生往往缺乏救治理念、救治经验，难以胜任严重创伤的早期救治。

综上所述，这些弊端严重影响了伤员救治的时效性。因此，提升基层医院的创伤急救能力迫在眉睫，而建立创伤中心是提高其创伤救治成功率的最有效途径。

创伤中心建设是指为规范救治伤员，基层医院将院内与创伤相关的主要临床专业、辅助检查科室集中前移到急诊功能区域而建立的多学科诊疗模式，为救治伤员提供及时、全面、系统的监护、评估、诊断和医疗服务。

二、基层医院创伤中心建设常见模式

自 2018 年国家卫生健康委员会出台县域创伤中心建设要求以来，基层医院主动推进创伤中心建设，各地创伤中心快速发展，全国县域以上综合性医院基本上成立了创伤中心。由于各医院创伤中心的建设目的与医院的学科结构不同，国内的创伤中心以多种模式存在。但真正按创伤中心建设与运作的不多，具备创伤中心救治功能的更少。

完善的创伤中心应具备独立的创伤复苏单元、创伤病房、创伤重症监护病房，有完善的组织架构和专业固定的医务人员，医院早期每年应向创伤中心投入一定的建设发展经费。救治团队必须接受现代创伤救治理念的熏陶与创伤救治技术的培训，当然也需要有一定伤员数的收

治，以助于救治经验的积累与救治技术的成熟。在此基础上建立一体化的创伤救治理念，即将院前急救、急诊科、创伤外科、手术室、创伤ICU、康复科、精神心理科作为一个救治整体来考虑，以期达到对伤员的早期救治、早期镇痛、早期心理干预、早期康复训练，使伤员的救治过程变得更为顺畅、高效与快捷，使得救治更具连续性、系统性，真正做到创伤的一体化、整体化救治，促进伤员早日康复，尽早回归社会。

国内基层医院创伤中心常见以下三种模式。

（一）实体化创伤救治团队模式

如浙江省天台县人民医院（图2-1）、余姚市人民医院等。有实体创伤团队的运行主体，有专门的创伤救治人员，还有集中收治的平台（病区），救治理念高度统一，具有与创伤救治相关的多学科团队（multi-disicipline team，MDT）每天24小时在位。具备复苏、紧急手术、重症监管、确定性手术、住院管理、康复管理临床能力，同时具备处理普通外科、骨科、神经外科、胸外科疾病的能力，临床与学术研究能齐头并进，可形成院内完整的救治链。能合理安排出门诊、择期手术、讲课时间。实体化创伤救治团队模式优点是有固定的团队负责创伤救治，救治能力和救治质量有保证，尤其适用于伤员较多的地区。但如果伤员不足，则可能导致资源闲置、团队外科技能维护困难等情况。

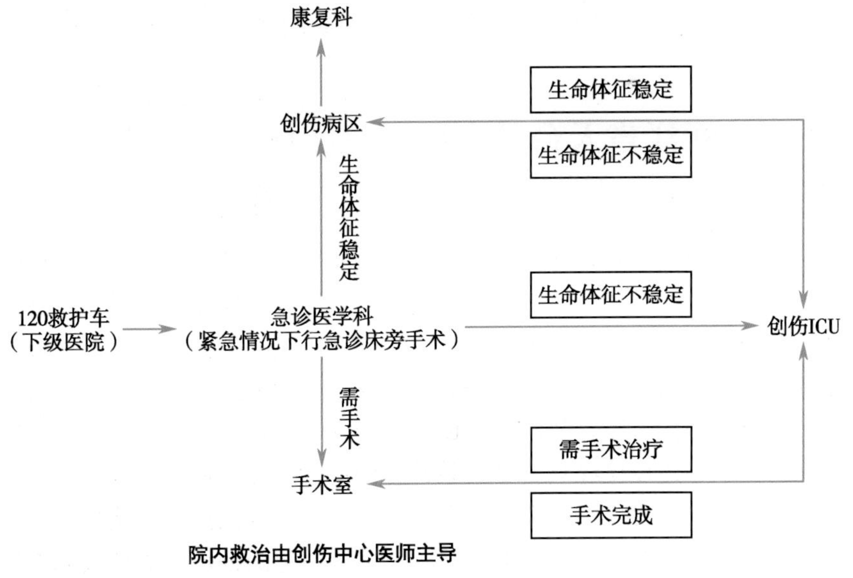

图2-1　浙江省天台县人民医院实体化创伤救治团队模式

（二）临时固定专科医生追踪制模式

即临时组建的多学科救治团队模式，如东阳市人民医院，平时有救治团队排班，伤员来时，临时组建 MDT，对伤员全程管理，伤员集中收治于急诊科或急诊重症监护室（emergency intensive care unit，EICU），由 MDT 全程负责伤员急诊评估、损害控制策略实施、重症监护、稳定后确定性手术，术后不解散，直至伤员出院。

组建多学科手术团队的目的是缩短术前等待时间及院内救治时间，该模式的优点是在一定程度上既能保证创伤救治的质量，又能维护创伤救治团队的外科技能和协作效率。但也存在成员处于不同学科、不同专业，救治理念不统一，缺乏专业性的情况。组建团队需要一定时间，难以保证“黄金 1 小时”，救治设施、设备无法达到要求，院内救治链不完整，难以达到完全闭环等情况。

（三）虚拟团队模式

即临时组建的多学科救治团队，但没有集中收治的模式。这种救治模式在基层医院较普遍，多数挂牌的创伤中心还停留在这种运行模式。该模式的优点包括 MDT 可随时组团，能随叫随到，全程负责急诊评估、损害控制策略实施及伤员重症监护，如不做换班可保证救治连续性。组建多学科手术团队的目的是缩短术前时间。领导理念到位，即可组织实施。但该模式也存在不足，如救治理念无法统一，缺乏创伤救治的专业性培训，更没有集中收治，缺乏责任性。设施、设备无法达到要求，院内救治链不完整。如要产生实体化创伤团队的作用首先需要行政强力干预。

三、浙江省天台县人民医院实体化创伤中心建设经验

原国家卫生计划生育委员会颁布的《突发事件紧急医学救援“十三五”规划（2016—2020 年）》，以及《进一步改善医疗服务行动计划（2018—2020 年）》，均明确提出了建设创伤中心已成为我国医疗卫生体制改革与发展的重要内容之一。借着政策的东风，借鉴国际先进的创伤中心建设经验，结合我国基层创伤救治的实际情况，开展基层医院实体化创伤中心建设已经具备必要条件。创伤随时随地都可发生，需要训练有素的救治团队 24 小时不间断待命。非实体化的救治团队，难以保证严重创伤伤员及时、高效的救治。那么实体化的创伤中心建设怎么实践呢？本文将以浙江省天台县人民医院创伤中心建设为例分享经验。

（一）浙江省天台县人民医院创伤中心现状

创伤中心建设一直是个难题，各个医院情况不同，建设需求不同，很难简单模仿。浙江省天台县人民医院根据县域医院伤员集中的特点与自身的建设需求，提出了“做大急诊、做强创伤、做好特色专科”学科发展战略，开创性地进行了县域医院的实体化创伤中心建设——“天台模式”，取得了较好的效果，受到业内的认可与推崇，该中心连续三届九年被评为台州市重点学科，是台州市医学会创伤学分会主任委员单位，目前收治创伤外科、手足整形科、胸外科、血管介入科伤员。该中心每年救治急诊外伤伤员约 28 000 人次，年收治各类伤员 3 000 人次，其中严重创伤伤员 200 例左右，开展各类手术 1 600 余台。每年举办省市级继续教育各 1 项以上，学科每年外出讲课与培训近 20 次。学科已经步入发展通道，在国内有一定的影响力。2019 年被中国创伤救治联盟授予“中国创伤救治联盟县市级创伤救治体系建设示范区”称号，其县域创伤救治体系被中国创伤救治联盟授予“中国创伤救治县市级创伤救治体系建设示范区”称号，至今均是唯一的县级示范基地和区域。来自江苏、福建、江西、山东、河南、四川、贵州、陕西、山西等省近 50 多个县域的医院，甚至是三甲医院创伤中心的学员来院参观学习，该院创伤中心的建设经验可能会给实体化创伤中心建设带来一点启示。

1. 浙江省天台县人民医院创伤中心发展简史 该院的创伤中心始建于 2010 年，原为急诊外科基础上设立的外科急危症救治小组，同时配有 6 张床位。2012 年 6 月引进创伤外科带头人，同年 10 月在整形外科基础上整合急危症救治小组，抽调骨科、普通外科医生组建而成创伤外科，时有 10 个医生，50 张床位。2013 年为打造同质化的严重创伤救治理念，改造其中 10 张床位，建立创伤 ICU，设立 6 张监护病床。2014 年接管天台县“120”医疗急救中心，并打造了创伤救治院前院内一体化建设信息平台。至 2016 年底，浙江省天台县人民医院创伤中心包含了县“120”医疗急救指挥中心、急诊外科、创伤外科病区、创伤 ICU。创伤中心医生 30 余人，其中主任医师 3 人，副主任人员 10 人，由创伤外科、普通外科、骨科、整形外科、急诊医学、急危重症等专业组成，基本上能完成除颅脑手术外的所有伤员救治（医院另有神经外科病区，24 小时值班，专门从事颅脑损伤手术，术后伤员收治创伤 ICU）。2017 年创伤中心先后选派 3 名人员外出学习数字减影血管造影（digital subtraction angiography，DSA）下止血技术，极大地提升了创伤中心的救治能力。2019 年搬至布局更加合理的新院区，急诊抢救

室内配有相对固定的创伤复苏室与急诊手术室。且急诊手术室旁有内部电梯与二楼的留观病区、三楼的 EICU（EICU 内有 4 位外科医生，创伤 ICU 主任兼急诊外科主任）相通。急诊放射科、检验科、药房、收费挂号室均在同一层的急门诊区域。其内还配有急诊 CT、X 线，距离急门诊不超过 5 米远，与急诊抢救室不超过 10 米。到新院区后，因为创伤手术量的不足，中心再次整合胸外科、血管介入科，完善了学科专业结构的调整，使急诊与择期手术的比例更加合理，提升了中心的创伤救治能力。

2. 浙江省天台县人民医院创伤中心设备与药品 目前该中心创伤复苏室常规配有：颈托、脊柱板、骨盆带、止血带、各种骨折支具、气管导管、环甲膜穿刺包、可视喉镜、深静脉留置管、骨髓腔穿刺针、胸腔闭式引流包、便携式 B 超、保温毯、开胸包、床边 X 线机、体外膜氧合器（extracorporeal membrane oxygenerator，ECMO）。备有复方林格液、氨甲环酸、去甲肾上腺素、多巴胺、镇痛镇静药、O 型红细胞 400U 及其他急救药物。院前救护车上亦配有骨盆固定带、颈托及氨甲环酸，需要时可常规使用（图 2-2、图 2-3）。

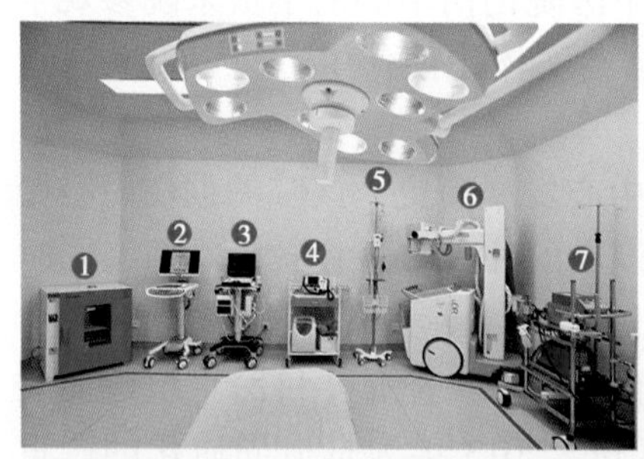

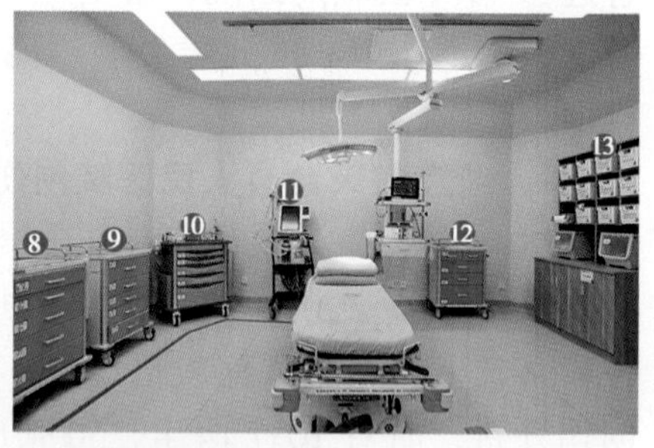

图 2-2 创伤中心复苏室配置设备

1. 保温箱；2. 移动查房车；3. 便携式 B 超机；4. 除颤仪、加温毯；5. 加温输液仪；6. 床边 X 射线机；7. ECMO；8. 气道管理车；9. 创伤管理车；10. 循环管理车；11. 呼吸机；12. 产科管理车；13. 创伤抢救用物专用柜。

3. 浙江省天台县人民医院创伤中心的技术能力建设 中心要求值班人员需掌握以下抢救性技术：颈托固定术、深静脉置管技术、气管插管术、气管切开术、环甲膜置管术、闭式引流术、颅底填塞术、复温技术、骨盆外支架固定术、C 形钳固定术、床边创伤超声重点评估（focused assessment with sonography for trauma，FAST）、心包穿刺术、剖胸探查、球囊阻断技术。创伤中心二线人员掌握以下救命性手术技术：腹腔大出血止血类手术（脾切除术、肝部分切除术、肝固有动脉结扎

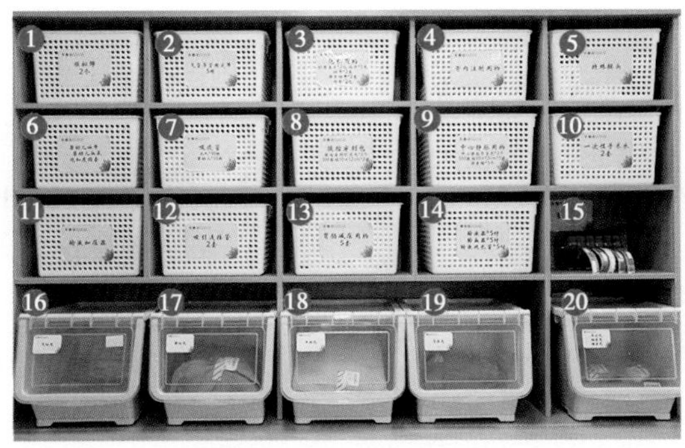

图 2-3　创伤抢救用品

1. 模拟肺；2. 气管导管固定带；3. 包扎用物；4. 骨内注射用物；5. 特殊探头；6. 婴幼儿袖带；7. 吸痰管；8. 腹腔穿刺包；9. 中心静脉用物；10. 一次性手术衣；11. 输液加压器；12. 吸引连接管；13. 胃肠减压用物；14. 输液、输血器；15. 管道标识；16. 气切包；17. 静脉切开包；18. 开胸包；19. 导尿包；20. 清创包、胸穿包、腰穿包。

术、腹内及腹膜后动静脉修补、吻合结扎术、腹腔内填塞止血术、盆腔腹膜后填塞止血术、DSA 栓塞止血术）、腹腔扩容术、肋骨骨折切开内固定术、心脏修补术（无体外循环下）。三线医生在二线基础上掌握血管内覆膜支架腔内隔绝术等介入手术（图 2-4）、ECMO、颅内血肿清除术、去骨瓣减压术（神经外科）技术。对于救命性技术，因为病情凶险，需争分夺秒，急诊值班医生或者创伤外科值班医生中必须有人掌握；对于救命性手术建议创伤中心的二、三级医生应该掌握。

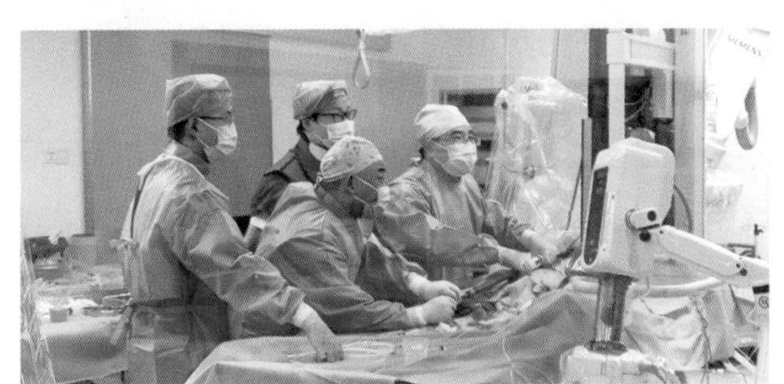

图 2-4　创伤中心团队实施急诊介入手术

4. 浙江省天台县人民医院常规开展的急诊床边紧急手术　对于病情危重、生命体征极其不稳、难以承受搬动与转运、随时可能出现死亡的伤员可行急诊床边紧急手术（图 2-5）。开展急诊床边紧急手术，在有医务科（上班时）或总值班（非上班时）现场协调的情况下，可加快手术流程的顺利推进。能快速启动此类手术可间接反映出创伤中心的超强实力。

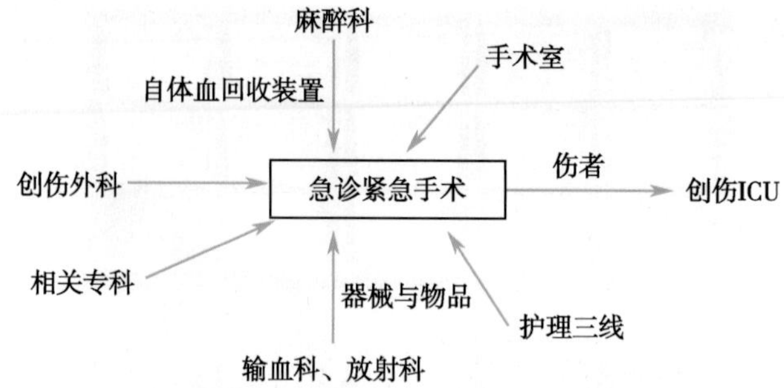

急诊紧急床旁手术由创伤中心医生主导，护理三线及相关专科现场支持，手术麻醉部接通知后携救治设备与物品10分钟内到达。上班时间医务科现场负责协调，非上班时间医院总值班现场负责协调，兼负责行政谈话。

图 2-5　浙江省天台县人民医院急诊床边紧急手术人员物资调配流程

5. 浙江省天台县人民医院创伤救治质量控制情况　建立长效机制，做实创伤中心内部质量控制，对严重伤员早期救治进行时间质量控制管理（表 2-1）。创伤中心的质量控制可以评价救治效果，做好创伤中心的数据质量控制与上报十分重要，本中心按时效类指标、卫生经济学指标、过程指标、结果指标共 31 项数据进行质量控制，比国家质量控制标准（国家卫生健康委员会 2018 年制定）多了 15 项。

时效类指标：①抢救等待时间；②气管插管术完成时间；③GCS 评分≤8 分的伤员，10 分钟内气管插管率；④检查完成时间；⑤胸腔闭式引流完成时间；⑥输血时间；⑦严重伤员绿色通道开通时间；⑧等待确定性手术的时间；⑨严重伤员在急诊的滞留时间；⑩抢救室滞留时间中位数。

卫生经济学指标：①手术次数；②呼吸机使用时长；③重症监护病房住院天数；④年平均住院日；⑤均次住院费用；⑥伤员年就诊人次；⑦年收治伤员总人数；⑧外院转诊伤员比例；⑨需要转诊治疗的伤员转诊占比。

过程指标：①严重伤员基本处置措施（吸氧、心电监护、颈托固定）10 分钟内落实率；②严重伤员保温措施落实率；③严重伤员急诊实施疼痛干预措施的落实率；④严重伤员止血、包扎和固定措施落实率。

结果指标：①抢救成功率；②呼吸机相关肺炎发生率；③院内病死率；④伤后 30 天内病死率；⑤出院后 30 天内病死率；⑥严重伤员（ISS 评分≥16 分）救治成功率；⑦血流动力学不稳定的骨盆骨折伤员救治成功率；⑧严重伤员（ISS 评分≥16 分）漏诊率、误诊率。

表 2-1 严重创伤早期救治时间质量控制管理

时间	角色					
	120 院前医生	120 院前护士	急诊护士	急诊医生	检验输血科	相关会诊专科
院前	医生评估、救治预警、颈托固定、初步处理（是否应用氨甲环酸）	协助救治，给予吸氧，建立静脉通道，遵医嘱用药，电话通知急诊	接到信息后做好接诊准备，呼叫创伤团队			
进入急诊5分钟内	交接（创伤患者诊疗过程信息记录表）	与急诊护士做好病情交接	与120病情交接，呼叫医生，给予吸氧、心电监护，建立静脉通道，暴露、保温、开通绿色通道	初次评估、口头医嘱（气管插管、胸腹穿刺、镇痛） 全身查体、包扎止血、开检验医嘱、备血		
进入急诊10分钟内			抢救记录、诊疗信息记录，准备深静脉包、导尿包，B超，骨盆兜、抽血标本、血交叉并送检，呼叫会诊、保温（按医嘱）	开检查单，骨盆兜固定，留置导尿，胸及骨盆片，病情告知，创伤外科会诊（紧急情况申请O型血）	收到检验单及血交叉申请和标本，开始检验及交叉配血（发O型血）	
进入急诊20分钟内			统计液体量，准备检查或转运物品，做好记录	深静脉留置，FAST，再次评估，预评输血，外出检查、手术，再次告知		

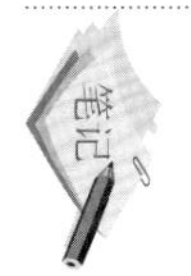

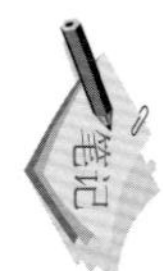

续表

时间	角色					
	120 院前医生	120 院前护士	急诊护士	急诊医生	检验输血科	相关会诊专科
进入急诊25分钟内			按危重患者转运要求，护送检查，记录	陪同检查，相关专科会诊，做好相关手术准备（颅脑手术剃头），评估是否需要输血		
进入急诊40分钟内			返回急诊，评估生命体征及尿量、引流量，取血	再次评估，疼痛干预，决定治疗方案与收住科室，再次告知	报检验结果及完成配血	提出救治意见，参与告知并签字
进入急诊50分钟内			输血、整理记录，办理住院，做好转运准备	整理抢救记录，送介入/手术/收住科室		
进入急诊60分钟内			观察病情并记录	各种原因继续留抢		

（二）基层医院创伤中心建设面临的挑战和对策

从浙江省天台县人民医院创伤中心的发展经历与其他现有的实体化创伤中心建设的历程来看，县域医院基本上能满足早期救治严重伤员的技术与设备需求，实力强的县域创伤中心甚至具备省级创伤中心的救治能力。但基层医院创伤中心若仅收治伤员，一般难以支撑学科生存。因骨创伤与颅脑外伤在创伤发生率中占比排名第一与第二，若兼收所有来院的骨创伤或颅脑外伤伤员，创伤病区可能会饱和一些。因而大多数实体化的县域创伤中心的组建，均需要考虑床位收治率的问题，需要增加其他病种的收治。一般是增加普通外科、骨科或者神经外科等相关专科伤员的收治，国内多数的创伤中心是收治伤员与急腹症患者的组合。当然创伤中心的设备配置与所需掌握手术能力并不要求与浙江省天台县人民医院创伤中心标准相似，各创伤中心应依据本院及本中心的实际情况做出调整。目前已经制定了国家版的创伤中心建设标准及质量控制标准，未来各地卫生健康委员会将会按相关标准评审验收。创伤中心的建设应注意以下几点：

1. **创伤中心建设**　必须取得医院领导的支持，应用好近年国家卫生健康委员会关于县域创伤中心建设的相关政策，收集典型失败案例，甚至纠纷案例。找机会，求发展，增加医院政策上对创伤中心的人员与财物上的倾斜，添置创伤中心所需的急救与检查设备。建设早期，不求规模大小，只求人员固定、足够，创伤救治能做到及时、高效、集全院最高技能即可。中心的人员与专业配置依据医院情况而定，最好能做到专业全覆盖。当伤员来就诊时，医务人员随时就位，并有很好的创伤救治能力。实体化的创伤中心应能够应用本院最前沿的技术流程化地救治伤员。只要能及时、高效完成所有来院伤员的收治即可，至于救治伤员的数量并不是医院的追求。

2. **创伤外科的学科框架与培育**　很多医院创伤中心白手起家，单一的创伤外科很难完成足够伤员的收治，多学科组建创伤中心可能是目前相对完美的一个方案。成熟的学科很难被兼并，除非医院领导班子有强大的决心，否则难以实现。县级医院均有较久的发展历史，相关专业已经成熟，收治病种与手术技术已成习惯，需要明确划分创伤中心或创伤外科的收治范围。建设开头难，因为创伤中心建设初期在收治病种上受到其他专科的约束，但多发伤、严重损伤、创伤相关的其他急危重伤员必须收治到创伤中心，其他病种的收治与各医院及各创伤中心的学科带头人的专业特色相关。

3. **学科带头人的挑选与合格的创伤外科医生的培养**　创伤中心建

设最缺的是学科带头人，有担当、愿吃苦、敢创新、有技术的科主任，更容易把学科带上轨道，当然会沟通又肯干也是很重要的。创伤外科的医生一定需要激情，要有奉献精神，建议掌握全外科知识，具备全外科技能及重症救治能力，如有 DSA 基础更好。对创伤科医生的培训目标应该是一专多能、技术广、业务精。

4. 可持续发展的实体化创伤中心的建设　专门的创伤救治人员除了持续接受创伤救治理念的指导、创伤救治技术的培训，还需要实战巩固。伤员的数量与疾病严重程度偶然性较大，国内基层医院有许多创伤中心采用兼收其他外科患者的方式以保证学科的发展，最常见的是增收普通外科的急腹症患者，如浙江省台州医院、温州医科大学附属第二医院创伤中心；也有的增收神经外科患者，如苏州大学附属第一医院创伤中心。根据浙江省天台县人民医院的建设经验，最好选择创伤相关学科患者收治，并择期手术治疗为主，必须考虑手术时间与急缓伤员收治的协调。严重伤员多需紧急处理、紧急手术。若创伤中心同时兼收其他急症患者，则可能出现以下多种问题。一是易出现救治冲突，急救时无人；二是医护人身疲劳，无法体现学科特色，容易导致团队缺乏学科认同感。当然，早日将本院的创伤中心建成基层示范中心，引领基层医院的创伤中心建设，做成区域，乃至国内模板，成为医院、市内、省内重点学科，使医院不得不重视，不得不大力支持中心发展也是一种发展思路，学科有地位了，学科吸引力也会强大。

5. 加强人员培训与业务学习要求　创伤中心救治人员常规参加创伤急救基本技能、CTCT® 系列（CTCT®，CTCT®-M，CTCT®-N）和/或全国严重创伤规范化救治培训及高级创伤生命支持（advanced trauma life support，ATLS）课程等培训，并取得证书。中心应邀请院内其他参与创伤救治相关人员参加此类培训。并主动要求全县域创伤危重症病例参与抢救者，对救治全流程复盘展开分析与讨论，查找缺陷，总结经验，进而提高救治能力。鼓励创伤中心人员积极参加创伤救治相关的继续教育学习，如线上项目“创伤急救云端论道”平台、“创伤云课堂”等学习，以进一步提升救治能力。当然，定期进行多发伤、群体伤的全院性演练；对参与创伤救治相关的管理层、核心科室、医疗辅助、后勤管理人员及创伤急救志愿者，亦应进行分层次急救培训，实现参与者救治理念的全员统一；落实“120”院前急救人员，以及协同医院、基层医院、中心卫生院的创伤救治相关人员进行 CTCT®-B 培训与急救技能培训；对乡镇卫生院、社区卫生服务站进行急救基本技能的培训，制订并落实社区创伤预防、紧急救治等科普教育计划。

只有建设实体化的创伤中心，才能满足创伤救治的总体需求。完善的实体化创伤中心建设需要国家层面的支持，独立设立创伤外科专业，设置创伤学科的职称晋升途径，让更多的创伤救治医生全身心地投身到这一职业。随着国家创伤中心、国家区域创伤中心、省市级创伤中心的建立，我们已经看到了建设国家层面的实体化创伤中心的曙光。

【常见错误】

- 应上级要求建设创伤中心，但没有结合自身医院和团队情况，没有制度的保障与资金及人员的投入。
- 创伤中心由虚拟创伤团队组成，严重损伤伤员到来时，团队无法响应或响应不及时。
- 创伤救治人员理念不统一，救治技能不具备。如不能开展创伤后心脏停搏急诊室剖胸复苏等。
- 以偏概全，创伤中心只是收治某一专科患者，无严重创伤救治能力。遇到多发伤伤员时仍沿用多学科会诊模式。
- 创伤中心建设没有可持续的长远计划，更没有后备人才储备。

（胡培阳　张丽丽　张连阳）

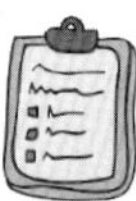

推荐扩展阅读文献及书籍

[1] ESPOSITO T J, BRASEL K J, MATTOX K L, et al. Trauma (eBook) [M]. 7th ed. New York: The McGraw-Hill Companies, 2013.

[2] 王正国. 创伤研究进展[J]. 中华急诊医学杂志, 2012, 21(6): 565-567.

[3] WANG S Y, LI Y H, CHI G B, et al. Injury-related fatalities in China: an under-recognized public-health problem [J]. Lancet, 2008, 372(9651): 1765-1773.

[4] World Health Organization Injuries and Violence Prevention Department. The injury chartbook: a graphical overview of the global burden of injuries [M]. Geneva: World Health Organization, 2002.

[5] CRYER H M. The future of trauma care: at the crossroads [J]. J Trauma, 2005, 58(3): 425-436.

[6] 白祥军. 重视多发伤的临床研究[J]. 中华创伤杂志, 2008, 24(2): 86-87.

[7] MOORE L, HANLEY J A, TURGEON A F, et al. Evaluation of the long-term trend in mortality from injury in a mature inclusive trauma system [J]. World J Surg, 2010, 34(9): 2069-2075.

[8] TRUNKEY D D. History and development of trauma care in the United States [J]. Clin OrthopRelat Res, 2000(374): 36-46.

[9] LEPPANIEMI A. Trauma systems in Europe[J]. CurrOpin Crit Care, 2005, 11(6): 576-579.

[10] 刘中民. 改善急救模式提高创伤救治水平[J]. 中华急诊医学杂志,2002,11(2):79-80.

[11] 刘中民. 普及损伤控制外科技术提高严重创伤救治水平[J]. 中华急诊医学杂志,2004,13(4):221-222.

[12] 白祥军,高伟,李占飞. 推进创伤中心建设与分级救治提升创伤救治水平[J]. 中华急诊医学杂志,2013,22(6):567-569.

[13] 白祥军,张连阳,赵小纲. 推进区域性创伤中心建设与分级认证[J]. 中华急诊医学杂志,2016,25(5):557-559.

[14] 张连阳,白祥军. 论建设严重创伤分级救治体系[J/CD]. 灾害医学与救援:电子版,2013,2(4):210-212.

[15] 张连阳,胡培阳. 多发伤病例精选[M]. 北京:人民卫生出版社,2020.

[16] 张连阳,白祥军,张茂. 中国创伤救治培训[M]. 北京:人民卫生出版社,2019.

第三章　县域创伤救治体系建设

知识点

- 建立县域创伤救治体系，是提高创伤救治能力，并实现县级行政区域内创伤救治同质化、规范化、信息化的基础。
- 全县所有医疗机构，建议以“县人民医院—其他县级医院及中心卫生院—乡镇卫生院”为主体建设创伤三级救治体系。在县人民医院建立创伤救治中心，在其他县级医院及中心卫生院建立创伤救治站，在乡镇卫生院建立创伤救治点。
- 应分别制定创伤救治中心、创伤救治站、创伤救治点的软硬件配置要求及收治范围标准。
- 建议建立创伤三级救治信息系统，在院前“120”、创伤救治中心、创伤救治站、创伤救治点之间建立无缝链接网络，实现实时信息交流和创伤救治无缝衔接。
- 推荐县级医院成立以急诊科为主导的实体化创伤团队，有集中收治伤员的创伤病房，形成伤员的“院前急救—院内抢救—急诊手术—重症监护—住院—康复”完整救治链。
- 从事创伤救治的医生应有急诊医师上岗证，并经过CTCT®/CTCT®-B培训考核合格。
- 成立县级创伤质量控制组织，定期对县域内创伤三级救治体系中的伤员数据资料进行总结分析。
- 严重伤员的转运应优先选择县域内的创伤救治中心。
- 县域急诊急救大平台是县域跨医共体的急救平台。
- 应建设县域内人人敢救、人人会救、人人能救的社会急救环境，而医务人员是县域内社会急救培训的主力军。

随着社会经济建设的发展，交通事故、工伤意外事故及其他突发灾难事件不断增多，多发伤、群体伤等各种创伤事件呈现明显上升趋势。据世界卫生组织和世界发展银行报告，全球每年约有120万人死于创伤，

而致伤人数则高达5 000万人。中华人民共和国卫生部发布的《中国伤害预防报告》显示，我国每年有70万至75万人因创伤死亡，约占年度死亡总人数的9%，在死亡原因中居第5位，而在45岁以下人群中，创伤性死亡是第一位的死因，给社会、家庭带来沉重的负担。因为经济环境条件等因素，大部分伤员受伤第一现场均在广大县域城镇或农村地区。2018年7月，国家卫生健康委员会办公厅发布关于进一步提升创伤救治能力的通知，根据《创伤中心建设与管理指导原则（试行）》《中国县级医院急诊科建设规范专家共识》《县域医共体急救体系建设规范专家共识》等文件和文献要求，建设县域创伤体系势在必行。

在国内，以大型综合医院为核心的闭环式城市区域性创伤救治体系在不断推进中，我国有2 800多个县级行政区域，目前尚无明确的创伤救治网络体系建设模式。在有些创伤救治过程中存在伤员送医延迟、转运延迟、评估延迟、确定性处置延迟等问题。送医延迟是指院前处置不规范、不及时，错过最佳抢救时机；转运延迟是指无缝衔接未建立或不规范，医院选择失当，需再次择院转运，在转运过程中延迟；评估延迟是指未预先准备，人员理念滞后，设备缺乏，创伤专科能力缺乏，黄金1小时评估处置延迟；确定性处置延迟是指首先由急诊外科医生初步诊治，然后行专科会诊，专业分科的细化无法让医生对伤员病情做出系统综合评价，需多学科会诊，从而错过最佳手术时机。前3个延迟与创伤救治网络体系建设是否完善密切相关。

按照国务院办公厅印发的《全国医疗卫生服务体系规划纲要（2015—2020年）》要求，要加快推进建立健全比较完善的公共卫生服务体系和医疗服务体系，充分发挥县级医院的城乡纽带作用和县域龙头作用，形成县、乡、村三级医疗卫生机构分工协作机制，组建县域医疗共同体，构建三级联动的县域医疗服务体系。创新急救医疗服务体系是医共体建设的需要，更是中国急诊急救事业发展的难得机遇。通过构建县级行政区域内以“县人民医院—其他县级医院及中心卫生院—乡镇卫生院”为主体的创伤救治体系，对该救治体系内所有医疗机构进行创伤救治单元的硬件配备，开展医务人员创伤急救技能及规范流程的培训，以及利用信息化系统实现救治体系内所有医疗机构之间的信息实时互通等，最终实现县级行政区域内创伤救治的同质化、规范化、信息化，进而提高区域内创伤的整体救治水平。

一、县域创伤救治体系组织架构

（一）县域创伤救治体系三级架构

全县所有医疗机构以“县人民医院—其他县级医院及中心卫生院—

乡镇卫生院”为主体纳入创伤救治网络体系成员：在县人民医院（或经过认定的其他医院）建立创伤救治中心，在其他县级医院及中心卫生院建立创伤救治站，在乡镇卫生院建立创伤救治点（图 3-1）。创伤救治中心、创伤救治站、创伤救治点分别制定软硬件配置要求及收治范围。创伤救治中心、创伤救治站、创伤救治点间及与院前“120”建立无缝衔接网络，实现实时信息交流。

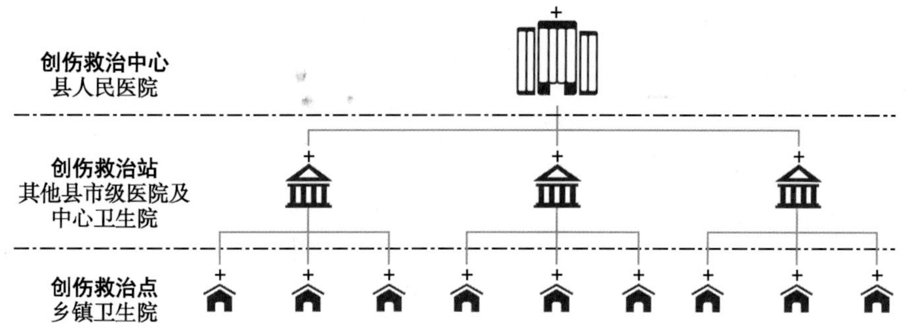

图 3-1 县域创伤救治体系架构图

（二）县域创伤救治体系硬件要求

创伤救治中心首先需确定一个适合自己医院条件的创伤救治模式，具有创伤复苏单元、创伤重症监护单元，能开展 24 小时全身 CT（含增强造影）检查，以及具备创伤基础与高级生命支持培训的场所和设施。创伤救治站建立以急诊外科为核心的创伤救治团队、具有 24 小时开放的急诊手术室、具备创伤基础和高级生命支持设备（包括心肺复苏、呼吸循环支持、床旁超声、深静脉置管、保温、出凝血功能检测等设备）。创伤救治点以急诊科医生为主，能紧急摄片检查（表 3-1）。

表 3-1 县域创伤救治网络软硬件配备

具备条件	创伤救治中心	创伤救治站	创伤救治点
1. 与院前、创伤救治中心 / 创伤救治站 / 创伤救治点建立无缝链接网络，进行实时信息交流，实现创伤救治无缝衔接	√	√	√
2. 建立以急诊外科为核心的创伤救治团队	√	√	√
3. 创伤复苏单元（抢救室）	√	√	√

续表

具备条件	创伤救治中心	创伤救治站	创伤救治点
4. 具备创伤基础和高级生命支持设备（包括心肺复苏、呼吸循环支持、床旁超声、深静脉置管、保温、出凝血功能检测等设备）	√（另备：床旁X线机、加温快速输液、转运板等）	部分具备	部分具备
5. 医学影像科	24小时全身CT（含增强造影）	紧急摄片、24小时全身CT（选配）	紧急摄片
6. 设有杂交手术室	根据医院条件		
7. 24小时开放的急诊手术室	√	√	
8. 急诊重症监护单元	√	根据医院条件	
9. 具备创伤基础与高级生命支持培训的地点和设施	√		

（三）县域创伤救治体系伤员流向

重度伤员最终应送至创伤救治中心，中度伤员可在创伤救治站救治，创伤救治点能够对所有伤员进行评估，对中度及以上伤员及时转院（表3–2）。同时制定紧急处理要求及快速转运流程，确保创伤救治期间创伤救治中心能通过网络体系对创伤救治站、创伤救治点开展有效的远程救治指导、合理的医疗资源分配等。

表3–2　县域创伤救治网络救治范围

分级	损伤严重程度AIS/分					救治能力
	危重或可存活	重度危及生命	重度不危及生命	中度	轻度	
创伤救治中心	5	4	3			能够接受所有严重多发伤伤员，建立与市级和省级创伤中心的密切联系
创伤救治站				2		能够对所有伤员进行评估，能够根据医院的综合情况开展创伤相关手术，建立与创伤救治中心的密切联系，便于手术交流和伤员转院
创伤救治点					1	能够对所有伤员进行评估，具备转院能力

注：AIS. 简明损伤定级标准。

二、县域创伤救治体系建设内容

（一）建立创伤救治体系信息系统

建立区域医疗急救信息系统并与中国创伤救治联盟形成网络对接。在纳入创伤救治体系的全县医疗机构设置网点，并根据创伤救治点的级别设置不同的使用权限，确保在进行创伤救治时，将伤员的基本信息、病情上传到该系统。创伤救治中心与创伤救治站、创伤救治点信息实时互通、上下联动。信息系统建设完善的医院，对部分紧急病例即刻开展云会诊、云抢救，确保创伤救治中心能有效实施远程救治指导并合理分配医疗资源，让伤员在第一时间得到最有效的早期处理及后期治疗。同时在院内对严重多发伤实行全程管理，对伤员的预检分诊、评估、报警、处置、去向等进行信息化管理。

院前急救与院内抢救的衔接涉及院前急救体系和院内急诊体系两个方面。因县域急救管理模式的多样性，院前与院内急救工作尚未形成有效的衔接机制，存在重视不够、缺乏沟通、交接制度不统一、信息技术与急救设备落后等问题，影响急救的效率。通过 5G 技术，建立院前急救—院内抢救无缝衔接机制，医院与“120”急救中心进一步细化伤员转诊、联络、交接等各项工作流程，实现有效交互，将院前伤员的现场视频音频及生命体征等信息传送至院内急诊抢救室，抢救室高年资医生与“120”医生进行实时交流，协同现场和转运途中救治，不仅保障了现场处置的规范应用，而且使院内的高级抢救理念在院前得到实施，并可提前有针对性地布置院内急救力量，最终使伤员得到无中断的连续救治，抢救成功率得到提高。

（二）配置创伤救治单元

在创伤救治体系内所有成员医院，都必须配置最基本的创伤救治单元，同时也可作为其他急危重症伤员的抢救单元，具体要求如下。①面积：≥20m^2/床；②设备：自动心肺复苏仪、标准抢救床、氧气袋、吸引器、胸穿包、心电图机、心电监护仪、除颤仪、气管插管设备、呼吸球囊、输液泵、快速血糖仪、开口器、应急灯、清创包、胸腔闭式引流包、深静脉穿刺包、导尿包等；③急救药品：复苏类、血管活性类、镇静镇痛类、止血类、大输液类、局部麻醉药、呼吸兴奋药等。“创伤复苏单元建设”参见本书第三十二章。

（三）确定创伤救治模式

目前创伤中心救治模式分为虚拟团队模式、临时固定专科医生追踪制模式、实体创伤救治团队模式。

1. 虚拟团队模式　是指临时组建的多学科救治团队，但没有集中收治。

优点：①领导理念到位即可实行；②组建多学科手术团队的目的是缩短院内、术前时间；③MDT 全程负责其急诊评估、损害控制策略的实施、重症监护、稳定后的确定性手术；④随叫随到。

缺点：①没有集中收治，缺乏责任性；②理念无法统一；③缺乏专业性，院内救治链不完整，设施、设备无法达到要求；④需要行政干预。

2. 临时固定专科医生追踪制模式　是指临时组建的多学科救治团队。

优点：①MDT 全程管理，术后不解散，直至伤员出院；②集中收治于急诊科或 EICU，具有责任性；③组建多学科手术团队的目的是缩短院内、术前时间；④MDT 全程负责其急诊评估、损害控制策略的实施、重症监护、稳定后的确定性手术。

缺点：①理念不统一；②缺乏专业性，院内救治链不完整，设施、设备无法达到要求；③组建团队需要一定时间，难以保证“黄金 1 小时”理念落地。

3. 实体创伤救治团队模式　是 CTCT®/CTCT®-B 推荐模式。

优点：①理念高度统一，有强烈的责任感；②集中收治平台是实体创伤团队的运行主体，临床、学术能齐头并进；③具有实体性质 MDT 能力，如复苏、紧急手术、重症、确定性手术能力，以及住院管理、康复管理；④7 天、24 小时在位，合理安排出门诊、择期手术、讲课时间；⑤同时具备处理普通外科、骨科、神经外科、胸外科疾病的能力；⑥形成“院前急救—抢救室外科—创伤复苏室—急诊 ICU—创伤外科”完整的救治链。

（四）制订标准化救治流程

由县人民医院牵头，根据本地区和医院的具体情况，所有创伤救治体系的成员单位均须制订标准化检查流程和救治流程，如《创伤院前急救流程》《创伤院内初步处理流程》《抢救室液体复苏流程》《创伤初次/二次评估表》《严重创伤救治规范》《各级创伤救治医院救治范围》《严重多发伤转运流程》以及颅脑创伤、胸部创伤、腹部创伤等专科救治规范等。

创伤救治规范化培训可使医务人员的创伤急救技能更娴熟、思路更清晰、流程更规范、救治理念更先进，减少可预防或潜在可预防伤员的死亡。建立严格的培训制度、完善的培训内容和考核体系，并对基层

医务人员进行培训与考核。根据基层医院的特点，举办中国创伤救治培训（CTCT®），而CTCT®-B面向县级医院、乡镇医院、社区卫生服务中心等基层机构，旨在规范院前、急诊、外科和其他相关学科等参与创伤救治的医务人员在严重创伤紧急救治中的行为，在短时间内做出正确的评估和处置，识别并及时处理威胁生命的损伤，稳定伤员的生命体征，为后续治疗或转运奠定基础。同CTCT®相比，CTCT®-B突出院前及基层医院的基本操作内容，增加时间窗高仿真全流程创伤救治模拟演练。对从事创伤救治的医生实行上岗证制度，县域创伤医师上岗证可通过CTCT®-B培训获得，同时进行区域内创伤救治的定期演练，以提高基层医务人员的创伤救治能力，从而达到同质化和规范化目标。

（五）建立创伤质量管理体系

创伤质量管理体系是提升创伤救治质量、降低创伤救治中二次损伤、减少资源浪费的有效手段。成立县级创伤质量控制组织，定期对县域内创伤救治网络体系中的伤员数据资料、数量、救治效率及救治质量等相关指标进行总结分析。数量指标如不同严重程度的伤员救治数量，效率指标如接诊时间、在抢救室时间、抢救室停留时间、"黄金1小时"处置率、完成全身快速CT时间、提出输血申请到开始输血时间、建立人工气道时间、完成胸腔闭式引流时间等，质量指标如抢救成功率、漏诊率、误诊率、病死率、平均住院时间等。每个月对危重、死亡伤员进行多学科讨论，以及时发现存在的问题，不断改进，持续提高。

为了进一步提升创伤救治能力，《关于进一步提升创伤救治能力的通知》（国卫办医函〔2018〕477号）提出了16条质量控制指标（表3-3），县域创伤救治体系各医院应参照执行。

表3-3 《关于进一步提升创伤救治能力的通知》16条质量控制指标

序号	质量控制指标
1	严重伤员到达医院后至开始进行抢救的时间
2	从就诊到完成全身快速CT、胸片和骨盆片的检查时间
3	伤员需紧急输血时，从提出输血申请到护士执行输血的时间
4	存在有上呼吸道损伤、狭窄、阻塞、气管食管瘘等影响正常通气时建立人工气道时间
5	张力性气胸或中等量气血胸时，完成胸腔闭式引流时间
6	抢救室滞留时间中位数：急诊抢救室伤员从进入抢救室到离开抢救室的时间（以小时为单位）由长到短排列后取其中位数
7	严重伤员（ISS≥16者）抢救成功率
8	需要转诊治疗的伤员转诊比例

续表

序号	质量控制指标
9	严重伤员从入院到出院之间的手术次数
10	严重伤员重症监护病房住院天数
11	严重伤员呼吸机使用时长和呼吸机相关肺炎发生率
12	伤员入院诊断与出院时确定性诊断的符合率
13	年收治伤员人数
14	接受外院转诊伤员比例
15	伤员年平均住院日
16	伤员均次住院费用

三、县域急诊急救大平台建设

2017 年 10 月，国家卫生和计划生育委员会医政医管局发函，委托中华医学会急诊医学分会开展我国急诊急救大平台建设试点准备工作。2018 年初，国家卫生主管部门提出以急危重症为重点，创新急诊急救服务，构建快速、高效、全覆盖的急危重症救治体系，为急诊医学发展提供了新机遇。目前不同地区的急诊急救体系及地理环境等存在差异，导致救治延迟的因素也各不相同，但总体可归纳为呼救延迟、院前延迟和急诊延迟。同时，在大城市因大医院众多且“120”急救中心独立运行，故建设一个统一平台存在难度，而县域一般以县人民医院一家独大，且目前大多数县“120”急救中心都归属于县人民医院，故能将分散的医疗资源整合，并以急诊急救大平台的形式，用现代化管理模式、信息化技术手段，创新构建科学、合理、高效的新型急危重症救治体系。

国家医疗体制改革政策在县域建立医共体形成新的医疗模式，而县域急诊急救大平台就是在整个区域建立跨医共体的县、乡、村三级急救网络体系，与“120”急救中心一起打造一个规范化、同质化、信息化的大平台，同时在核心医院以医院急诊科为平台，各专科技术力量前移至急诊科，多科协作，为以时间换生命类疾病给予一站式救治，同时做到院前院内真正的无缝衔接。

（一）急诊急救大平台建设与县域创伤体系建设关系

急诊急救大平台建设主要是针对以时间换生命类急危重症伤员建立统一的救治平台，诸如胸痛、卒中和创伤，平台建设与创伤体系建设同步，在内涵上也一脉相承。尤其是县域创伤体系建设完成后，只要在此框架内增加其他急危重症救治内容，急诊急救大平台也就初步完成构建了。所以县域创伤体系建设是建成急诊急救大平台的基础。

（二）急诊急救大平台与县域医共体急救体系关系

根据国家对县域医共体建设要求，每个县域可以有数个医共体，并以每个县级医院作为牵头医院。但是，目前我国县域医疗发展远不如大城市，尤其是在急诊领域，其发展更是逊色于其他专科，所以县域急诊能力基本上都集中在一家县医院。当一个县域有数个医共体的情况下，急诊的资源是分散的，能力也有明显的差异，这样也难以做全域救治的同质化、规范化、信息化。而急诊急救大平台建设是跨医共体的平台，能集中最佳急救资源为本区域人民服务。具体做法可由当地卫生健康委员会组织成立县域急诊联盟，联盟成员包括当地卫生健康委员会、各个医共体成员单位，由急诊联盟负责推动跨医共体的急诊急救大平台建设，以真正实现县域急诊急救的同质化、规范化、信息化，这样创伤体系作为在急诊急救大平台下一个子系统，就能更加专业、精准、高效地运行。

四、院前急救与社会急救

（一）建立县域统一的院前急救网络

院前急救与社会急救是急救医疗体系的首要环节和重要基础，是整个社会医疗卫生体系和社会保障体系的重要组成部分。每个县域应设立统一的院前急救指挥中心，统一使用“120”作为呼救号码，根据面积、地形等特点设立数个分中心，接受区域“120”急救指挥中心调度，按照“统一受理、统一协调、统一调度、统一指挥”的原则，完成各类应急急救工作。急救站的医务人员统一招聘、统一培训、统一使用、统一考核。所有医生均参加国际创伤生命支持培训和 CTCT®-B 培训。

院前急救转运应“就近、安全、迅速、有效”，根据对伤员进行的院前评估情况，将伤员转运至有能力救治的医院，避免二次转运，以减少对伤员造成进一步伤害，为实施院内救治争取时机，但严重伤员的转运应优先选择县域内的创伤救治中心。

（二）提高创伤社会急救能力

社会急救是指由非医疗急救人员在现场实施的救护伤员的活动。目前，我国城市院前急救专业人员到达伤员现场的时间平均为 10 ～ 15 分钟，农村的时间更长，表明发病现场的伤员在得到专业的医疗急救前存在 10 ～ 15 分钟的急救“空窗期”。伤员“第一死亡高峰”在 1 小时之内，死亡数量占创伤死亡的 50%。国外发达国家普通市民急救知识的普及率在 10% 以上，而国内在 1% 左右。社会急救体系是目前我国县域急救医疗服务体系中最薄弱环节，也是最急需加快建设、不可替代的首要环节。

县域内医务人员是社会急救培训的主力军，同时欢迎热心公益、有志于社会急救培训的社会志愿者参与，从而形成县域内人人敢救、人人会救、人人能救的社会急救环境。培训内容主要包括心肺复苏技术、创伤急救（止血、包扎、固定、搬运）等自救互救技能。根据人群及要求不同，采用大班化普及培训和小班化精英培训两种方式。大班化普及培训面向普通市民，做到人人敢救。小班化精英培训主要面向重点人群，如警察、消防员、驾驶员、公共场所服务人员等，要求年龄 18 ～ 50 岁、身体健康、热心公益、自愿开展自救互救。每期培训招收学员 16 ～ 20 名，设置培训标准化流程，包括开班仪式、问卷调查、理论授课、操作示范、分组练习、操作考核、发放证书等，每期培训时间 3 小时，由 4 位教师负责。考核合格后发放急救证书，达到人人会救、人人能救的目的。

【常见错误】

- 县域创伤救治体系缺乏顶层设计、监督和投入，停留在纸面上，没有切实推进县域创伤救治能力的提升。
- 县域创伤救治体系各成员医院间缺乏有效衔接，伤员流向不清晰或混乱。
- 县域创伤救治中心医疗资源与救治站、救治点之间共享不足，下沉不够。没有切实提升第一现场救治能力。
- 县域创伤救治体系没有形成持续改进机制，数据库建设滞后，不能提供支撑。
- 公众创伤救治科学普及不足，与人人敢救、人人会救、人人能救的要求相差较远。

（李子龙）

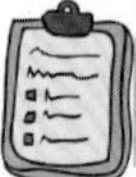

推荐扩展阅读文献及书籍

[1] 张连阳，白祥军，张茂. 中国创伤救治培训［M］. 北京：人民卫生出版社，2019.
[2] 张连阳，白祥军. 多发伤救治学［M］. 北京：人民军医出版社，2010.
[3] 陈利群，陈国锋，李子龙，等. 中国县级区域创伤三级救治网络体系建设模式探讨［J］. 中华创伤杂志，2020，36（12）：1067-1070.

第四章 创伤早期评估与处理

知识点

- 伤员早期评估的第一步骤是初次评估，目的是识别和处理立即威胁生命的伤情，虽然初次评估是以序列的方式进行，但实际上评估内容常常是同时进行的。
- 初次评估的 ABCDE 包括评估气道（airway）、呼吸（breathing）、循环（circulation）、功能（disability）、暴露（exposure），发现危及生命的情况时应立即进行处理。
- A（airway）指保持气道通畅与保护颈椎。第一优先是确保伤员气道通畅。因为除非血氧含量是足够的，否则恢复心血管稳定的一切努力都是徒劳的。同时，所有钝性伤伤员须固定颈椎直到排除颈椎损伤，注意软颈围固定颈椎效果不佳。
- B（breathing）指呼吸功能评估和维护。一旦建立了安全的气道，必须保证足够的氧合和通气。所有伤员都应给予辅助供氧，并监护脉搏血氧饱和度。在初次评估中应该识别并处置张力性气胸、开放性气胸和连枷胸伴肺挫伤等。
- C（circulation）指循环功能评估和维护。伤员确定了安全气道和足够通气后，下一优先就是循环状态。发现任何低血压（收缩压 <90mmHg）都假定原因是出血，直到有证据排除为止。对于明显失血的伤员，血压和脉搏应该至少每 5 分钟监测一次，直到恢复正常生命体征为止。
- D（disability）指残疾和神经功能评估和维护。对所有伤员应进行 GCS。
- E（exposure）指暴露与环境控制。应避免遗漏伤口，并注意保温。
- 在进行二次评估之前，必须识别和处理威胁生命的伤情。二次评估过程中如果出现危及生命的情况，应重新执行 ABCs 法则。

- 一旦明确严重威胁生命的损伤、获得完整的病史，应对伤员进行系统的体格检查、必要的辅助检查和检验，确定需要紧急处置的伤情。
- 伤员院前与院内交接的主要内容包括伤员年龄、受伤时间、受伤机制、损伤部位、生命体征、院前处置，应该有专门的核查表。

严重创伤后 1 小时内死亡风险高，若能在此时间内快速有效干预则有可能挽救大多数伤员，此即“黄金 1 小时”理念。

伤员在现场或转运途中，“120”应尽早通知收治医院，医院创伤小组应做好伤员到院前的准备。这样做能给收治医院提供伤员的相关信息和准备时间，其对于严重伤员的治疗至关重要。

尽早通知可使急诊科工作人员预先准备执行以下操作，如通知其他人员（如急诊科、创伤外科、产科、骨科、放射科人员等）到位；确保资源可用（如超声、CT 和手术室等）；准备预期操作（如气管插管、胸腔引流等）；准备输血等。

在基层医院，创伤团队可能只有一名医生和一名护士。这种情况下，对危重伤员或对多例伤员同时处理时，团队需要“120”工作人员或其他临床医生的帮助。创伤中心的创伤团队可能包括急诊科医生、创伤外科医生、外科专科医生、急诊护士、呼吸治疗师、技师等。不论任何情况，所有的团队必须有一个领导者，以决定总体治疗计划和分配具体任务。

一、严重创伤初次评估

处理严重伤员时，需要清晰、简单、组织有序的方法。初次评估目的是识别和处理最直接危及生命的创伤。在资源有限的情况下，初步评估可简化优先顺序。在进行到下一个诊治步骤前，应立即处理所发现的任何问题。然而，在大型创伤中心，可能有许多能胜任的医生在场，从而允许创伤团队同时解决多个问题。

（一）初次评估步骤

1. A（必要时保持颈椎稳定） 呼叫伤员，如果伤员能够进行语言交流，气道不会立即有危险，注意动态评估。当伤员面颈部有明显外伤或无法对话时，需要进一步的气道保护。意识改变、GCS 评分≤8 分时需要积极考虑建立安全气道。

笔记

注意保护颈椎。若无确凿证据证实颈椎没有损伤，则应假定所有钝挫伤伤员都发生了颈椎损伤，需要颈椎保护。特别是锁骨以上水平的外伤、GCS 评分≤8 分、有肢体麻木或肌力减退等症状，需要颈椎保护。

伤员可在数分钟内出现气道阻塞或通气不足，导致缺氧甚至死亡。然而气道阻塞是伤员中可预防的。因此，气道评估和管理是治疗任何严重伤员前的关键一步。

对于意识清醒的伤员，可按以下步骤进行初始气道评估。

问诊：让伤员回答一个简单问题（例如，“你叫什么名字？”）。如果能清晰准确地回答，则表明伤员至少具有短时间的思考能力、发声和保护气道的能力。

查体：视诊面、颈、胸、腹，是否有呼吸困难的迹象，包括喘鸣、呼吸急促、异常的呼吸模式等。检查口咽腔有无破损出血或存在呕吐物等；牙齿或舌头有无损伤；观察是否存在插管困难可能。

通过视、触诊，明确颈部是否有损伤、出血、肿胀及骨擦感等。

在意识丧失的伤员中，一旦去除了障碍物（如异物、呕吐物、移位的舌头），就应立刻保护气道。

在行气管插管时，需要保持伤员颈椎固定。评估是否存在困难气道可能，并做好预案，如准备好各种类型的气管内导管、环甲膜穿刺置管包等。

2. B（保持充足的氧合） 一旦确认气道安全，就可以评估氧合和通气是否充分，SpO_2≤90% 建议面罩吸氧，SpO_2≥96% 建议停止面罩吸氧。

通过胸部查体（视、听、触）评估肺、胸壁、膈肌功能，鉴别处理危险情况，如张力性气胸、连枷胸伴肺挫伤、大量血胸、开放性气胸等。注意胸腔穿刺 / 闭式引流的首选穿刺位置是腋前线与腋中线之间的第 5 肋间，放置 28 ～ 32 号引流管。

评估氧合和通气是否充分主要通过以下方法：仔细视诊胸壁，寻找是否存在有受伤的体征，包括不对称性或反常运动（例如连枷胸）；在肺尖和腋窝听诊呼吸音；通过触诊确定是否有皮下气肿、骨擦音和胸壁变形。对于病情不稳定的伤员应进行床边胸部 X 线检查。在初始评估阶段确定是否存在张力性气胸、大量血胸和心脏压塞，并进行相应处理。

对于低血压、呼吸困难和患侧呼吸音减弱的伤员，需要考虑是否存在张力性气胸，如存在，需要迅速穿刺减压，并可进行床旁超声检查。气胸穿刺进针点通常在锁骨中线第 2 肋间隙或腋中线第 5 肋间。血气胸伤员应在腋中线第 5 肋间做一宽大的皮肤切口，将引流管经肋间隙下部置入，并在手指的引导下朝向患侧胸廓的肺尖后部方向插入。

3. C（控制出血和保持足够的器官灌注）　快速评估意识水平、皮肤色泽、脉搏，监测血压；处理外出血，对严重的伤口出血，需第一时间控制；开放静脉 / 骨髓腔通路；采血标本（血型鉴定和交叉配血）。早期成人先给予 1L 的等渗晶体溶液进行复苏；如果对晶体溶液复苏无反应则应快速输血；早期可使用氨甲环酸。

休克未改善或改善后又恶化，注意排查张力性气胸、心脏压塞、活动性出血等。进一步行体格检查及胸片、骨盆片等检查，进行 FAST，留置胃管、导尿管等。对于怀疑骨盆骨折者，立即使用骨盆带固定。

一旦气道和呼吸稳定，通过触诊中央动脉搏动对伤员的循环状况进行初步评估。当进行循环评估时，需要建立外周静脉通路，并进行血型鉴定和交叉配血，如果较难建立外周静脉通路，可选择骨髓腔通路或中心静脉置管。必须控制危及生命的出血。联合应用手法按压、止血带或手动血压袖带在近端压迫，以及抬高患处，通常足以控制外部动脉出血。

大多数伴低血压或休克征象（如皮肤苍白湿冷）的伤员都有出血，需要初始液体复苏，包括快速静脉输注晶体溶液（例如 20ml/kg 等渗盐水），严重出血或持续失血伤员应立即输注 O 型血（育龄期女性应输注 O 型 Rh 阴性血）。伤员严重出血常发生在 5 个部位：创伤部位、胸腔内、腹腔内、腹膜后和骨盆或长骨骨折处。如果需要输血，则血浆、血小板和红细胞的比例应为 1∶1∶1，应尽可能使用血栓弹力图或类似的快速凝血功能评估来指导创伤复苏。伤员 3 小时应内给予氨甲环酸。对于成年伤员，休克的非出血性原因中需要注意张力性气胸和心脏压塞，借助创伤超声重点评估来识别这些损伤原因最为可取。

4. D　当气道、呼吸和循环的相关问题得到解决，就应进行针对性的神经系统检查。神经系统检查包括评估伤员的意识水平（采用 GCS），评估伤员瞳孔、肢体运动功能及感觉功能。急性神经系统损伤时，需要给予影像学检查（如头颅 CT），并进行内外科专科治疗。意识改变提示需要立即对伤员的氧合、通气、灌注状态进行重复的评估；并排除低血糖、饮酒、中毒、麻醉类药物使用等。如果怀疑有脊髓损伤时应固定脊柱。头面部损伤、意识状态改变或者出现脊髓损伤体征，需要进行影像学检查，包括头颅 CT 等。

5. E　脱掉或剪掉伤员的衣服，寻找所有可能存在损伤的部位，同时防止低体温。

评估时需要将检查部位充分暴露，正确翻身。在初步评估中，要确保伤员处于完全裸露状态，并确保对其整个身体都进行了损伤征象的检查，特别是容易忽视的部位，如头皮、腋窝皱襞、会阴和肥胖伤员的

腹部皱褶。应尽可能预防低体温，对紧急救治的伤员都应保持治疗环境（如抢救室或手术室）的温度，需要至少达到29.4℃。可以采用的方法包括快速移除湿衣物、利用热毛毯和主动外加热装置、加温静脉输注液体和血液。

（二）诊断性检查

以下诊断性检查建议在创伤复苏单元内完成，创伤复苏单元以外的X线和CT检查等属于二次评估内容。

1. X线 应在急诊科或手术室进行X线筛查，甚至对初步评估期间或之后因血流动力学受损而被直接送至手术室的伤员进行筛查，通常包括颈椎、胸部和骨盆，以及怀疑骨折的其他部位。

2. FAST FAST主要用于检测腹腔、胸腔和心包腔内出血；对于血流动力学稳定的伤员，FAST可以延迟到二次评估时进行，并且最好是在二次评估的其余部分都完成时，由另一位操作者来进行。

3. CT 取决于伤员对初始复苏措施的反应、其可能存在的损伤和预期手术干预情况，以及CT扫描仪与复苏室之间的距离。原则上用于血流动力学稳定的伤员，此类伤员行FAST后，也应行增强CT扫描。

4. 心电图 可能造成心脏损伤的所有伤员都应进行心电图检查。

5. 诊断性腹腔穿刺或灌洗 对出血来源不明的怀疑腹腔内出血者，作用与FAST相似。

二、严重创伤二次评估

所有经初次评估被认为状态平稳的伤员，都需要进行一次仔细的彻底二次评估。一定不能因要进行更详细的二次评估而延误血流动力学不稳定的伤员的确定性治疗。这类伤员应直接送入手术室或血管造影室，或者转到上级创伤中心。

二次评估对于避免漏诊损伤至关重要，包括详细的病史采集、全面且高效的体格检查，以及有针对性的诊断性检查。二次评估重点是全面体格检查和详细了解病史。

（一）病史及查体

1. 详细询问病史 包括过敏史，当前所服用的药物，过去疾病史、妊娠史，最后进食时间，与受伤有关的事故/环境。

2. 全面的体格检查 包括头、颌面结构、颈椎和颈部、胸部、腹部、会阴、直肠、阴道、肌肉骨骼系统和神经系统。

（二）二次评估处理要点

1. 头部及颌面部 通畅气道，持续通气与氧合；控制出血；避免

二次脑损伤；摘除角膜接触镜。

2. 颈部与颈椎 保持颈部中线位置固定，保护颈椎。

3. 胸部 必要时行针刺胸腔减压、胸腔引流或闭式胸腔引流；正确处置开放性胸部伤口；必要时行心包穿刺术；必要时送手术室进行手术。

4. 腹部 必要时送手术室进行手术；必要时采用骨盆包裹或骨盆外固定支架对骨盆进行暂时性固定，以降低骨盆容量并控制出血。

5. 会阴部与阴道 直肠指检；必要时手术处理。

6. 肌肉骨骼系统 对骨折肢体进行固定；维持胸腰椎制动；怀疑骨盆有骨折时采用骨盆包裹或骨盆束带进行暂时性固定；利用夹板对肢体损伤进行固定；考虑骨筋膜隔室综合征时，及时给予处理；对肢体行完整的神经血管检查。

7. 神经系统 持续通气与氧合；维持伤员充分的制动。

（三）常见的遗漏损伤

胸部隐匿性损伤包括主动脉夹层、心脏压塞、食管穿孔、膈肌损伤和肺挫伤等，其中心脏压塞可引起颈静脉怒张，但血容量不足伴心脏压塞时伤员此征象可能不明显。评估循环不稳定伤员时，应该尽早行FAST检查并首先检查心脏。

腹钝性伤易漏诊空腔脏器损伤、胰十二指肠损伤等。腹部穿透伤易漏诊直肠及输尿管损伤。应假定所有胸部或者腹部穿入伤都是胸腹联合伤。在早期评估和复苏中，若腹腔内出血量少和组织损伤较少，影像学检查常难以发现。最初的影像学检查结果为阴性，但临床高度怀疑时，可能需要通过诊断性腹腔灌洗或剖腹探查进行进一步评估；或者对伤员连续观察12～24小时。

“开书样”骨盆骨折骨盆环不稳定时，不应对其进行多次操作；额外的操作会加重出血。对于开放性或者不稳定性骨盆骨折应该用骨盆固定带加以固定，没有固定带时也可用床单固定。如果伤员血流动力学稳定，应行CT检查。血流动力学不稳定的伤员需要手术或血管造影。肢体损伤特别应注意骨折（尤其是远端肢体）、血管断裂和骨筋膜隔室综合征。

紧急救治中应避免气管导管插置时误入食管。有0.5%～6%的伤员因困难气道或转运途中气管导管移位而误入食管。所有气管导管都应通过直视或呼气末二氧化碳监测仪确认其在气管内位置。

应高度重视失血性休克的识别和救治。在低血压发生前大约有30%的循环血容量丢失。对快速液体输注后反应持续时间短暂意味着伤员有可能有持续性出血并且处在持续性休克状态，应保持高度警惕，并积极寻找持续出血的来源。

三、严重伤员转诊

在医疗资源有限的医院，临床医生发现伤员的损伤超过其医院的处理能力时，应尽可能稳定伤员，并尽快将伤员向最近的创伤中心转诊。转诊标准主要基于伤员的致伤机制以及临床表现。完整的诊断性检查不是转诊的必要条件，这一点再怎么强调都不为过。延迟转诊以获取实验室检查结果或影像学检查结果只会延误确定性治疗。

【常见错误】

- 没有实施动态评估。伤员的病情可能发生变化，并且是初步诊断性检查的初步结果。应避免对伤员的损伤和病情稳定性做出不成熟的假设。
- 过度信赖早期的阴性结果。任何检查都不是完美的，最初的检查可能无法显示伤员的全部损伤。应密切观察伤员情况，必要时对伤员进行再评估。
- 将异常的结果发现归于较轻的损伤。伤员，特别是年轻的原本健康的伤员，可能不会立即显现出严重创伤的征象。当发现异常结果时，应假设其反映了损伤，要考虑到最坏的可能。
- 被明显损伤掩盖的隐匿但可能严重的损伤。明显的损伤、关键操作的执行以及创伤治疗的其他方面会分散临床医生的注意力，使其忽视严重但不太明显的损伤或伤员的状态改变。
- 未重视老年伤员的低能量损伤。老年伤员的生理学特点和医学干预均可导致掩盖和加剧损伤的严重程度。

（邢利峰　洪玉才）

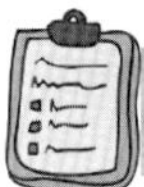

推荐扩展阅读文献及书籍

[1] 张连阳，白祥军，张茂. 中国创伤救治培训[M]. 北京：人民卫生出版社，2019.

[2] DEMETRIADES D. 创伤急救评估与治疗手册[M]. 张连阳，简立建，译. 北京：科学出版社，2018.

[3] American College of Surgeons. Advanced trauma life support: student course manual [M]. 10th ed. Chicago: JoyGarcia, 2018.

第五章　创伤现场救治

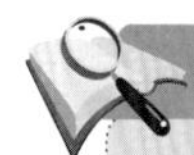

知识点

- 现场救治应优先评估现场安全、救援人员安全和伤员安全。
- 在交通事故创伤现场环境完成初次评估及处理后，需充分考虑可能存在的颈椎损伤，并且给予颈椎保护。在给予充分的颈椎保护后，再帮助伤员脱离交通事故现场环境。
- 要充分考量并动态评估道路交通伤伤员颅脑、颈椎、胸腹部创伤后因脱离现场环境而产生的病情变化。
- 高处坠落容易导致胸腹部大出血、骨盆骨折大出血等，现场环境中无法直接测量血压的情况下，意识淡漠、面色苍白、脉搏细速都可能是大出血循环不稳定的表现，应立即建立静脉通路，避免因为血压过低造成心脏停搏或搬动后血压进一步下降。
- 高处坠落可能导致颈椎、胸椎、腰椎损伤，在完成初次评估和处理后，要给予颈椎固定及脊柱板固定，以减少二次损伤。脊柱板可在完成二次评估后转运前安置。
- 伤员如有明显的活动性外出血，应作为初次评估中第一优先积极处置，同时积极纠正休克。
- 如果存在胸腹部致命性伤口，应先处理。
- 烧伤现场救治中应使伤员尽快脱离烧伤环境。气道是重点评估的内容，儿童伤员尤为重要。如果面部、气管水肿或怀疑气道水肿进行性加重，应尽早实施气管插管术。
- 对于密闭空间内的烧伤伤员，需要考虑有一氧化碳中毒的危险。
- 淹溺最重要的现场紧急救治措施就是迅速使伤员脱离淹溺环境，立即进行通气和给氧，包括清除口鼻异物、分泌物，恢复呼吸道通畅。除非符合现场死亡定义，否则对所有淹溺伤员在救治现场均应积极给予施救，对心脏呼吸骤停者应立即给予心肺复苏（cardiopulmonary resuscitation，CPR）。

在创伤现场，只有确保现场安全、救援人员自身安全、伤员安全后，才能有效展开救援。任何情况下，应在确保救援人员没有生命危险等严重损害前提下实施救治。如果危险尚不能完全去除，如不能确定核化生风险，或者在高速公路快车道上，则必须延缓救援。

一、常见致伤机制现场救治

（一）道路交通伤现场救治

1. 道路交通伤致伤机制 道路交通伤是指车辆或其他动力机械车辆在道路上行驶，致人受伤或死亡，或致车辆、其他动力机械车辆、财物损坏的事故。

除创伤的一般特征以外，道路交通事故还因可能存在加速、减速产生颈椎损伤的致伤机制，以及方向盘撞击、安全带减速产生的颅脑、胸腹部创伤的特征性损伤表现。

2. 道路交通伤现场救治要点

（1）保护颈椎：在现场环境完成初次评估及处理后，需充分考虑可能存在的颈椎损伤的致伤机制，并且给予颈椎保护。

（2）脱离事故现场：帮助伤员脱离道路交通事故现场环境是现场救治的重要环节。尤其是需要消防部门协助破拆的情况下，现场救治的复杂性要远远大于其他场景。在破拆的过程中，医务人员应给予消防部门充分的现场指导，边破拆边评估，边评估边救治。

（3）脱离事故现场可能的影响：要充分考量并动态评估伤员颅脑、颈椎、胸腹部创伤后在脱离现场环境过程中产生的病情变化。

（4）二次评估：建议在伤员脱离现场环境或在转运的过程中进行，需重点评估头颅创伤情况、瞳孔、胸部瘀斑、压痛、呼吸情况、腹部压痛、四肢运动及感觉情况。

（二）高处坠落伤现场救治

1. 高处坠落伤致伤机制 高处坠落伤员因重力加速度作用，坠下后首先接触地面的身体部分所产生的巨大冲量会对机体造成严重伤害。坠落的高度、坠落后首先接触的身体部分是初步判断受伤严重程度的有用信息。

2. 高处坠落现场救治要点

（1）高处坠落伤初次评估：高处坠落伤员要重点评估A、B、C，尤其是对循环的评估。高处坠落往往容易出现胸腹部大出血、骨盆骨折大出血等，现场环境中无法直接测量血压的情况下，意识淡漠、面色苍白、脉搏细速都可能是大出血循环不稳定的表现，应立即开放静脉通

路，避免因为血压过低造成心脏停搏或搬动后血压进一步下降。

（2）高处坠落伤脊柱保护：高处坠落往往可能有颈椎、胸椎、腰椎损伤，在完成初次评估和处理后，要给予颈托及脊柱板固定，以减少二次损伤。脊柱板可在完成二次评估后、转运前安置。

（3）高处坠落头伤救治：如果头部着地或伴有颈椎损伤可能的，要动态评估意识及呼吸情况，避免因意识改变、呼吸抑制、食管反流等引起呼吸抑制及窒息可能。尤其是 GCS 评分≤8 分的，建议进行气道保护或保护性气管插管术。

（4）高处坠落骨盆伤救治：如果臀部着地，二次评估中发现伴有髋部压痛、骨盆周围皮肤瘀青、会阴部血肿，考虑骨盆骨折。不建议做骨盆分离征试验，建议以骨盆带或多条三角巾、床单等固定骨盆，并将双腿绑在一起，以减少盆腔容积，减少出血，并用铲式担架转运。

（三）烧伤现场救治

1. 烧伤致伤机制 烧伤是由热烧灼伤害引起的，主要有以下几种类型。①热烧伤：包括化学或辐射烧伤等导致的烧伤，也可再分为因火焰、炽热物品等干热造成的干烧伤及因滚油、热水等热的液体造成的烫伤；②化学烧伤：酸、碱腐蚀性物质或其他刺激性化学物品所造成的烧伤；③辐射烧伤：阳光或其他辐射线等导致的烧伤；④电烧伤：高压电流、低压电流、电弧或闪电导致的烧伤；⑤吸入性烧伤：气道或肺部吸入蒸气或爆炸性气体等导致的烧伤；⑥冷冻伤害：接触凝固的气体、冷冻的金属或物品等导致的伤害。

2. 烧伤现场救治要点 尽快终止烧伤的继续进展。移除伤员身上所有烧灼衣物，但已经粘着在皮肤上的衣物除外；衣物沾染化学性烧灼物质时，须小心移除；伤口沾有化学性粉末时，应用毛刷先小心刷除，再用大量清水冲洗伤口。

气道是重点评估的内容，儿童伤员尤为重要。因为气道阻力随着气道半径不同而变化，如果面部、气管水肿或怀疑气道水肿进行性加重，应尽早实施气管插管术。对于密闭空间内的烧伤伤员，需要考虑有一氧化碳中毒的危险，应一律给予面罩给氧，若呼吸窘迫伤员给予高浓度氧气后，SpO_2 仍低于 90% 且有意识改变，应给予简易呼吸器辅助呼吸。

严重烧伤伤员往往伴随体液大量丢失，应尽早建立可靠而安全的血管通路。同时要除去阻碍循环的物品，如鞋子、腰带、项链等。严重烧伤伤员通常不能维持自己的体温，需要监测体温，防止低体温。二次评估时，需要重点评估除烧伤外，有无其他伤害，如骨折、爆炸导致内脏

损伤及吸入性烧伤表现等。

伤口的处置：①小范围烧伤且无生命危险的，应使用生理盐水或干净水冲洗至疼痛缓解，并以生理盐水湿润无菌纱布覆盖患处；②大范围烧伤（Ⅱ度及Ⅲ度烧伤，面积≥10%），可用大尺寸无菌纱布或棉垫覆盖患处，并以干净被单覆盖身体，以免失温；③处置过程应尽量无菌操作，同时避免冰敷或戳破水疱；④对于危重伤员，应尽快转送至医院，在救护车上若条件允许再处置伤处。

危重伤员应转运至有烧伤中心的综合医院。

（四）淹溺现场救治

1. 淹溺致伤机制 淹溺是因淹没或沉浸在水或其他液性介质中引起的原发性呼吸系统损伤导致窒息或缺氧的过程。

淹溺最重要的表现是窒息导致全身缺氧，可引起心脏、呼吸骤停，脑水肿；肺部吸入污水可引起肺部感染、肺损伤。

2. 淹溺现场救治要点 淹溺最重要的现场紧急救治措施就是迅速使伤员脱离淹溺环境，立即进行通气和给氧，包括清除口鼻异物、分泌物，恢复呼吸道通畅，除非符合现场死亡定义（无意识、无呼吸及脉搏，并有尸腐、尸僵、无头、躯干部高离断等），否则所有淹溺伤员在救治现场均应积极给予施救，对心脏、呼吸骤停者应立即给予 CPR。

应适时除去淹溺者的湿衣物或擦干淹溺者身体，并用干衣物覆盖，减少低体温的发生。

应询问受伤机制，虽然绝大多数淹溺都有相关创伤表现，但淹溺者的颈椎损伤发生率极低，若没有明显的头部或颈椎损伤表现或主诉，通常不需要对淹溺者例行颈椎保护。搬动时尽量保持淹溺者身体水平，以免减少心脏和脑灌注。肺损伤（如迟发性肺水肿）可能淹溺后数小时发生，因此即使在淹溺现场意识清楚且心肺功能正常的淹溺者，仍应送至医院进一步诊治。

二、常见创伤类型现场救治

（一）骨折及外出血现场救治

直接或间接的外力致骨的连续性破坏而产生骨折。直接或间接的外力致血管的连续性遭到破坏，使得血液从血管内流到体表而产生外出血。若伤员肢体有肿胀、畸形、剧烈疼痛等，应考虑骨折并进行必要的骨折外固定。外出血不难判断，当伤员有外出血，应给予控制。

伤员如有大的活动性外出血，应作为初次评估中第一优先处置，同时积极纠正休克。处理外出血时，应将无菌纱布置于出血处，直接加压

止血，以绷带、弹力绷带、三角巾等敷料持续加压包扎；如仍继续出血，不要移除原有纱布，应在其上加上更多纱布直接加压，再以绷带、弹力绷带、三角巾等敷料持续加压包扎。若仍无法止血，需考虑其他方法。二次评估的内容需包括伤肢远端脉搏、感觉及运动功能。

颌面部大出血或骨折时，要注意气道保护，并动态评估。对于颅骨开放性骨折或凹陷性骨折，应给予止血，而无需特别固定。

如出血属于交界部位的灾难性大出血（如上肢离断伤、腋动脉大出血等），加压、填塞、上止血带等效果往往都比较差，此时可能需要用止血钳止血。

如有断肢，除残端进行止血包扎处理以外，要将断肢以生理盐水湿纱布覆盖装于干净塑料袋中，再存放于另一盛放冰块的透明塑料袋内保存，并在外袋填写部位及时间，以便到院后交接。如肢体上还留有导致骨折或出血的穿刺物，应给予穿刺物固定，以避免再深入肢体或晃动。四肢骨骨折的固定应跨关节固定，固定用的夹板、木棍等都需要在受压部位加衬垫以防皮肤压力性损伤，固定后的伤肢远端需露出以评估肢体血供。两处及以上的长骨骨折，进行伤肢骨折固定后，可将伤肢再次固定于健侧肢体。

（二）胸腹部损伤现场救治

胸腔及腹腔是人体最大的两个体腔，是人体许多重要脏器的容纳场所。胸腹部直接或间接创伤都可能造成胸腹腔脏器损伤，尤其是当胸腹部有致命性伤口、胸腹部明显伤痕（挫伤、切割伤或撕裂伤等）时，应重点评估胸腹部情况，并及时处理。

应注意胸腹部有无穿刺伤或者大而深的伤口、脏器外露、明显肿胀或皮下气肿、胸廓起伏不对称、反常呼吸等，如有致命性伤口应先处理致命性伤口。

如 SpO_2 低于 90%，应给予吸氧，并视伤员呼吸状态给予不同程度的给氧设备及氧流量；如有开放性气胸，应使用不透气敷料覆盖。封闭敷料时，应封闭 3 边、留 1 边；发现胸部有伤痕并出现连枷胸等反常呼吸表现，应给予胸部外固定；脏器外露时，应使用生理盐水湿润后的无菌纱布覆盖脏器，并使用适当敷料覆盖包扎，不可尝试将脏器塞回体内。

二次评估时，重点对胸腹部的体征进行评估，如胸廓起伏是否对称，触诊有无压痛，呼吸音是否对称等；腹部有无膨隆、触诊有无压痛等。初次评估完成后，二次评估怀疑胸腹部损伤的，应动态评估气道、呼吸及循环情况。

【常见错误】

- 院前救治人员无开放气道的设备或技术，遇气道阻塞等紧急情况时手足无措，未能及时控制气道。
- 颈部损伤时因四肢运动感觉正常而未固定颈椎，导致灾难性脊髓损伤。由于颈部脊髓占据50%的椎管，颈椎骨折不一定出现脊髓损害，判断颈椎损伤及颈椎稳定性应根据致伤机制而不是单靠症状和体征，颈椎固定应在怀疑存在损伤时，而不仅是确定有损伤时。
- 现场检伤分类时重解剖、轻生理，未重视致伤机制。没有检伤分类出潜在的重伤伤员。
- 对可以控制的外出血视而不见。须知控制出血是维持循环稳定的关键，所有外出血应直接压迫控制，而止血带是最后的选择，并避免遗漏背部伤口。
- 由于某些原因舍近求远转运。转运应遵循“就近，安全，迅速，有效”的原则，应牢记挽救伤员生命是最高目标。

（蔡文伟　周晟昂）

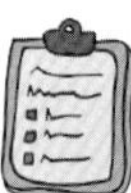

推荐扩展阅读文献及书籍

[1] SHERIDAN R L. 麻省总医院创伤手册[M]. 刘中民，译. 北京：人民卫生出版社，2008.

[2] 张红金，蔡文伟，廖训祯. 院前医疗急救知识与技能培训教材[M]. 杭州：浙江科学技术出版社，2020.

[3] 沈洪，刘中民. 急诊与灾难医学[M]. 北京：人民卫生出版社，2018.

[4] American College of Surgeons. Advanced Trauma Life Support: Student Course Manual [M]. 10th ed.Chicago: JoyGarcia, 2018.

[5] DOMEIER R M, FREDERIKSEN S M, WELCH K. Prospective performance assessment of an out-of-hospital protocol for selective spine immobilization using clinical spine clearance criteria [J]. Ann Emerg Med, 2005, 46(2): 123.

第六章　院前损害控制性复苏

知识点

- 院前实施救命措施应遵循ABCs法则，即气道和颈椎保护、呼吸和循环功能维持。
- 失血性休克和致死性出血是战伤和创伤死亡的主要原因，占创伤24小时内死亡的70%以上。
- 创伤后大出血活动性出血期的诊疗策略是损害控制性复苏。
- 创伤的抢救过程是一个连续的过程，损害控制贯穿于创伤救治的全过程。
- 院前常用损害控制性复苏技术包括氨甲环酸应用、气管插管术、骨内输液、保温等。
- 院前损害控制措施按使用频率从高到低排序依次为颈椎等脊柱保护、骨盆带、胸腔闭式引流术、直接压迫止血等。
- 在伤员确定性控制出血前，积极的液体治疗无效且可能有害，维持最低限度器官灌注的限制性液体治疗可改善结局。
- 除血液制品输注外，止血复苏还包括输注有限的晶体溶液，建议伤后前6小时晶体溶液输注小于3L，以避免凝血因子的稀释、加重伤员凝血功能障碍等。
- 允许性低血压，也称控制性复苏，指对于无颅脑损伤的伤员，在大出血控制之前，早期液体复苏的目标控制是将收缩压维持在80～90mmHg水平。
- 不可压迫致命性出血的发生部位主要在四肢－躯干交界部位（颈、肩、腋窝、会阴、臀部、臀区和腹股沟区等）及躯干（胸腔、腹腔和骨盆部）。对于此类出血，无法使用常规止血带，使用特殊约束压迫装置或腹主动脉阻断球囊等有助于在院前控制此类出血，提高救治成功率。

严重伤员往往没有足够的生理储备来承受确定性修复手术。损害控制（damage control，DC）这一术语来源于美国海军，指专门的团队负责保障严重受损的船只能在海上漂浮直到返回港口接受彻底检修。与此类似，损害控制性手术旨在处理直接危及生命的状况以维系伤员生命，而对这些创伤和其他非危及生命创伤的确定性治疗应推迟到伤员复苏后的恰当时机进行。

损害控制应在事发现场启动，并在伤员转运中对伤员进行初次评估时继续进行。尽早判断出哪些伤员需要采用损害控制方法可以最大限度地减少现场和院前的时间消耗，并减轻伤员的生理负担。是否启动损害控制策略不仅取决于创伤的类型，还取决于伤员生命体征及精神状态。尤其是穿透伤时，认识到严重的生理异常，提示院前人员应停止除急救措施外的一切措施，以便将伤员快速转运到医院接受紧急治疗。

在将伤员运送至创伤治疗中心的过程中，降低死亡率最有效的策略是仅实施绝对必要的救治措施，以控制出血及改善气体交换。即使是花费在静脉输液治疗上的时间也可能会导致不必要地延误确定性治疗。

经过 30 余年的发展，损害控制性复苏（damage control resuscitation，DCR）和损害控制外科（damage control surgery，DCS）已经成为严重创伤出血伤员救治的关键措施。

一、院前损害控制性复苏策略

院前实施救命措施应遵循 ABCs 法则，即气道和颈椎保护、呼吸和循环功能维持。据统计，院前 DCR 技术按使用频率从高到低依次排序，为氨甲环酸应用、气管插管术、骨内输液、保温和高级生命支持等。院前应尽可能减少非救命的干预措施，以避免浪费时间而延误转运伤员到创伤中心。

院前转运时间是决定院前复苏策略的基础。对于预计转运时间<20 分钟的伤员，晶体溶液复苏应以收缩压 80 ～ 90mmHg（1mmHg=0.133kPa）为目标值。对于预计转运时间≥20 分钟的伤员，晶体溶液复苏应以收缩压达到 100mmHg 为目标值。一项随机对照研究证实，和平时期大城市内，由于能快速转运到医院（平均院前转运时间为 15 分钟），躯干穿透伤伤员在手术室才开始的延迟晶体溶液输注比院前开始的晶体溶液输注生存率更高。因此，过去强调的休克伤员在等待输血前输注 2L 晶体溶液扩容的做法已不再推荐。但对于严重伤员，尤其是院前转运时间较长者，包括控制出血、气道控制、体温管理等受伤后最早实施的院前生命支持，仍是严重伤员能送达医院的前提，对于改善

严重伤员的预后具有重要意义。

由于院前阶段出血尚未控制，过度积极的晶体溶液复苏可能延长院前时间和增加失血，此时应遵循 DCR 策略，DCR 应贯穿现场急救、转运途中和到达创伤中心后的紧急救治全过程。DCR 包括允许性低血压、限制性晶体溶液复苏、等比例血液制品输注的止血复苏等。

允许性低血压是指在出血控制前可允许收缩压维持在较低水平（80 ～ 90mmHg），对于可扪及桡动脉搏动的清醒伤员通常情况下可不补液；除血液制品输注外，止血复苏包括输注有限的晶体溶液，建议伤后前 6 小时晶体溶液输注<3L，以避免凝血因子的稀释、加重伤员凝血功能障碍等。

目前研究认为，在伤员中，积极的液体治疗无效且可能有害，并提出维持最低限度器官灌注的限制性液体治疗可改善结局。该策略称为允许性低血压或控制性复苏，在有活动性出血存在的情况下，提升血压可加重出血；液体复苏使血压升高后，可机械破坏已形成的血凝块，使已停止的出血重新开始；随着血压的回升，保护性血管痉挛解除，使血管扩张，不利于止血；大量补液可以因稀释凝血因子、降低血液黏稠度，而使出血加重。因此延迟性液体复苏可改善预后。

虽然目前针对伤员采取允许性低血压策略，但在临床实践应用中仍需根据伤员情况个体化治疗。确定该策略是否合适时，应综合考虑伤员的年龄、精神状态、颅内损伤和脊髓损伤的可能性、慢性高血压等基础疾病以及与创伤中心的距离。对于不同的伤员的基本做法包括：①对于无颅脑损伤的伤员，在大出血控制之前应将收缩压维持在 80 ～ 90mmHg；②对于合并严重颅脑损伤（GCS 评分≤8 分）的伤员，应维持平均动脉压（mean arterial pressure，MAP）在 80mmHg 以上；③在出血控制之前使用限制性容量复苏策略达到目标血压；④如果存在威胁生命的低血压，在液体复苏无效的同时使用缩血管药物以维持目标动脉压；⑤如果存在心功能不全，使用强心药。

对于允许性低血压，需要进一步确定这种方法的适当性和有效性。对于液体选择，输入大量等渗盐水（0.9% 生理盐水）可导致阴离子间隙正常型高氯性代谢性酸中毒。另外，乳酸代谢可产生碳酸氢盐，因此使用大量乳酸林格液（ringer lactate solution，LR）进行复苏可导致代谢性碱中毒。然而，使用常用剂量的生理盐水或 LR 对伤员进行复苏似乎不会引起显著的临床后果。但高危伤员过量使用这两种液体会造成损伤，如失血性休克期间灌注不足引起急性肾损伤的伤员。同时输注 LR 和血液可能引起凝血，伤员发生凝血后果会很严重，因此必须通过不同的静

脉导管输注。一项回顾性研究纳入了 3 137 例接受等渗晶体溶液复苏的伤员，发现输注≤1L 液体对伤员没有不良影响，但输注≥1.5L 液体的伤员死亡率升高至 2 倍。故推荐首选生理盐水进行初始复苏，但也不推荐不用 LR。如果限制用量（≤2L），这两种液体都不太可能造成危害。

现已广泛研究了高渗盐水，发现其可使间质液通过渗透作用进入血管腔，以及调节机体对损伤的炎症反应，从而产生有益作用。一些临床试验显示高渗盐水可改善伤员结局，但仍需要进一步研究以阐明高渗盐水的作用。

目前仍在研究可代替红细胞悬液的载氧复苏液。理想的替代液体应该能有效输送氧气，扩张血管内容量，几乎没有副作用且耐久性良好。

2019 年美国西部创伤协会发布了成人创伤后院前复苏流程，要求在转运伤员时，应建立静脉通道，如果收缩压≥100mmHg、心率≤110 次 /min，无出血迹象，则不需要输注晶体溶液，仅按 25 ～ 50ml/h 输注液体维持静脉通道通畅即可，或者用肝素帽封堵。但若收缩压<100mmHg、心率>110 次 /min 则有出血风险，应进行液体复苏。如果能获得红细胞、血浆等血液制品，对于存在失血性休克风险、血流动力学不稳定的伤员，院前输注血浆被证明是安全的，有助于维持收缩压≥100mmHg，降低伤死率。如果不能获得血液制品，或者输注血液制品后仍然存在血流动力学不稳定，在根据致伤机制、GCS 和查体等考虑存在创伤性脑损伤时，应输注晶体溶液维持收缩压>100mmHg，并使用氨甲环酸。注意停用阿司匹林和非甾体抗炎药等药物和防止低体温等。

二、院前损害控制外科策略

成功的复苏措施离不开同时控制出血和严重污染等致命三联征的源头。院前 DCS 包括使用止血带、止血夹、交接部位压迫止血装置、胸腔穿刺、胸腔闭式引流术等。据统计，院前损害控制措施按使用频率从高到低排序依次为颈椎等脊柱保护、骨盆带、胸腔闭式引流术、直接压迫止血等。这些技术主要是控制或减缓出血、减轻胸腔压力等，但前提是正确使用，才能发挥效能，稳定生命体征。

止血带的使用已成为院前肢体出血的标准选择，首先是要及时使用，避免反复出血其他措施无效才使用；其次需要有足够的压力，确保止血远端脉搏搏动完全消失，未达此要求则仅完全压迫静脉反而增加失血量。

不可压迫性出血（non-compressive hemorrhage，NCH）的发生部位主要在四肢 – 躯干交界部位（颈、肩、腋窝、会阴、臀部、臀区和腹

股沟区等）及躯干（胸腔、腹腔和骨盆部）。对于此类出血常规止血带无法使用，目前发达国家已研发了相关止血装置，包括：①战备止血钳（combat ready clamp，CRoC），该装置直接压迫控制腹股沟部位出血。FDA 同时也批准了其在腋窝使用。在尸体实验中，战备止血钳被证明能够有效控制腋窝出血。战备止血钳于 2013 年 7 月通过了美国 FDA 的批准并列装，推荐用于不适用止血带的外部危及生命出血的控制。②交界部位紧急救治装置（junctional emergency treatment tool，JETT），该装置主要功能部位为绞盘。其在骨盆固定带的基础上两侧加上两块不规则四边形压力板以阻断股动脉和下肢血流。③山姆交界部位止血带（SAM junctional tourniquet，SJT），该止血带设计的初衷也是为了应用于常规止血带无法使用的交界部位出血，也可广泛应用于爆炸伤中高位截肢的伤员。其主要由一根带子和两个气囊组成，气囊作为靶向压迫装置（target compression devices，TCD）。TCD 一般被放置在伤口或伤口近端充气压迫，直到出血停止，如果需要，可用两个 TCD 双重压迫。FDA 许可该装置用于骨盆骨折、腹股沟区及腋窝止血。④腹主动脉交界部位止血带（abdominal aortic junctionaltourniquet，AAJT），是一种带充气球囊的腹部约束带，使用时放置在腹部脐平面，通过约束腹部和充气加压压迫脐平面以下的腹主动脉血流从而为伤员赢得到后送的机会和时间。在一项以猪为动物模型的实验中，该装置可以有效阻断腹主动脉血流长达 60 分钟。该装置使用简单方便，单人操作可在 1 分钟内完成。主要操作步骤为将约束带于脐平面环绕伤员腹部并扣上搭扣，旋转绞盘进一步加压，气囊充气加压。最近一项研究还发现，该装置可完全阻断肾动脉平面以下腹主动脉血流。除了控制交界部位出血外，还可阻断髂内动脉及其分支，故其可控制骨盆骨折的出血。目前该装置的使用时间不能超过 1 小时，绝对禁忌证是孕妇和已知的腹主动脉瘤伤员，而相对禁忌证是腹部穿透伤。这些装置通过压迫器或球囊充气压迫等方式，向需要阻断血流的部位施加垂直的压力，以压闭下方的血管，对于腋窝、腹股沟乃至下腹部等部位的止血较为有效。相关技术操作参加本书相关章节内容。

复苏性主动脉球囊阻断术（resuscitative endovascular balloon occlusion of the aorta，REB0A）最早于 20 世纪 50 年代的朝鲜战争中使用。近年来随着介入技术突飞猛进的发展，在严重躯干战伤的救治中，该技术又展现出全新的活力。主动脉球囊可以临时阻断腹部和盆部的血供，从而为抢救性复苏赢得时间。一般通过一侧股动脉插入带气囊导管，将气囊送入主动脉并充气，其特别适合躯干出血控制。这一技术已被推广用

于院内急诊科或紧急手术术前或术中的创伤性严重失血性休克的救治，2012 年以来已经应用近 500 例，显著提升了救治效果。这项技术在战术阶段也有潜在的应用前景，可起到类似主动脉钳夹的效果，被认为是最有希望的、唯一可用于院前骨盆、腹部损伤等不可压迫性出血伤员的救命技术，可赢得实施确定性止血的时间，技术操作熟练者可在 6 分钟内完成，通常使用≤60 分钟。儿童主动脉Ⅰ区（膈肌以上）的 REBOA 应用可能导致不可逆的生理损害，故其使用时间应更短。REBOA 在暂时性控制出血、减少失血量的同时，还有助于维持心、脑等重要脏器的血供。限于阻断区域脏器组织的缺血再灌注损伤，如何延长 REBOA 阻断的时间是未来研究的方向，有研究发现间歇性阻断（Ⅰ区，阻断 15 分钟，再通 3 分钟）可能有助于提高肝、脾等实质性脏器等致命损伤伤员的存活率。

【常见错误】

- 现场输液等延长了送达医院的时间。现场实施高级创伤生命支持是为了减轻创伤后病理生理变化，尽量保证伤员在运送途中病情相对稳定，以提高存活率。但实际上迄今为止无任何一项具体的高级生命支持技术被证明在院前急救中对严重伤员有益。
- 建立多条静脉通道，快速输液提升血压。当创伤导致的出血尚未确定性控制时，积极的液体复苏是有害的，可增加动脉血压，冲掉已经存在的血凝块，增加循环血量丢失，并稀释凝血因子。
- 在转运途中“只运不救”。创伤院前转运不仅仅是运输，更重要的是要确保伤员安全，需要在转运途中全程监护和有效救治。
- 对于大出血伤员，仅重视输注红细胞恢复血液携氧能力，而没有输注适当比例的凝血因子和血小板，未能防治凝血功能障碍。
- 延长允许性低血压的时间。允许性低血压是救治非控制性出血伤员时不得已的措施，是两害相权取其轻时的选择。超过 2 小时的低血压将对脏器组织造成缺血缺氧性损害，可增加脏器功能损害和感染等并发症发生率和伤员伤死率。

（洪玉才　李　阳　张连阳）

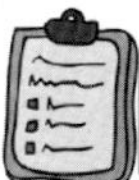

推荐扩展阅读文献及书籍

[1] 张连阳,白祥军,张茂. 中国创伤救治培训[M]. 北京:人民卫生出版社,2019.

[2] DEMETRIADES D. 创伤急救评估与治疗手册[M]. 张连阳,简立建,译. 北京:科学出版社,2018.

[3] 张连阳,李阳. 严重创伤出血救治的生命支持[J]. 中华创伤骨科杂志,2021,23(5):369-375.

[4] American College of Surgeons. Advanced Trauma Life Support:Student Course Manual [M]. (10th edition). Chicago:JoyGarcia,2018.

第七章　院前创伤急救陷阱与对策

知识点

- 接到出诊命令时，要及时了解伤员所处位置、数量和伤情，尽可能携带所需急救器材物品前往。
- 检查伤员时一定要充分暴露受伤部位，特别是秋、冬、春季衣着较厚时。
- 无论是穿透伤还是钝性伤，首先检查脉搏、血压、呼吸、神志、瞳孔、四肢自主运动。
- 在群体伤员救治时，不要忽略不声不响、不喊不叫的伤员。
- 在群体伤员救治中要多关注老人和儿童。
- 非较大动脉出血的情况下尽可能不用止血带，而采取加压包扎。
- 及时发现并优先处理可能存在的呼吸道梗阻、出血和休克等凶险伤情。
- 检伤同时对伤员进行标识，以红色、黄色、绿色、黑色代表紧急救治的第一、第二、第三和第四优先。
- 检伤时尽量减少搬动伤员，要严格按规范搬动，以防加重损伤。
- 对伤员的转运应就近、安全、迅速、有效。

随着工业的持续发展，机动车辆的普及，创伤的发生率也在逐年升高，严重的创伤甚至危及伤员生命，院前急救人员在现场需对伤员进行及时、有效的急救处理，并尽快转运至附近医疗机构进一步治疗，才能及时挽救伤员的生命，提高抢救成功率。

伤员具有以下的临床特点：①受伤原因多样化，其中以交通事故多见；②应激反应重，伤情变化快；③病情发展快，死亡率高；④易发生漏诊和误诊，尤其是钝性伤伤员；⑤院前时间短，处理重点易发生矛盾。对伤员进行现场急救要强调时效性，即要争分夺秒进行抢救，要快速准确判断病情，迅速进行现场处理，及时转送至医院。

由于伤员病情复杂，且院前急救的局限性，因此在救治过程中，经

常会遇到各种各样的困难，需要谨慎应对，在有限的时间内做出正确的处理，避开陷阱，以免因一些措施不当而对伤员造成更严重的伤情。

一、院前救治措施不当

创伤发生后 1 小时是抢救伤员的黄金时间，创伤后的 10 分钟更是急救的“白金 10 分钟”。因此，伤员的院前急救是抢救伤员及降低死亡率的最重要环节。在事发现场对伤员进行抢救的过程中，应避免出现以下错误。

（一）出诊时准备不充分

未及时了解事发现场的具体情况，未做好充分的准备工作，从而导致抢救措施不完善。接到“120”出诊命令时，要及时了解伤员所处位置、数量、伤情，并进一步确定救治伤员所需特殊物品，尽可能带齐所需急救器材物品。要尽快与创伤现场联系，进一步了解伤员所处位置、数量、伤情，并进行必要的自救互救指导；同时在途中计划好到达现场后要采取的急救措施。

（二）对威胁生命的征象判断及处理措施不当

到达现场接触伤员后，迅速判断有无威胁生命的情况。医务人员首先应做快速、全面检查，及时发现并优先处理可能存在的下述三种凶险情况：呼吸道梗阻、出血和休克。如果证实为呼吸心搏停止，应立即进行胸部按压和人工通气，条件允许时还可电除颤。对有呼吸、循环障碍的伤员要及早行气管插管术，给予呼吸机辅助呼吸、输液扩容、稳定血压，避免早期低血压、低氧血症与高碳酸血症而造成的脑损伤。对于有神志不清、昏迷者，应保持呼吸道的通畅，并观察和记录神志、瞳孔、呼吸、脉搏和血压的变化情况，为下一步确诊提供资料。在这一阶段，快速检查、诊断和紧急处理是穿插进行的。

（三）处理各系统创伤没有抓住重点

创伤急救不能按临床医学各科的诊疗常规进行采集病史、体格检查、辅助检查、诊断、鉴别诊断和治疗的程序，而是应该边救治边查体，抢救和诊断同时进行。在前述判断伤情的基础上按照胸、腹、头、脊柱、骨盆、四肢的顺序查体，尽量避免漏诊、误诊。尽量减少搬动伤员，并在最短时间内明确脑、胸、腹损伤哪个是致命性的损伤，更要判断哪个致命性的损伤需要最先处理。

（四）“就地抢救”还是“拉起就跑”判断错误

在城市或距离医院较近的事故或受伤现场，“就地抢救”适用于心搏呼吸停止、呼吸道异物窒息、四肢或躯干体表活动性大出血等。“拉

起就跑”适用于心脏刺伤、胸腹主动脉瘤破裂、肝脾破裂大出血、骨盆骨折盆腔大出血、体表大面积撕脱及脱套伤等。根据生命体征、致伤机制和解剖损伤等情况正确判断灵活处置。

在乡村或距离医院较远，院前转运时间超过 30 分钟甚至更长者，应在现场积极救治，适当稳定伤情后转运。

（五）片面认为开放静脉就是输液复苏

如果意识清楚、桡动脉搏动有力，便不需给予任何输液。这不代表不建立静脉通路，建立静脉通路的目的不单纯是补液抗休克，重要的是在发生病情变化时能及时应用临床抢救用药。

（六）止血带应用不当

止血带应用注意事项：①若能用加压包扎等其他方法止血的，最好不用止血带止血。②扎止血带要松紧适度，以达到压迫动脉为目的。太松仅压迫静脉，使血液回流受阻，反而出血更多，并会引起组织淤血、水肿；太紧会导致组织、血管和神经损伤。③扎止血带的部位应该加衬垫，而不能直接扎在皮肤上，以免损伤皮肤。④止血带必须扎在近心端，而不强求标准位置，前臂和小腿扎止血带不能达到止血目的，故不宜使用。⑤必须记录扎止血带的时间，以便在后送途中按时松解止血带，通常每隔 1 小时放松一次、每次 0.5 ～ 5 分钟，放松时要用指压止血法暂时止血，除非得到可以替代的彻底止血的救治，否则不能停用止血带。⑥严重挤压伤、肢体远端严重缺血的伤员及缚扎止血带部位皮肤有损伤、水肿时，谨慎使用止血带。

（七）对特殊人群重视程度不够

老年伤员代偿能力下降，失血后心率增加有限，心输出量与血压相关性降低，正常范围的血压和心率并不能代表其真实的血容量。儿童生理储备充沛，基础心率较快，组织液体比例高，低血容量的表现更少，但是一旦出现则提示灾难性后果，所以要注意及时复苏。孕妇对于低血容量的耐受性较好，但胎儿非常敏感，早期的判断和积极的液体复苏很重要，但谨慎使用血管活性药物，因为会影响到胎儿的供氧。运动员身体功能较好，常有心动过缓，失血后出现心动过速程度较常人低。

二、院前检伤分类不当

当地震、爆炸、战争等灾难事件发生时，可能会在短时间内造成数量较多的伤员，如何利用有限的救治资源进行现场急救，有赖于检伤分类（也称分拣）。在创伤现场，急救人员根据伤员损伤程度，确定救治顺序并启动医疗处理及转运，这个过程称为现场检伤分类。

院前检伤分类可以让需要进行紧急救治的伤员得到现场及时救治，缩短急救时间，可能会挽救生命，提升救治成功率，因此，快速并准确的院前检伤分类非常必要。在这个过程中，常见但不限于以下陷阱，应注意防范。

（一）谁呼喊先救谁，注意没有反应的伤员

最先到达现场的急救人员应首先检伤分类，检伤中应重点关注那些“不声不响”、反应迟钝的伤员，这类伤员很可能是危重伤员，需要紧急救治。相反，能在现场走动或者大声呼救的伤员，可能为轻伤或者重伤员，是第二或者第三优先救治类别。

（二）检伤时未对伤员做标识，导致救治顺序错乱

1. 第一优先（红色标识） 危重伤，表示伤情十分严重，随时可能存在生命危险，为急需进行抢救的伤员，也称为“第一优先”，如有及时治疗即有可生存的机会。

2. 第二优先（黄色标识） 重伤，伤情严重，应及早得到抢救，也称“第二优先”，有重大创伤但可短暂等候而不危及生命或导致肢体残缺。

3. 第三优先（绿色标识） 轻伤，伤员神志清楚，身体受伤但不严重，病情已有所缓解，也称“第三优先”。可自行走动及没有严重创伤，其损伤可延迟处理，大部分可在现场处置而不需送医院。

4. 第四优先（黑色标识） 死亡或无可救治的创伤。初步检伤分类后，现场救援人员应立即给已受检的伤员配置不同颜色的标签，以表明该伤员伤情的严重程度，也表示其应该获得救护、转运的先后顺序。

（三）检伤分类过程中完全排斥救命措施

检伤分类过程中，勿在一个伤员身上停留时间太久，评估时间要小于1分钟，检伤分类结束后根据标识顺序再行治疗。但气道梗阻和严重大出血除外，这两种情况时应及时解除呼吸道梗阻和控制出血。

（四）检伤分类未按标准，导致评估不准确

最先到达的急救人员对伤员进行快捷地辨别及分类，通常分以下四步。

1. 行动 ①行动自如（能走）的伤员为轻伤伤员，标绿色标识；②不能行走的伤员检查第2步。

2. 呼吸 ①无呼吸者，标黑色标识；②呼吸频率>30次/min或<6次/min，标红色标识；③每分钟呼吸6～30次者，检查第3步。

3. 循环 ①桡动脉搏动不存在，或甲床毛细血管充盈时间（按压指甲）>2秒者，或脉搏>120次/min，危重伤员，标红色标识；②甲床

毛细血管充盈时间<2 秒，或脉搏<120 次 /min 者，检查第 4 步。

4. 清醒程度 ①不能回答问题或执行指令者，标红色标识；②能够正确回答问题和执行指令，标黄色标识；需要注意检查伤员时一定要充分暴露受伤部位。

（五）随意搬运伤员

检伤时尽可能选择合适的检查方式，尽量避免搬动伤员，因为搬运不当会导致二次伤害。比如车祸常造成颈椎损伤，若在搬运中不注意保护，可能加重损伤，造成残疾。

情况不明时，切忌轻举妄动。搬运伤员有五大注意事项：①先急救，后搬动；②尽可能不摇动伤员身体；③随时观察呼吸、体温、出血、面色变化等情况，注意给伤员保暖；④人员、器材未准备完善时，切忌随意搬动；⑤运送伤员最好乘坐救护车，途中必须保持平稳，不能颠簸。

三、院前转运不当

在经过现场初步处理后，需要将伤员或急危重伤员从现场转运到医疗技术条件较完善的医院或创伤中心，在搬运和转送过程中，措施不当会加重伤员的损伤甚至导致死亡。

（一）未全面遵循院前转运原则

对伤员的院前转运应“就近、安全、迅速、有效”，切忌因各种因素进行长途转运，伤员因可能存在出血或隐匿性损伤，导致转运途中出现病情加重；或转运到不具备救治能力的医院，从而贻误抢救的最佳时机。

（二）搬运伤员时未固定保护脊柱

对于脊柱与脊髓损伤的伤员，搬运和运送都要特别注意，不可使颈部和躯干前屈和扭转，应使脊柱保持伸直的姿势；绝对禁止一人抬肩，一人抬腿的搬运法，以免使伤员发生脊髓损伤或加重脊髓损伤。对于颈椎骨折的伤员，如搬运不小心，有时可造成伤员立即死亡。故在搬运时应有 4 人，一人负责头部牵引固定，使头部保持与躯干成直线的位置，同时保持颈部不动，以免脊柱弯曲而损伤脊髓；其余三人蹲在伤员同侧，二人托住躯干，一人抱住下肢，要求齐心协力动作一致，将伤员抬上担架，取仰卧位，头颈两侧垫以沙袋、衣物、被卷等物固定，防止头部左右摇摆。

（三）抬担架行进时导致二次损伤

抬担架行进时，伤员的头部应在后，脚在前，这样后面的担架员可随时观察伤情变化，发现异常变化时应及时妥善处理。行走时，尽可能

使担架平稳，防止颠簸；寒冷季节要注意保暖，防止伤员受凉和冻伤。上坡时，伤员头部朝前，下坡时相反。后送途中，担架人员要保证伤员的安全，不让伤员再次致伤。

对于昏迷和颅脑损伤的伤员，应安置侧卧位或俯卧位，便于口腔、呼吸道分泌物的排出，防止舌后坠，以保持呼吸道通畅。为避免脑水肿，头部应用衣服垫高，不能低于身体的其他部位，并略加固定，以防途中震荡。

对于胸部损伤的伤员，应半坐卧位或侧卧位后送。侧卧位时，应伤侧在下，健侧在上，以免影响呼吸。

对于腹部损伤的伤员，一般用仰卧位，亦可用斜坡卧位。为减少腹壁张力，可将伤员膝下用衣物垫高，髋关节和膝关节均处于半屈曲位置。

对于疑似骨盆骨折的伤员，先用骨盆带或三角巾将骨盆固定，然后使伤员仰卧于担架上，膝下稍垫高，髋关节和膝关节屈曲，踝关节内旋固定。

【常见错误】

- 没有评估现场安全。交通事故、工程事故、矿难等救援现场，都可能存在风险，院前现场救援时需要仔细评估现场环境的安全性，以确保救援人员和伤员安全。
- 评估伤情时没有重视致伤机制。院前现场伤员出血量可能还不足以发生失血性休克，表现可能还没有到危重症的程度，应根据致伤机制甄别潜在的危重伤员。
- 院前没有及时安置颈托、骨盆带等。院前因条件及时间有限，不能以 X 线或 CT 等确诊颈椎骨折、骨盆骨折后才安置颈托或骨盆带，而是根据致伤机制等“往坏处想”，怀疑就安置。
- 选择转运目标医院时没有遵循院前转运原则。
- 与接收伤员医院联系时，通报伤情过于简单，或者太复杂。应在 45 秒内汇报致伤机制、发现或怀疑的损伤、生命体征、已经给予的治疗和效果。

（朱长举）

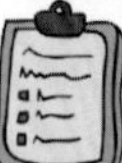

推荐扩展阅读文献及书籍

[1] 张连阳，白祥军，张茂. 中国创伤救治培训[M]. 北京：人民卫生出版社，2019.
[2] 张玲，张进军，王天兵，等. 严重创伤院前救治流程：专家共识[J]. 创伤外科杂志，2012，14(4)：379-381.

[3] 中国医师协会急诊医师分会，中国人民解放军急救医学专业委员会，中国医师协会急诊医师分会急诊外科专业委员会. 止血带的急诊应用专家共识[J]. 中华急诊医学杂志，2020，29(6)：773-779.

[4] 都定元. 创伤性呼吸心跳骤停：院前急救不予复苏或终止复苏指南[J]. 创伤外科杂志，2010，12(1)：94-95.

[5] 张连阳，姚元章. 严重创伤的早期救治[J]. 中国实用外科杂志，2008，28(7)：582-584.

第八章　时间窗高仿真全流程创伤救治模拟演练

知识点

- 创伤救治模拟演练是通过对各类严重伤员和救治人员行为模拟的仿真，在仿真空间中最大限度模拟真实情况的发生、发展过程，以及在受伤现场、转运和院内环节中的救治行为。
- 全流程是指创伤事故发生后的救治全部过程，包括院前阶段、院前院内无缝衔接阶段、院内评估和处置阶段、院内多学科协作阶段、损害控制手术和复苏阶段。
- 高仿真是指集真人化妆、真实剧本、真实操作、真实检查评估于一体的模拟方式，与传统模拟演练进行区别。
- 时间窗是指根据创伤救治原则，规定的时间，一般设定为一小时，其中院前半小时，院内半小时。
- 模拟伤员是真人应用化妆材料进行化妆，配合语言、肢体语言、表演等多方面，达到真实的演练效果。
- 模拟急诊评估团队是根据医院实际情况组建的院内创伤早期评估团队，一般由4～5人组成，有组长。
- 模拟多学科专科团队是根据医院创伤中心运行特点组成的创伤救治专家团队，需要固定人员。
- 脚本是为能够成功进行模拟演练，提升医院创伤中心有效运行、检验创伤救治团队真实能力和多学科团队的整体水平，根据真实病例制定的演练剧本。为达到演练目的，剧本应具有保密性。
- 创伤复苏单元是指为能够完成演练过程，临时或者根据医院实际情况建成的伤员救治空间。
- 创伤早期评估阶段是多发伤伤员抢救的关键阶段，关键技术能否在关键时刻落地决定了抢救的成败。该阶段涉及多项关键技术，急诊科医生需要掌握关键技术，并在关键时刻能够规范、准确、迅速地使用。

创伤是引起青壮年死亡的首要原因，给国家、社会及家庭带来极大的压力与负担。基层医院作为我国创伤救治的前沿阵地，承担伤员院前急救、转运、院内早期评估和救治、损害控制性复苏和手术等阶段的关键处置工作，因此如何通过创伤救治培训工作进一步促进区域创伤急救体系建设、提升创伤中心运行能力、提高基层医院从事创伤临床工作的各类各级从业人员的创伤救治能力成为当今创伤培训的关键。经中国医师协会批准，以创伤外科医师分会专家为主，中国创伤救治培训专家委员会主导的继续教育项目，“中国创伤救治培训——基层版”（China Trauma Care Training-Basic，CTCT®-B）是 CTCT 项目的拓展，是针对我国基层医院，尤其是县级以下医院中院前急救、急诊、外科和其他相关学科的参与创伤救治人员的创伤救治培训项目，从 2018 年 10 月嵊泗县人民医院开始第一期，至今已经开展 26 期，取得一定的培训效果，其中时间窗高仿真全流程创伤救治模拟演练是 CTCT®-B 的核心项目之一。本章内容主要对时间窗高仿真全流程创伤救治模拟演练基本情况、价值、准备工作、演练流程、讲评和总结等内容进行叙述。

一、基本情况

时间窗全流程高仿真创伤救治模拟演练（以下简称模拟演练）是我国创伤救治和创伤培训不断发展过程中的一个产物，2017 年由浙江大学医学院附属第二医院赵小纲、巴立等在浙江省创伤巡讲系列活动中启用。因为其良好的培训效果，2018 年在 CTCT®-B 培训项目的设计和规划过程中，把它作为 CTCT®-B 的一个特色组成部分，并于 2018 年 10 月嵊泗县人民医院举办的首次 CTCT®-B 培训中第一次使用。

模拟演练由时间窗、全流程、高仿真、创伤救治、演练五个部分共同组成，每个组成部分都具有不同的含义。时间窗体现的是创伤救治的时效性，是针对创伤救治的“黄金 1 小时”而规定，也是检验整个创伤救治团队对创伤救治各阶段时间节点的把控，包括现场评估和处置时间、转运时间、院内评估和多学科协作时间、伤员得到确定性处置或者手术切皮时间。

全流程是通过模拟演练体现创伤救治的完整性，包括“120”接警和出警、现场评估和处置、现场与创伤中心无缝衔接、伤员转运、院内伤员交接、院内伤员的早期评估和处置、院内急诊和专科团队之间的链接、创伤紧急手术等，包涵整个创伤救治过程。

高仿真意在提高培训真实性，避免对参加演练的医务人员造成“演戏”感觉。剧本真实，所有剧本都是根据实际临床工作中的案例真实改

编；伤员真实，对伤员进行化妆和培训，从视觉、交流、查体等方面做到真实效果；事故现场真实，现场真实拨打当地“120”报警电话，真实“120”出警等；创伤救治过程真实，要求所有参加模拟演练的学员把创伤评估和处置中所有环节都真实体现出来；检验、检查、输血真实，实验室检查项目出具报告时间，影像学检查实地操作，输、备血真实进行；反馈真实，所有参加模拟演练的专家对演练过程中出现的所有问题进行真实反馈。

为全面真实体现基层医疗机构的创伤救治能力和存在问题，模拟严重多发伤伤员，通过观察对严重多发伤伤员的整个救治流程，进而反映创伤中心运行状况和创伤救治能力。

总之，时间窗全流程高仿真创伤救治模拟演练是一个针对性的培训项目，是连接基础理论和临床实践的桥梁，实现理论知识向实践技能的思维转变，可培养学员学习的主动性、积极性和创新性水平，增强一所医院、一个急诊科和各个专科对创伤救治流程的理解和掌握。参加演练的医疗机构和学员事先没有得到任何剧本，没有任何台词，没有任何准备，体现了一场完全真实的严重伤员救治过程。

二、价值

通过对国内 20 多家不同级别、不同形式创伤中心运行模式的实际结果分析，全流程高仿真创伤救治模拟演练在创伤中心建设过程中具有以下价值。

（一）有利于积累参训人员的创伤救治经验

在培养参训人员临床决策能力和临床技能的过程中，采用模拟演练在一定程度增加了其面对真实伤员的机会。模拟演练可以为医务人员提供不同场景条件下、不同类型伤员的临床情景，使参训人员得到多方面的实践锻炼。作为一种教育培训模式，模拟演练也是参训人员学习应用批判性思维技巧和培养自信心的有效工具，这些均是从事创伤救治医务人员给伤员提供安全、优质医疗服务的必备能力。CTCT®–B 提供的模拟演练主要是模拟交通事故伤、高处坠落伤等目前最常见致伤因素引起的严重创伤救治。

（二）有利于培养协作意识

跨多学科的医疗团队培训和演练对成功救治严重伤员至关重要。优质的医疗服务与多团队合作能力密切相关。对优秀团队的评价标准是能够共同解决问题、分享彼此的专业技能、以相互尊重的方式进行合作。模拟训练为创伤救治不同阶段、不同专科团队间广泛合作提供了一

个训练平台；为提高应激条件下团队合作能力、任职能力评价提供了一个高效工具；为应激条件下交流技巧的培养提供了一个安全的环境。CTCT®-B 提供的模拟演练能够培养院前急救团队、院内急诊团队、专科救治团队以及检验检查、麻醉手术等多团队之间的密切合作。

（三）有利于创伤救治相关新理论和新技术的学习与普及

创伤救治的理论和相关新技术的发展日新月异，在早期评估和处置阶段也越来越依赖新技术。模拟演练可使急诊创伤从业人员在学习新理论、新技术及新设备的应用等方面获得更深入的认识，特别是对于应用机会较少的新技术，模拟演练可有效提高实际操作水平与普及范围。CTCT®-B 的模拟演练内容包括创伤早期评估、损害控制性复苏和手术、致命三联征等创伤新理论教学，以及骨内输液、环甲膜穿刺置管、止血带应用、骨盆带应用、血管腔内止血等创伤救治核心技术训练。

（四）有利于规避医疗风险

通过全流程高仿真创伤救治模拟演练，可以避免在真实创伤救治过程中发生医疗差错，以提高医疗安全，规避医疗风险。

CTCT®-B 提供的模拟演练在剧本设计过程中，设计了 6 ～ 7 个临床救治过程中常见的陷阱，每一个陷阱只有避开以后才能够进行下一步的操作，这在增加培训难度的同时，还可帮助学员规避医疗风险，进而保证医疗安全。

（五）有利于提高医务人员培训效果

除医疗安全因素外，卫生医疗机构也逐渐认识到模拟演练对创伤救治能力提升的价值。目前，医疗机构急诊医务人员短缺，医务人员很少有类似的培训和学习机会。模拟演练能够把新颖的培训模式深入到基层医院，使医务人员身临其境地感受规范化创伤救治培训带来的益处，一定程度也提高了医务人员培训的效果。

三、准备工作

要想客观、真实、全面检验一个区域创伤救治中心运行模式和实际能力、创伤中心所在医院急诊科对严重创伤评估和处置能力、院内各创伤相关专科之间的协作能力，在模拟演练开始前需要做好全面的准备工作。

（一）演练地点选择和准备

演练地点需要结合各家医院急诊科布局和空间进行准备，一般存在以下几种情况。

1. 创伤复苏单元　创伤复苏单元为独立创伤抢救区域，在空间、照明、床单位、抢救仪器、抢救设施设备、辅助检查设备及信息系统均能满足需求，这是最佳选择（参见本书第三十二章）。

2. 急诊抢救室　这是大多数基层医院能够提供演练的场所，各家医院抢救室空间大小不同，但是大多数不能完全满足创伤模拟演练的需求，需要提前按照创伤复苏室的需求，进行演练区域的准备。

3. 其他备用空间　限于急诊抢救室规模和急诊患者现状，部分医院可能无法在急诊科内提供空间用于模拟演练，可以在医院其他区域临时建立一个创伤复苏单元，这需要提前告知演练需求，准备相应物品。演练地点的准备和需求需要提前告知承办单位，早做好准备。

（二）创伤救治理论知识准备

创伤救治相关核心理论知识的掌握是保障高质量模拟演练的关键，避免参加演练的学员出现临场不知所措，演练混乱的局面。演练前的理论课教学包括创伤院前评估和救治、创伤院内早期评估和处理、基层损害控制性复苏。这样安排的目的是让参加演练的学员能够把经过培训的规范化创伤救治内容及时融合到演练的全过程中。但是在实际操作过程中，很多学员都是同时进行理论知识相关培训和模拟演练，并且需要提前在创伤复苏单元准备演练前的相关准备工作，导致不能很好掌握创伤救治相关的核心理论内容，影响演练效果。为此，参加演练学员需要提前进行理论知识的准备，当然，CTCT®-B 项目主办方也可以根据实际情况，对理论授课和演练顺序进行调整，如在所有理论课和工作坊结束后，最后进行模拟演练。

（三）演练流程准备

演练过程实际上是对规范化创伤救治流程应急方案的检阅，也是对创伤中心运行过程中急诊流程、创伤救治流程的检阅，因此提前制定演练流程图非常重要，包括院前院内无缝衔接的流程、创伤早期评估小组启动流程、初次评估和处置流程、二次评估和处置流程、床旁检查流程、液体复苏流程、紧急输血流程、各类创伤处置流程等。在制定各类流程后，日常就需要按照流程进行操作和演练，并对操作和演练效果进行总结提高。一些关键流程需要张贴在抢救室显著的位置，以备使用。

（四）参训团队准备

1. 院前急诊团队准备　由于 CTCT®-B 模拟演练通常是真实检验基层医疗机构的实际运行情况，一般不提前通知院前急诊团队，院前医务人员在接到现场急救电话后，真实出警，出警时 1 ～ 2 名演练组

专家同时到现场。

2. 院内急诊团队准备 院内创伤评估处置小组组长是确保成功、有效、顺利完成严重多发伤伤员在创伤复苏单元有效救治的关键。首先确定创伤评估小组组长；组长在伤员来之前，收集院前伤员信息，确定小组成员，并且分配任务；制订针对该伤员的救治计划。

3. 护理团队准备 模拟演练的伤员是真人，因此很多项有创操作不能进行，为此需要提前与护理团队进行沟通，沟通内容包括：正常的监护和吸氧、生命体征由演练组专家提供；所有的无创操作需要根据创伤评估的需求进行操作；所有的有创操作需要根据规范进行操作，但是出于对模拟伤员演员的保护，所有相关管道需要固定在模拟伤员器官周围；并注意保护模拟伤员隐私。

4. MDT 准备 院内多学科创伤救治团队是国内外创伤中心运行的主要方式，大多数基层医院多学科创伤救治团队中有专科团队成员。但是由于基层医院各专科人才相对缺乏，多由科主任承担多学科会诊的角色；遇到周末、夜间以及节假日专科团队成员大多数是值班人员，并不能反映医院最高的专科水平。演练中，为真实检验 MDT 的真实水平，不对 MDT 成员进行专门培训和提前通知。

5. 模拟伤员准备 标准化伤员又称为模拟伤员，指经过标准化、系统化培训后，能准确表现伤员实际临床问题的人员，由伤员和家属组成。承办单位需要提前安排模拟伤员人选。模拟伤员一般由具有医学背景的医务人员来担任，需要掌握一定创伤和急症相关知识，具有一定的表演才能。模拟伤员家属或者陪同人员需要一定的医学背景和社会阅历，与模拟伤员能够很好地配合。

（1）化妆：化妆需要提前进行，化妆一般是根据需求对模拟伤员身体体表部位和服装进行化妆。对身体的化妆通过致伤机制来决定，常见创伤为钝性损伤、穿透伤、烧烫伤等（图 8-1）。目前用于伤情化妆材料种类有很多种，如肤蜡、色素、硫化乳胶、3D 硅胶、明胶、血浆、血粉、酒精油彩、无水乙醇、凡士林等。每种材料都因其特殊的理化性质而被用于化妆的各个阶段，例如，肤蜡就因其质感、颜色和性能与人体皮肤相近，常被调成与皮肤一样的颜色用于替代皮肤，由于其制造的伤情效果仿真度很高，是应用较多的化妆材料之一。为达到逼真的效果，还需要应用各种颜料和血粉等对模拟伤员的穿戴和衣物进行化妆。CTCT®-B 的化妆达不到专业化妆水准，一般应用对人体没有危害的口红、颜料色素、记号笔、血粉等进行，承办单位需要提前准备。

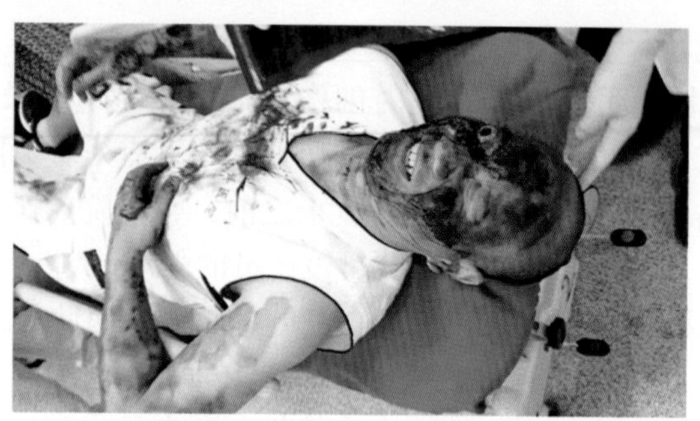

图 8-1　颌面部损伤化妆效果

（2）语言动作培训：对模拟伤员及伤员陪同人员或家属的培训是避免其出现“演戏”效果的重要方面，需要根据剧情培训伤员表情、语言、动作等。陪同人员或家属培训内容包括病史的提供、致伤机制的描述、既往病史的了解、家属真实的心情、语言等。

（3）模拟现场准备：模拟现场需要是安全的，这是前提。化妆和培训完成后，他们需要提前抵达模拟现场，真实拨打当地的急救电话，等待救援人员。如果是批量伤员模拟演练，需要医疗单位与交通管理部门、上级主管部门等提前通报，以免造成不必要的恐慌。

6. 演练方案（剧本）准备　模拟演练剧本的准备是保证演练顺利进行的关键。制作剧本需要注意以下几个方面：①真实性。一般而言，剧本需要在一个真实的案例基础上进行修改，不能随意和凭空想象，否则很容易出现很多疑点和漏洞，演练过程很难顺利进行。②针对性，可以根据演练单位的实际情况和需求编写剧本，能够达到暴露和解决目前创伤中心建设、规范化创伤救治、创伤核心技术掌握、多学科团队协作、术中 MDT 等实际问题的目的。③保密性。为了客观反映演练单位的真实情况，在演练结束前，剧本对参加演练单位的所有人员进行保密。④全面性。剧本包括院前急救部分、院前院内衔接部分、院内初次和二次评估部分、院内多学科协作部分，全面性就是全流程。

7. 模拟演练专家团队准备　模拟演练专家团队一般由 5 ～ 6 人组成，其中一人担任总导演。每位专家需明确其在模拟演练中的具体分工，在反馈时也是按照具体分工进行点评。每位 CTCT®-B 专家都有具体评估分工，一般包括以下几个方面：①“120”接警、院前处置、院前院内信息衔接、绿色通道、预检分诊分区；②创伤小组组长对创伤小组创伤评估流程推进能力；③创伤评估和处置过程中各项核心技术的执行和有效性评价；④损害控制性复苏理念掌握程度、严重多发伤综合处

置能力；⑤ MDT 评价；⑥病历书写、各项记录、护理小组运行、知情告知、人文关怀、院感控制、SBAR 模式交接班（SBAR，即 Situation 现状、Background 背景、Assessment 评估、Recommendation 建议）；⑦全流程演练推动能力评价等。

四、演练流程

（一）全流程演练过程

1. 现场呼救阶段　模拟伤员和家属化妆结束后提前在创伤模拟现场准备，演练开始后由模拟伤员家属现场拨打当地“120”电话，告知致伤机制、事故地点、伤员基本情况，等待救护人员进行抢救，开始计时。

2. “120”接警阶段　“120”接到电话后，通知出警医务人员，1～2 名模拟专家、直播人员随同院前医务人员奔赴事故现场。本阶段检验当地急救中心运行模式、院前急救人员组成、创伤事故发生时抢救物品的准备等。

3. 现场救护转运阶段　由现场评估和处置及院前院内无缝衔接组成。抵达现场后院前医务人员开始对伤员进行现场评估和处置，专家成员提供伤员生命体征信息，伤员其他信息由模拟伤员和家属提供及医务人员通过现场评估获取（图 8-2）。现场评估和处置完毕，院前救护人员与院内进行衔接，伤员模拟转运。

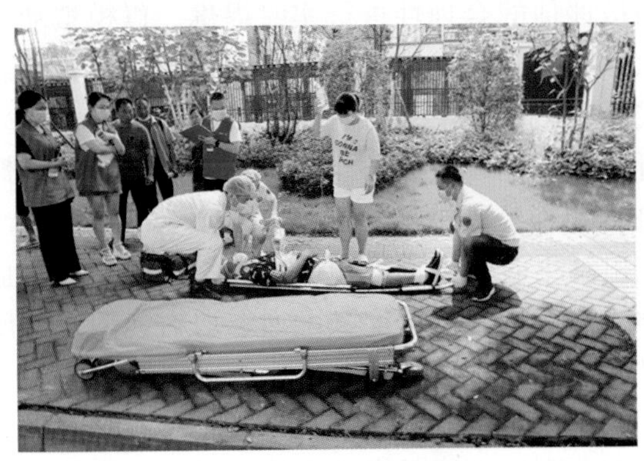

图 8-2　院前急救阶段

4. 院内准备阶段　院内急诊团队接到院前伤员信息后开始院内准备，院内模拟专家检验院内准备情况。包括绿色通道开通、院内创伤小组启动、小组组长确定、人员分工、创伤复苏室准备、院内创伤救治团队的启动等（图 8-3）。

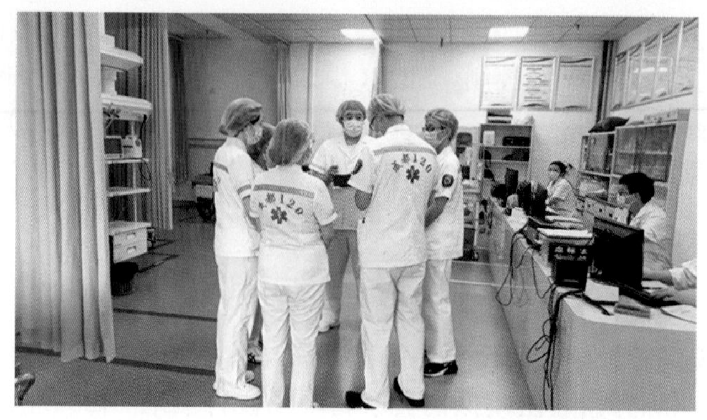

图 8-3 院内创伤救治小组组长在布置救治前任务分工

5. 院内交接阶段 伤员到达医院后，院内创伤小组和院前急救小组进行伤情交接。检验交接内容。

6. 创伤早期评估和处置阶段 由初次评估和处置、二次评估和检查、重复评估三个阶段组成。在组长的指挥下开始对伤员进行评估，按照初次评估的要求进行。有体表可见大出血的伤员按照首先处置大出血，没有体表可见大出血的伤员按照 ABCs 法则进行评估。病史由模拟伤员和家属共同提供，体格检查部分目前很难做到完全真实，体检结果由评估组人员、模拟伤员和导演共同提供，以增加真实效果（图 8-4）。生命体征动态变化信息由导演根据演练的进程和创伤评估小组对伤员评估的合理性进行实时提供，以模拟动态生命体征的形式进行展示；实验室检查结果、床旁检查结果和其他影像学检查结果以图片形式展现出来，记录所有时间节点，增加真实效果。初次评估完成后进行再次评估，按循环、呼吸、腹部、脊柱脊髓、头颅、骨盆、肢体、血管和神经功能顺序完成系统评估。血标本送到检验科，根据实际能够出结果时间提供各检验项目结果，如需输血，需要完成输血前病原学检测标本留取、交叉配血、取血、输血的所有步骤，记录实际输血时间；根据实际评估需要，如需要影像学检查，由创伤评估小组成员陪同，根据转运需求，到 CT 室或者放射科进行检查，记录影像科与抢救室距离，记录影像学检查时间。演练过程中涉及的所有操作，需要按照规范化操作模式进行操作，具体步骤可以描述。有创操作目前难以做到真实化，规定需要把相应操作材料固定在模拟伤员器官附近，以增加真实效果。此阶段操作难度大，难免混乱，模拟专家根据评估小组对伤员的评估情况进行判断，记录此阶段出现的所有问题。

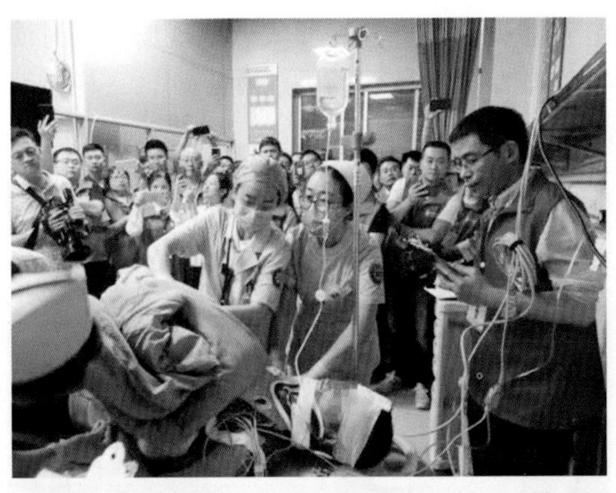

图 8–4　模拟演练现场

7. **多学科协作阶段**　此阶段与上一阶段一般是同时进行，院内专科专家团队根据已经提供的评估、检验、检查结果对伤员的治疗策略进行讨论，给出确定性诊疗方案，损害控制手术、确定性手术、介入治疗、重症监护治疗、转院、外院专家会诊等。这阶段能够反映创伤中心的收治模式和运行模式、创伤中心的临床能力，以及医疗机构的最高水平（图 8–5）。

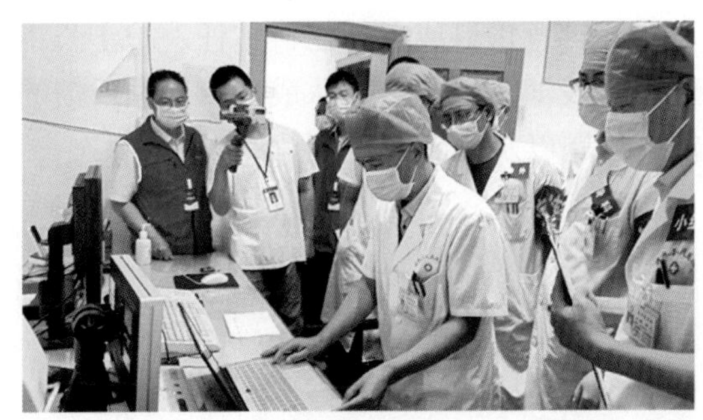

图 8–5　模拟演练中的多学科协作救治

8. **手术和重症监护阶段**　此阶段是模拟演练的结束阶段，需要考核术前谈话、知情同意、手术室与抢救室距离、术前交接等。

（二）模拟演练现场转播

模拟演练的地点多数选择在急诊抢救室或者创伤复苏室进行，参与演练的人员涉及多个团队和演练组专家，需要提前准备好地点。理想的演练是邀请更多的学员参加，这样既能够增加体验感又能够近距离感受演练的紧张和效果。但实际受到场地和抢救实际需要的限制，很难做到。为使演练现场让更多学员参与和体会，可以结合现在通信和视频传

输技术，如钉钉直播、微信直播等形式，把现场的实时演练场景传递到会议现场。会场安排专家进行现场讲解和点评，一样能够达到演练效果（图 8–6）。

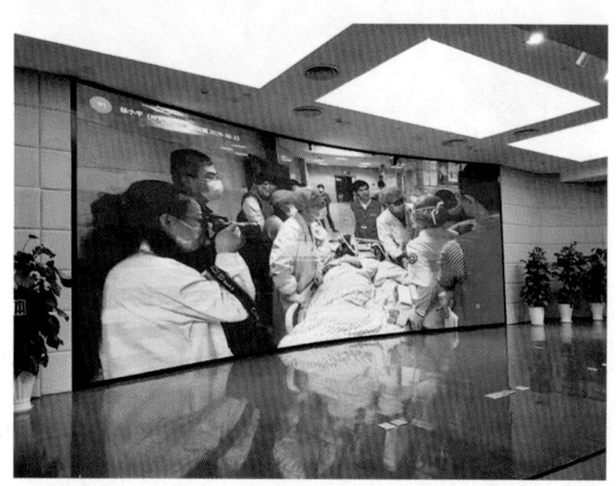

图 8–6　主会场学员通过直播观看演练

（三）演练结果反馈

演练的目的是通过专家的视角来发现整个演练过程中存在的问题，以提升创伤中心的运行能力。参加反馈的人员主要包括演练单位的分管领导，创伤中心主任，急诊科或者创伤科主任、护士长，所有参与演练的医务人员、学员以及演练组专家团队成员。专家反馈的重点是提出不足和演练中暴露的问题以及解决方案（图 8–7）。

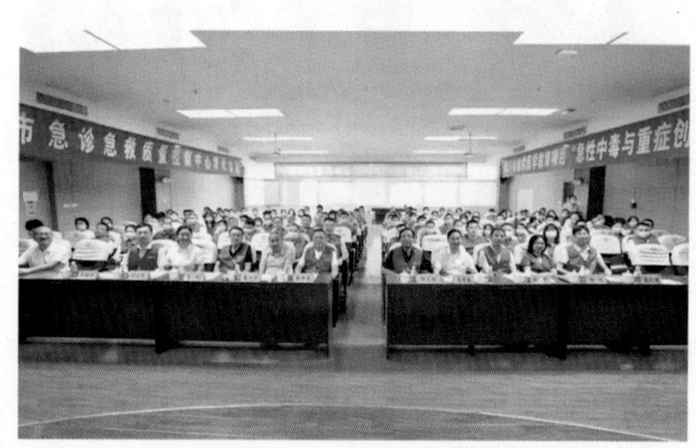

图 8–7　演练反馈现场

其中，反馈内容重点包括创伤现场处置能力、院前院内无缝衔接能力、院内规范化创伤评估和处置能力、创伤核心技术掌握能力、创伤中心运行模式、多学科团队的运行状况、实体或者虚拟创伤中心的运行效果、创伤复苏单元建设情况、创伤紧急评估的设施设备及应用、多学科

专家团队的创伤救治能力、损害控制性复苏理念的掌握、时间节点的掌握、关键时刻关键技术落地等问题。专家需要结合创伤中心建设的质量控制需求和规范化创伤救治培训中需要掌握的内容进行反馈，在发现问题的同时，提供解决方案和途径，这才是模拟演练的最终目的。

五、讲评和总结

总结过去 20 多家医院通过模拟演练暴露的问题，对基层医院在创伤中心建设中少走弯路具有很大的帮助，主要包括创伤中心运行模式优化、医务人员技术进步等方面。

（一）创伤中心运行模式优化

基层医院创伤中心建设多数还处于起步阶段，创伤中心运行依然是多科会诊的传统创伤救治模式，模拟演练有助于推进实体化创伤中心建设，避免会诊模式导致的时间延迟等。

伤员的首诊是急诊科或者是急诊外科，部分医院是 ICU 或者 EICU 医生首诊，首诊医生完成伤员的初步评估和处置后，邀请相应一个或者多个专科会诊，专科之间根据伤员的轻重缓急进行判断，全身情况稳定的伤员由损伤最重部位所属专科进行紧急手术或者收住院；不稳定的伤员多学科会诊后专科手术，术后伤员在 ICU 住院；伤员稳定后，转入较重损伤部位所属专科，全部诊疗过程很难做到全流程。

（二）院前救护人员技术进步

“120”大多数挂靠在一家医院，医务人员也以挂靠医院的急诊科医生护士为主组成；院前医务人员在组成上配置不统一，大多数“一医一护一驾”基本能够满足院前急救需求，但几乎都没有配置担架员；现场多以“拉了就跑”的急救模式进行包扎固定、止血、开通静脉通道、颈托保护等处置，但是胸部损伤处理、骨盆固定、氨甲环酸早期应用、伤员搬运等基本技能相对落后。

严重多发伤伤员在急诊早期评估阶段，需要急诊首诊医生或者急诊创伤小组掌握多项核心技术，如气管插管术、环甲膜穿刺置管术、胸腔闭式引流术、骨盆固定术、呼吸机辅助呼吸、紧急止血术等。模拟演练过程中暴露的问题是，这些关键技术在关键时刻需要等待专科医生参与完成，有些严重伤员在等待中病情加重或死亡。这些技术落地是创伤中心建设过程中需要加强的重要部分。

（三）院前院内无缝衔接

电话是院前院内的主要联络方式，注意避免没有院前病历和院前院内交接记录、没有院前时间节点的记录和登记等问题；在汇报伤员伤情

时简单，不能判断伤员的伤情、院前评分、院内所需准备等。

（四）创伤评估小组组成

严重多发伤伤员在早期评估阶段需要一支经过规范培训、人员组成合理、分工明确的评估小组组织救治过程。我们在演练过程中发现，创伤评估小组成员多数没有创伤救治规范培训的经历，创伤评估小组组长对严重创伤的处置流程不明确，不能掌握和处理主要问题，导致整个创伤早期评估流程混乱。如果涉及专科会诊，存在专科和急诊科之间的主次关系不能明确，定位不清楚，急诊科人员缺乏相关技能等问题。

（五）MDT 建设

多学科协作是目前国内基层医院创伤救治的主要形式，组成多学科协作专科和专科成员需要能够代表该医院的最高水平；MDT 成员不仅需要过硬的专科手术技能，还需要急诊创伤方面的理论知识。基层医院在实际操作过程中往往由值班医生充当多学科讨论的成员，值班医生向科主任或者相应诊疗组长汇报，遇到节假日、夜间和周末等特殊时段问题暴露得更加明显。因此创伤中心需要通过有效措施组成 MDT 团队，同时加强对 MDT 成员的培训，让 MDT 在关键时刻发挥最佳的作用。

总之，时间窗全流程高仿真创伤救治模拟演练是针对我国基层创伤救治培训中发现的实际问题设计的新型创伤培训形式，培训形式新颖，实用性强，对基层医院创伤救治能力提升和创伤中心建设的加速发展帮助很大。由于其出现时间短，仍有很多不完善的方面，如模拟生命体征、模拟影像和实验室检查数据、模拟人培训等方面仍需要提高和改进。期待时间窗全流程高仿真创伤救治模拟演练在今后的实践中，持续改进，为更多基层医院服务。

【常见错误】

- 创伤中心运行采用会诊模式。尤其是急诊科或重症医学科主导的院内专科会诊模式，不具备紧急手术能力，救治时效性差。
- 参加演练的医务人员对规范化创伤救治的流程不熟练，未按照创伤救治的思维进行救治。
- 急诊创伤救治团队不能掌握创伤救治的核心技术，大多数需要等待专科医生会诊，耽误黄金救治时间。
- 大多数基层医院没有建立创伤复苏单元，导致在演练过程中需要临时准备各类抢救设施设备和耗材，消耗有效救治时间。
- 急诊评估团队和专科多学科团队组长的责任不明确，组织抢救和诊疗策略讨论过程混乱。

笔记

（金　平）

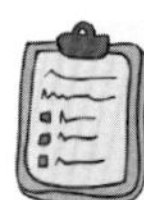

推荐扩展阅读文献及书籍

[1] 孙鹏,徐迪雄,黄继东,等. 美军医学模拟训练发展现状的启示[J]. 解放军医院管理杂志,2018,25(7):669-670.

[2] 张志勇,金慧玉,温中一,等. 环太军演中美军 ATLS 课程培训的做法及启示[J]. 军事医学,2016,40(11):871-874.

[3] LONG A M,LEFEBVRE C M,MASNERI D A,et al. The golden opportunity: Multidisciplinary simulation training improves trauma team efficiency [J]. J Surg Educ,2019,76(4):1116-1121.

[4] ROSENMAN E D,VRABLIK M C,BROLLIAR S M,et al. Targeted simulation-based leadership training for trauma team leaders [J]. Western J Emerg Med,2019,20(3):520-526.

[5] CASTOLDI L,GRECO M,CARLUCCI M,et al. Mass Casualty Incident(MCI) training in a metropolitan university hospital:short-term experience with MAss Casualty SIMulation system MACSIM® [J]. Eur J Trauma Emerg Surg,2022,48(1):283-291.

[6] ORLEDGE J,PHILLIPS W J,MURRAY W B,et al. The use of simulation in healthcare:from systems issues,to team building,to task training,to education and high stakes examinations [J]. CurrOpin Crit Care,2012,18(4):326-332.

[7] 陈雄辉,凌伟华,石翠翠. 高仿真严重创伤救治演练在急诊创伤临床教学中的作用[J]. 中国医药科学,2019,9(19):69-71.

第九章　院内创伤救治陷阱与对策

知识点

- 院内救治时应随时关注并处置气道风险，并妥善保护颈椎。
- 未遵循 ABCs 法则，全面进行体格检查，避免因漏诊而导致救治不当，甚至失去救治时机。
- 严重创伤院内救治时应加强医护沟通，降低医疗风险。
- 限制性复苏仅用于未控制性出血、院前救治时和轻度低血压，院内应慎行限制性复苏。
- 严重创伤救治不存在“伤情太重不能耐受手术，或者需输液提升血压后才能手术”，出血的“龙头”不关闭复苏就永远无法到达终点。
- 院内转运前应尽可能系统评估伤员伤情，充分与接收科室沟通，避免转运途中救治不到位。
- 重视液体复苏维持血流动力学稳定，忽略忽视出血的外科控制，导致超量的液体输入、凝血功能紊乱、低体温等。
- 重视创伤后脓毒症的全身治疗，重视感染源的外科控制。应充分认识到清创、脓肿引流、感染组织清除和导管拔除等外科感染源控制措施是逆转创伤后脓毒症的基础。
- 颅脑创伤时必须重视瞳孔变化和迟发性颅脑出血问题，胸部创伤时安置胸腔闭式引流管位置不能过低、胸部创口小也可能是重伤，腹部创伤时应经正中切口探查，并选择恰当的探查顺序，四肢损伤救治时重视血管和神经损伤评估等。
- 重视生命体征的稳定同时，应重视各部位伤的限期确定性治疗。即使伤情危重，早期救治的重点是复苏、脏器支持、控制感染和内环境稳定，合并的不危及生命的骨关节损伤、软组织创面等也应在常规时间窗内完成，以避免延期所致手术难度增加、损害增大。

随着经济的快速增长，我国交通行业和建筑行业等也随之发展，每年因交通事故及各类安全事故所致严重创伤事件不断增多，目前全球每年约 350 万人因创伤而死亡，创伤已经成为世界公认的健康问题，是 36 岁以下成人中最主要的死亡原因之一。严重伤员应激反应严重，病情变化快，进展迅速，病死率高，并发症和感染发生率高。如何利用有限的急救资源，缩短创伤急救各个环节的时间，使伤员能尽早得到确定性治疗，提高医院创伤救治成功率，是创伤急救的第一要务。但有时在临床救治过程中竭尽全力，伤员的结局却仍不尽如人意，在救治过程中应避免掉入各种陷阱。因此，如何识别和规避各种陷阱对于院内创伤急救至关重要。

一、院内创伤评估陷阱与对策

（一）未及时发现并处置气道风险

评估气道是否安全是对伤员评估的第一步骤。创伤早期气道梗阻的原因包括误吸、异物吸入、颈部血肿压迫及颌面部与气管软骨骨折。如果伤员能够进行语言交流，那气道不可能立即有危险，但在后续的评估过程中仍需反复评估气道是否持续通畅。此外，伤员因颅脑创伤等原因造成意识水平改变而致 GCS 评分≤8 分时也通常认为其气道是不安全的。如评估发现气道不安全，一般开始时可以暂时采用仰头提颏法或双手托颌法开放气道，然后进行气管插管术等确定性气道开放措施。此外，颈前部损伤，不能只关注颈部表面损伤和颈椎损伤情况，还要高度重视颈前部损伤后气管周边出血及气管水肿痉挛引起的窒息。同样，如果烧伤伤员存在口鼻腔烟熏痕迹，在早期呼吸通畅情况下，仍不能忽视气道灼伤后喉头、气道水肿引起的窒息。

（二）未妥善保护颈椎

在气道评估与处理时，应尽可能地保护颈椎，应避免头颈部过伸、过屈或夸张的左右转动等颈椎过度运动，应时刻警惕创伤后颈椎损伤的可能性。钝性多系统创伤尤其是伴有意识改变或锁骨以上平面损伤时更应警惕颈椎损伤的可能性，而神经系统检查没有阳性发现也不能排除存在颈椎损伤。因此对于高能量致伤，应常规对伤员颈椎实施颈托保护。而颈椎损伤确定性评估，如颈椎 X 线或颈椎 CT 检查可以在直接或潜在危及生命的因素被解除后进行。如果颈椎损伤明确诊断前因操作需要暂时移除颈托（如气管插管等），那么在整个操作过程中应手法保护以稳定伤员颈椎，特别是困难气管插管时更常见忽视对颈椎的保护。

（三）未及时发现并处置呼吸功能障碍

呼吸道通畅并不能保证伤员获得足够的通气，还需要有足够的气体交换能力才能实现充足的氧合和最大化的二氧化碳排出。因此，需要对肺、胸壁及膈肌的功能进行快速地检查和评估。当存在通气和氧合问题时，应进一步对伤员颈部和胸部进行详细的体格检查：充分暴露伤员的颈部和胸部，评估颈静脉怒张、气管位置以及胸壁活动；听诊双肺呼吸音情况；视诊和触诊检查胸壁损伤情况。一旦发现伤员指脉氧饱和度低于90%时，需第一时间评估和排除是否存在张力性气胸、心脏压塞或气管插管未在气管内，以免错过救治伤员的最佳时机。注意如果因血气胸需留置胸腔闭式引流管，应于腋前线与腋中线之间、第5～6肋间放置，避免因放置位置过低而损伤膈肌及腹腔内脏器（图9-1）。

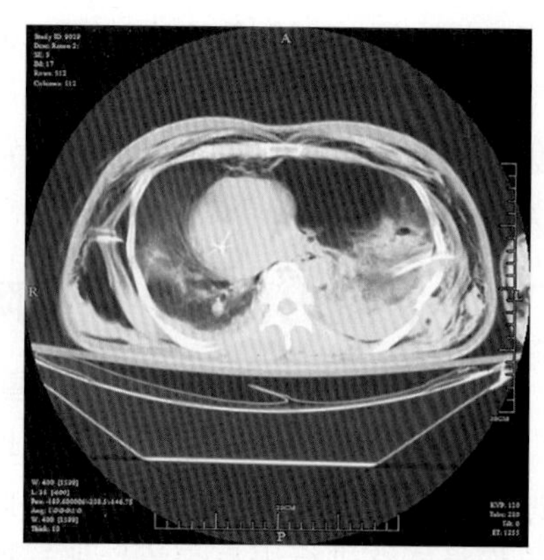

图9-1　胸腔闭式引流管放置位置过低

（四）未及时发现并处置循环功能障碍

血容量不足、心输出量下降及大量出血均可造成休克。对于伤员来说，早期出现休克的首要原因为失血性休克，所以一旦排除张力性气胸或心脏压塞，休克原因必须首先考虑为出血引起的低血容量。临床上，应在数秒内通过意识水平、皮肤色泽、脉搏、血压等指标判断休克状态。如大量失血，循环血量减少，大脑灌注可能严重受损，导致意识水平的改变。皮肤颜色的改变，如面色灰暗、皮肤苍白也可作为低血容量的信号。股动脉或颈动脉出现脉搏细速也是低血容量的典型表现，但脉搏正常不代表血容量正常，而脉搏不规则往往提示可能存在心功能不全，出现脉搏消失如并非局部因素引起则需要立即启动容量复苏以恢复有效血容量和心输出量。血压正常不代表没有休克，脉搏一般先于血压出现变化。

（五）未及时发现神经功能障碍

神经功能评估可根据伤员的意识水平、瞳孔大小与对光反应、神经定位、脊髓损伤平面进行综合判断。评估瞳孔时一定要观察伤员有无佩戴角膜接触镜，有的话一定要去除。GCS评分是判断意识水平快速简便的方法，必须熟练掌握。意识水平下降提示颅内氧合或灌注下降，或者可能是由颅内损伤直接导致的。因此当伤员意识出现改变时，首先应立即对伤员的氧合、通气、灌注状态进行重复评估，并排除低血糖、饮

酒、麻醉剂等其他引起意识改变的因素。然而，一旦排除这些因素，应考虑伤员意识改变是由原发性脑损伤所引起，进而在二次评估中明确病因。此时提供充足的氧合与灌注以避免二次脑损伤是初步评估阶段复苏的主要措施之一。

（六）未遵循暴露与环境控制策略

评估时原则上需将伤员完全暴露，需除去伤员衣物并给予翻身以便于做完整的检查与评估。评估过程中及完成后都应注意保护伤员体温，预防低体温的发生。可以采取加热静脉输液、提高室温、加盖被服，甚至主动升温等措施。在这过程中不能将医务人员对于环境温度的舒适度作为衡量伤员体温保护需求的标准。急救过程中不可忽视腋下、会阴、后背等不易观察部位的暴露；肢体骨折院前已行夹板外固定者，急救医生必须打开夹板查看有无开放性伤口，以免影响伤员救治。另外，对于严重伤员体温测量应以直肠内中心温度为准。一定要关注体表血液循环差、周围环境气温低而体内中心体温正常而出现的虚假“低体温”，它可能会误导救治。

（七）体格检查不全面

体格检查必须从头到脚详细评估，若体格检查中需要进行救治，则待救治完成后再重新全面评估，且不建议过度依赖仪器检查。严重创伤病情危重时，床边 FAST 是评估胸腹部损伤的重要方法，但不能代替体格检查。如腹腔穿刺出不凝固全血或粪性液体，则可明确腹腔内脏损伤。另外，要重视肛门指检及阴道检查，特别是骨盆骨折必须行肛门指检（图 9-2）。

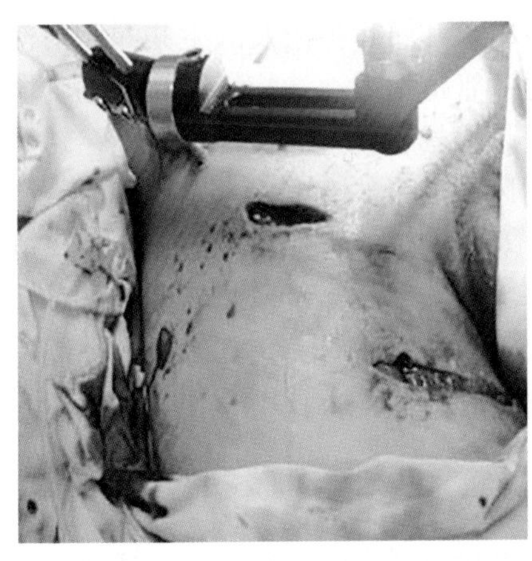

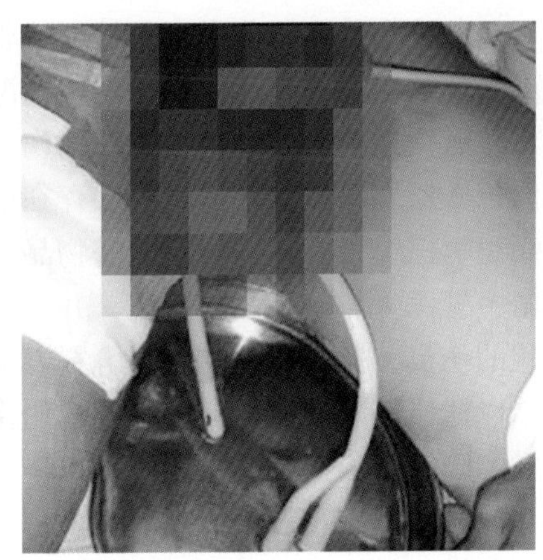

图 9-2　骨盆骨折直肠损伤漏诊

伤员多发伤伴骨盆骨折 5 天后右侧腹股沟处流出粪便，剖腹探查发现直肠破裂。与体格检查不全面、早期未做肛门指检导致漏诊有关。

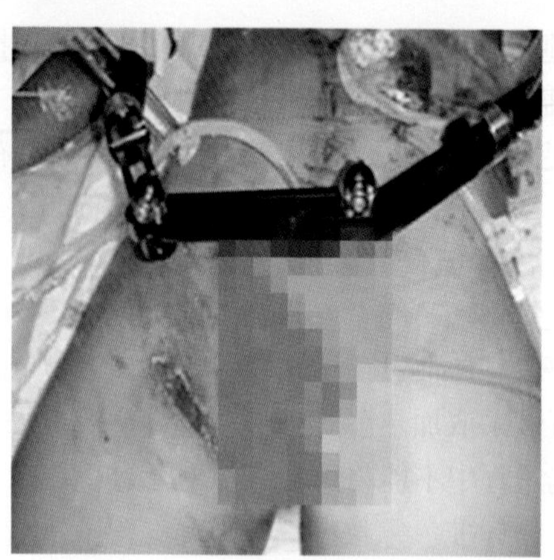

图 9-2（续）

二、院内转运陷阱与对策

病情危重的伤员，在诊疗过程中常常因为各种原因需要进行院内转运，如进行 CT 检查、急诊手术、转入病房等。在这些转运过程中，存在着诸多的风险隐患，有文献报道院内转运会增加伤员并发症的发生，转运伤员死亡率比平常高 9.6%。

（一）转运前未准确评估伤员伤情

转运前未对伤员的病情进行系统评估，或对危重伤员是否能承受转运及发生意外的评估不充分。转运护士与抢救护士应各司其职，完成转运前交接，避免转运护士对伤员的病情不了解而导致发生意外。

危重伤员转运前由当班护理抢救组长和转运护士及医生共同评估伤员，包括伤员的生命体征、意识情况、管道情况、治疗情况等。正确填写转运交接单，与医生一起评估伤员是否具备转运的条件。医生在转运前告知家属病情及转运过程中存在的风险因素等。电话通知病房时，与病房责任组长讲明病情及所需物品。对于病情非常危重而需转运的伤员由主管医生与护士共同护送，并充分准备抢救物品及所需药品。神志清醒的伤员，护士应提前做好解释以取得理解与配合，烦躁伤员根据需要给以适当镇静。插置有各种导管的伤员转运前检查这些导管是否在位并妥善固定，防止非计划性拔管。

（二）未充分与接收科室沟通

转运前应电话联系接收科室或辅助检查科室，告知目前病情及需要注意的事项，确保救治团队准备措施到位，避免伤员送至检查科室或接收科室时等待过久而出现伤情恶化。

（三）转运途中救治不到位

应根据病情需要采取合适的体位，转运护士应站在伤员的头侧，密切观察伤员的面色、呼吸、输液等情况以及监护仪上生命体征的情况，避免因所站位置不佳导致对伤员病情观察不到位，不能及时发现呕吐、呼吸异常等情况。注意输液架高低是否合适，保持输液通畅，避免伤员烦躁等原因导致的输液管折叠、受压、回血、脱出造成的输液中断。保持各种引流管通畅，避免导管固定不妥或搬运过程中牵拉导致导管脱出。沉着冷静地处理转运过程中出现的各种意外情况。需要呼吸机支持通气的伤员在进行 CT、X 线检查时，必须由医务人员进行简易呼吸囊辅助通气。

送达手术室或病房后，转运护士应与手术室或病房护士进行交接，内容包括病情、病历、各种检查报告、用药情况、备血等，护士接收好伤员后应在转运交接本上签名。平时应加强模拟情景演练，由责任组长设计各种疾病的危重伤员转运情形，从评估开始到转运结束的全方位模拟演练，包括在转运过程中出现意外情况的处置等。

对于开放性伤口，转运前应恰当处置，进行加压包扎止血，避免院内转运途中因敷料松动导致持续出血等（图 9-3）。

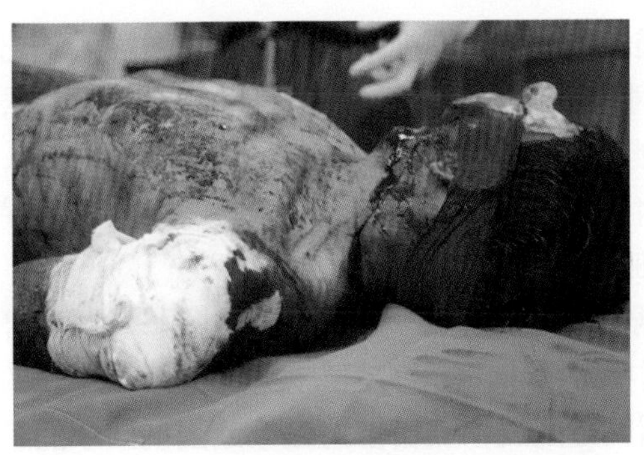

图 9-3　包扎不够牢固，转运途中敷料脱落

三、院内救治沟通陷阱与对策

（一）严重创伤院内救治时沟通不当

严重创伤后，伤员体内出现一系列变化，病情危重，诊断有时不明确，病情变化快，家属易激动，此时良好的医患沟通显得尤其重要。在充分授权后，建议沟通的对象为伤员家属，因为此时伤员刚遭受创伤打击，难以接受或真正理解告知的内容，不利于沟通及病情恢复。部分伤

员若由于休克、昏迷等原因无法直接沟通，则当然只能与家属或其他人员沟通。

伤员入院后，主管医师应在第一时间主动联系家属，耐心告知、解释伤员的病情，包括受伤的机制、原因、目前存在的问题及诊断、可能发生的病情演变、拟采取的检查方案、治疗措施及可能的预后等，着重强调病情的演变性及抢救的不确定性，使家属对病情有一个大概的了解。如告知致命三联征的发生及风险，家属了解后会对我们的工作更加理解和支持，一举两得；如果伤员病情突然恶化，应及时通知家属，告知可能的原因及处理方案，取得家属理解。尤其是严重伤员或老年、既往内科疾病较多的伤员，一定要告知最严重的可能性及疾病发展中的不确定性，如突发脂肪栓塞、肺栓塞等；遇到医疗欠费时，与家属告知时要注重方式，首先告知医院不会因费用问题影响治疗，但需家属配合早日补交欠款，并及时将欠费伤员上报医院管理部门。若遇到无家属或出现纠纷等情况，除了继续加强沟通外，要及时通报医院相关部门，主动告知伤员目前的情况及可能发生的事态演变，必要时由医院领导出面协调。当然在诊治过程中，仍须严格遵循医疗规范要求。总之，与患方沟通时一定要找对人、谈好话、说清楚，并及时客观记录。

（二）颅脑创伤时没有重视瞳孔变化和迟发性颅脑出血

颅脑创伤时伤员瞳孔散大不应只考虑颅内出血问题，还要注意动眼神经损伤的可能。而神志不清也不应只考虑到颅脑损伤，其他原因亦可引起昏迷。老年人颅内出血可能为创伤所致，也可能为颅内出血后再摔倒，一定要仔细判别。

当然，神志清醒也不能就认为颅脑没问题，硬膜外出血伤员典型临床症状就是有中间清醒期，应动态观察，并及时复查 CT 等。

（三）安置胸腔闭式引流管位置过低或因创口小而忽略重伤可能

对于创伤性气胸，急诊留置胸腔闭式引流管一定要再三确认位置，不能千篇一律地按照教科书上的建议位置留置引流管，要结合实际病情。图 9-4 伤员为经第 8 肋间安置胸腔闭式引流管，术后 CT 复查时发现引流管位于肝内。非剖胸手术中留置胸腔闭式引流管时，一定要选择第 5 肋间的安全位置，必要时行胸片或者胸部 CT 定位，避免放入腹腔。另外对不能明确胸膜腔位置的伤员，术者可于胸壁引流管隧道内伸入手指，探查是否进入胸腔再留置胸腔引流管。

胸部小创口不代表创伤轻，一定要仔细评估。图 9-5 伤员为胸部螺丝刀刺伤，出现休克，急诊剖胸探查发现心包破裂、心脏裂伤致心脏压

塞。胸部锐器伤，锐器刺入部位、方向和可能的深度很重要，手术探查可明确诊断，如伤员情况稳定可胸腔镜探查。

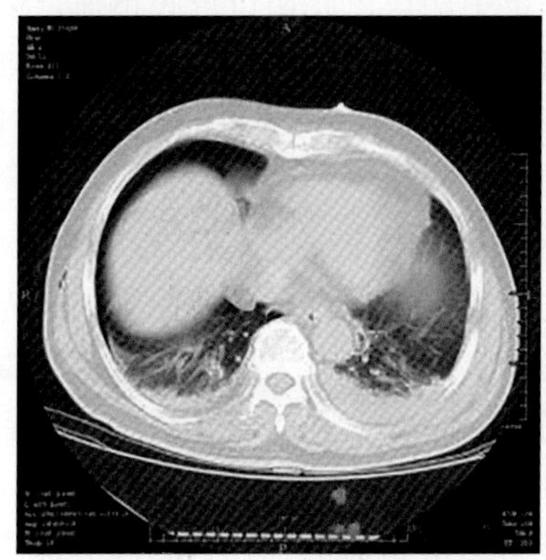
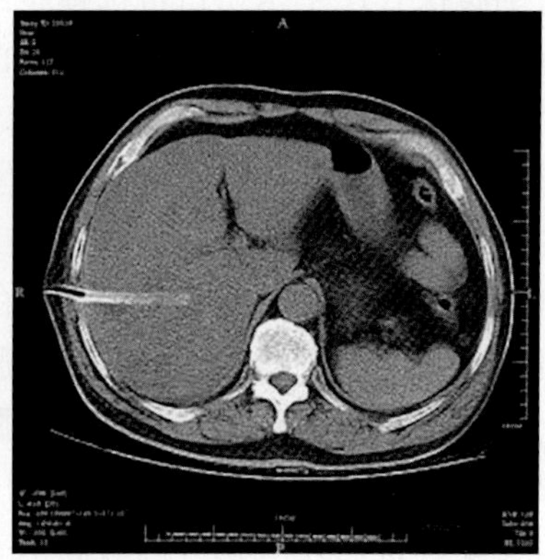

图 9-4 胸腔引流管位于肝内

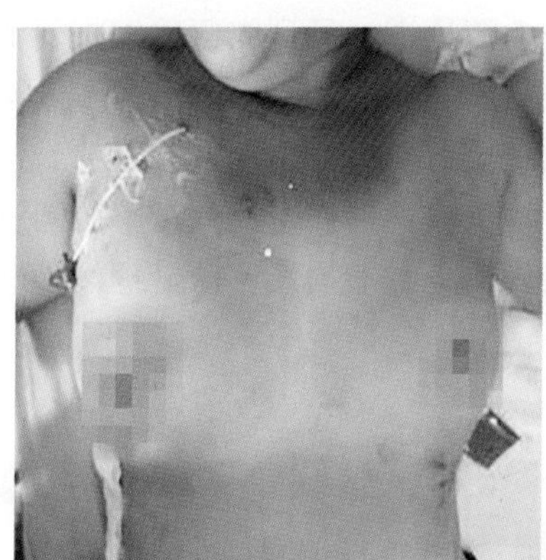
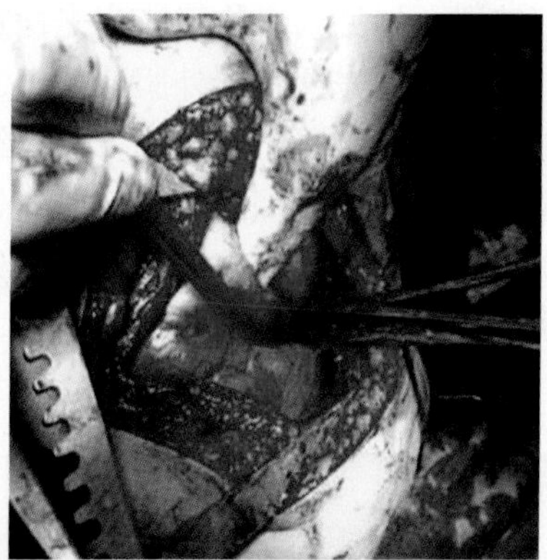
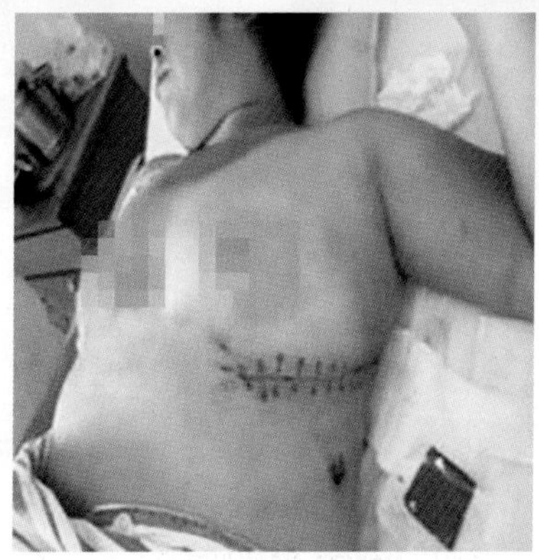

图 9-5 刺伤小伤口可能隐匿严重损伤

螺丝刀刺伤左胸，出现休克，急诊剖胸探查发现心包破裂、心脏裂伤致心脏压塞。

（四）腹部创伤时探查切口或顺序选择不当

对于腹部损伤伴有腹膜炎征兆或者生命体征不稳定的伤员需要立即进行剖腹探查，手术切口常选择腹部正中切口，此切口进腹迅速，创伤和出血较少，能满足彻底探查腹腔内所有部位的需要。决定腹腔探查顺序时可以参考两点：一是根据术前诊断或判断，首先探查受伤的脏器；二是血凝块集中处一般即是出血部位。

如果没有腹腔内大出血，则应对腹腔脏器进行系统、有序地探查，做到既不遗漏伤情，又避免不必要的重复探查。探查顺序原则上应先探查肝、脾等实质性器官，同时探查膈肌、胆囊等有无损伤；接着从胃开始，逐段探查十二指肠第一段、空肠、回肠、大肠以及其系膜，然后探查盆腔脏器，再后则切开胃结肠韧带显露网膜囊，检查胃后壁和胰腺；如有必要，最后还应切开后腹膜探查十二指肠第二、三、四段。探查过程中发现的出血性损伤或脏器破裂，应随时进行止血或夹闭破口。探查顺序也可根据切开腹膜时所见，决定探查顺序。如有气体逸出，提示胃肠道破裂；如见到食物残渣应先探查上消化道，见到粪便先探查下消化道，见到胆汁先探查肝外胆道及十二指肠等；纤维蛋白沉积最多或网膜包裹处往往是穿孔所在部位。探查结束应对伤情做全面估计，然后按轻重缓急逐一予以处理。原则上应先处理出血性损伤，后处理空腔器官破裂伤。对于空腔器官破裂伤，应先处理污染重的损伤，后处理污染轻的损伤（图 9-6）。

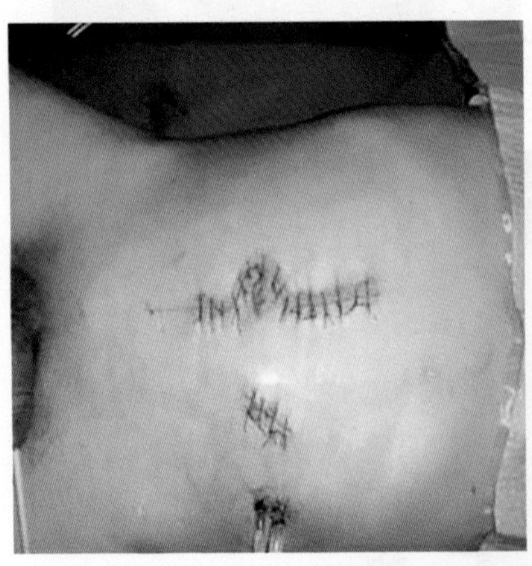
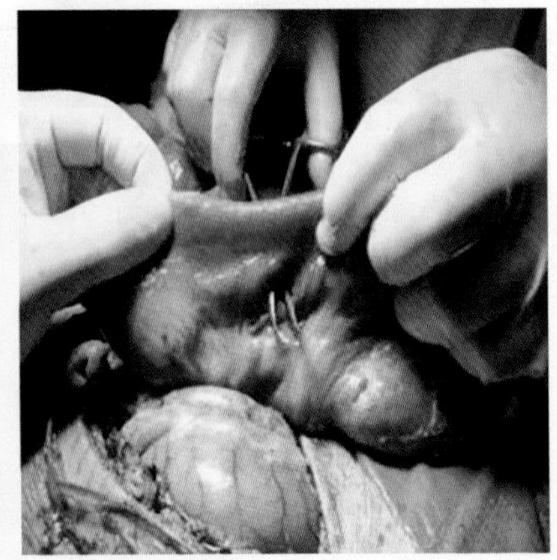

图 9-6 探查切口太小

由于切口小，术中未能探查彻底，最终导致穿透性肠道损伤只修补一处。

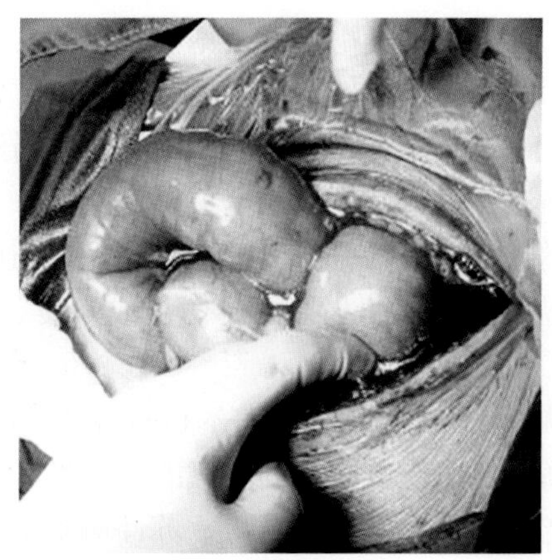

图 9-6（续）

（五）四肢损伤救治时遗漏骨关节损伤

骨与关节在外力的作用下突然向一侧超过正常活动限度的运动时，骨与韧带、关节囊、肌腱等关节周围软组织容易出现损伤，甚至骨折。在急诊诊治中如果没有及时发现骨与关节损伤，未及时、有效救治，往往导致畸形和残疾，严重时甚至会导致感染性休克、失血性休克等严重并发症。

骨与关节损伤漏诊原因包括：①伤员因对创伤的恐惧、疼痛、担心经费、是否酒后等原因对医生检查不配合；②急诊伤员多且病情危重，多临时自行送医院而缺乏病史资料，从而影响诊断；③接诊医生未能全面细致进行体格检查漏诊骨与关节损伤，或接诊医生一般非专业骨科医生，临床经验影响对骨与关节损伤的诊断；④医院因为医疗设备限制，未能清晰显示出创伤情况。因此，要加强培训，提倡参与救治的医护人员参加 ATLS、CTCT® 等培训。规范医生诊疗过程，按 ABCDE 流程评估伤员，早期发现骨与关节损伤，避免漏诊、漏治。应强调由创伤专科医生持续跟进、密切沟通，把握恰当的手术时机。

【常见错误】

- 严重创伤复苏无效时，找不到隐性失血的病因。没有明显外出血，而失血体征无明显改善，如面色苍白、大汗、心动过速、呼吸加快、脉压缩小、低血压和尿量减少等，静脉补液无反应或反应不能维持则提示有持续失血，应采用胸腔或腹腔穿刺、FAST、X 线片及 CT 等快速评估胸腔、腹腔、腹膜后、骨盆及长骨等部位损伤。

- 认为伤情太重不能耐受手术。手术不是紧接复苏后，而是复苏的重要组成。致命伤伤员如果不手术必然死亡，希望等待静脉输液输血后脉搏、血压稳定再手术是不恰当的。当然，在急诊手术前争分夺秒输注“黄金液体”也至关重要。
- 没有与影像科就 CT 增强扫描等检查的选择达成共识。导致遗漏主动脉夹层等致命性隐匿损伤，或重复、多次进入影像科检查。
- 没有建立大量输血方案（massive transfusion protocol，MTP）。未能兼顾提高大出血伤员血液的携氧能力和凝血功能。
- 没有与麻醉科、手术室达成紧急复苏性质手术救治的共识，导致外科黑洞时间及院内术前时间过长。

（胡培阳 张连阳 许 靓 陈益民）

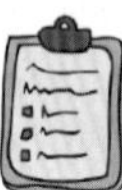

推荐扩展阅读文献及书籍

[1] 王兴科. 基层医院急诊中骨与关节创伤漏诊原因探究[J]. 医药前沿，2019，9(14)：93-94.

[2] 奚建媛. 急诊危重伤员院内转运过程中的安全问题与对策[J]. 内蒙古中医药，2010，29(17)：96-97.

[3] 祝涛. 创伤急救工作中医患沟通经验之我见[J]. 中国社会医学杂志，2012，29(6)：445.

[4] 徐科，张晓凡. 院前急救的医患沟通技巧[J]. 中国社区医师：医学专业，2011，13(25)：336.

[5] 姜保国. 中国创伤救治教程[M]. 北京：人民卫生出版社，2018.

[6] 杨春明. 实用普通外科手术学[M]. 北京：人民卫生出版社，2014.

第十章　严重创伤创面治疗

知识点

- 创面是各种原因导致的皮肤、黏膜组织结构连续性破坏。
- 创面愈合的三个阶段包括凝血及炎症反应阶段，表皮化、血管再生及基质形成阶段，成熟和重塑阶段。
- 创面治疗的目的是尽早有效封闭创面，缩短炎症反应阶段或降低超高炎症反应，促进血管化和适当的纤维基质形成、缩短创面愈合时间，从而降低感染和瘢痕形成。
- 影响创面愈合的全身性因素主要有心理（包括应激）、年龄、吸烟、神经系统、营养状态（包括肥胖）、心血管功能不全、代谢疾病、免疫相关性疾病、血液系统障碍（包括凝血功能）、肝肾功能障碍、药物和其他治疗以及社会经济等。
- 影响创面愈合的局部因素包括感染和炎症、异物、结痂、坏死组织、缺血缺氧、压力或摩擦牵拉、湿度平衡、瘙痒等，以及创面局部温度、氧和 pH 值以及局部用药等。
- 创面处理遵循 TIME 原则，包括清除失去活性的坏死组织同时保留健康有活力的组织，控制炎症和感染，保持适宜湿度，修剪受创缘。
- 创伤创面处理时应注意动态评估创面，全面检查处理所有伤口和再出血，重视伤口现场临时处置和动态评估止血带、绷带止血效果。
- 术中应重点评估皮肤、肌肉、肌腱、神经和血管损伤情况。
- 创面闭合分为一期闭合及二期闭合。清创的原则是通过手术清除失活组织等，尽可能保留健康组织。如一期无法直接封闭，则需考虑二期手术时机和方案，并为组织提供有效覆盖。
- 适当选用抗菌敷料、湿性敷料、精确清创、负压疗法、生长因子和真皮替代物等新技术新方法可促进创面愈合。

创面包括创伤或疾病所致，英文为 wound，有时称“伤口”，目前称“创面”。浅表创面如擦伤、刃厚皮供皮区、疖子或痤疮等以保护创面防治感染为主，容易愈合。本章节主要论述严重创伤导致的创面，也包括急诊疾病所致的严重创面，重点阐述早期治疗。

第一节　创面治疗概述

一、定义

创面是各种原因导致的皮肤、黏膜组织结构连续性破坏。创面愈合分为三个阶段：①凝血及炎症反应阶段；②表皮化、血管再生及基质形成阶段；③成熟和重塑阶段。创面治疗的目的是尽早有效封闭创面，缩短炎症反应阶段或降低超高炎症反应，促进血管化和适当的纤维基质形成、缩短创面愈合时间，从而降低感染和瘢痕形成。

二、影响创面愈合因素

创面愈合与全身性因素和局部因素有关。全身性因素主要有心理（包括应激）、年龄、吸烟、神经系统、营养状态（包括肥胖）、心血管功能不全、代谢疾病、免疫相关性疾病、血液系统障碍（包括凝血功能）、肝肾功能障碍、药物和其他治疗以及社会经济等。局部因素也有许多，有些与全身因素密切相关。主要有感染和炎症、异物、结痂、坏死组织、缺血缺氧、压力或摩擦牵拉、湿度平衡、痛痒等。除此以外，从创面外部的局部微环境来说，还有创面局部的温度、氧和 pH 值以及局部用药等。

三、创面分类

（一）按照病程及致伤原因分类

1. 急性创面　根据原因分为机械性损伤、烧伤以及复合伤三类。

（1）机械性损伤：包括擦伤、穿通伤、切割伤、挤压伤、撕裂伤、撕脱伤、咬伤、枪伤（合并机械和烧伤）、刺伤等。

（2）烧伤：包括热力、酸、碱、其他腐蚀性损伤（如汽油浸泡）、冻伤、放射性损伤等。

（3）复合伤：合并两种或多种致伤因素的复合伤。

2. 慢性创面　通常指一个月以上仍没有愈合的创面。部分慢性创面是创伤治疗不及时或无法早期修复所致，部分是疾病所致。慢性创面

处理不当会导致全身感染或加重，导致伤员来急诊寻求处理。

（二）根据创面污染程度分类

创面按照有无感染分为：清洁创面、污染创面和感染创面。从细菌污染、定植到感染的过程包括污染、菌落聚集、局部感染和感染扩散等。污染虽有微生物，但未繁殖，不影响愈合。菌落聚集指微生物有繁殖、未引起细胞损伤、不影响愈合。局部感染是红肿热痛但范围局限。感染扩散则为红肿热痛超越创缘、伴有全身症状。感染过程中常常有生物膜形成，干扰治疗和机体抗病能力，影响创面愈合。

急性创面强调早期清创闭合，如果超过时间没有闭合创面，就容易导致感染甚至是细菌生物膜的形成。

四、创面处理原则

皮肤是人体最大的器官，也是和外界之间的重要屏障。创面有条件时需尽早闭合，否则可能导致局部和全身感染，严重者危及生命。

（一）TIME 原则

TIME 原则是创面处理的基本原则，相当于术前准备或非手术治疗。创面处理遵循 TIME 原则。

1. T（tissue）指清除失去活性的坏死组织同时保留健康有活力的组织，以利于功能康复。

2. I（infection/inflammation）指控制炎症和感染以促进创面愈合。创面常有细菌污染和菌落定植，但不一定发生感染。当局部细菌数量达到一定数值并引起组织炎症反应时发生局部感染，严重的可以沿着组织间隙迅速蔓延导致感染扩散和全身炎症反应，甚至脓毒症、感染性休克。

3. M（moisture）指保持适宜的湿度。创面过度干燥不利于创面愈合，在湿润环境下创面愈合较快。创面过干会影响成纤维细胞增殖和减慢表皮细胞的爬行，影响愈合速度；但是应该同时注意避免创面过于潮湿，潮湿的环境下细菌繁殖迅速，且容易导致创面周围皮肤皮炎。因此在不同的创面愈合阶段维持适宜的创面干湿度非常重要。

4. E（edge of wound）指受损创缘的修整。创缘挫伤、感染、水肿等均不利于创面愈合，需修整至新鲜创缘以利于创面愈合。

（二）创伤创面处理注意事项

创伤急救中现场伤口处理重点强调以下方面。

1. 动态评估创面　持续进行重新评估，确保出血得到控制，避免因已经处理好伤口而忽视了继续观察。

2. 全面检查所有伤口 检查所有伤口，包括绷带、夹板下伤口、眼损伤、胸部创伤等，避免遗留。

3. 处理再出血 对敷料渗血或持续出血的伤口，应重新评估和处置。

4. 伤口现场临时处置 轻微伤口不需要止血敷料，可以用领带、衣物撕剪成的布条或止血带等止血。

5. 重新评估止血带、绷带 如果疼痛加剧、皮肤变青变白或脉搏消失需要重新检查，在控制出血的同时根据需要将其进行松解。最重要的是，切记不要使用了止血带而没有标记使用时间。应强调创面出血的观察和控制，因为出血过多是现场伤员死亡的最主要原因。临床上也曾发生过急性创伤经过多学科会诊，反复打开创面，而忽视了止血带松脱、纱布下潜在渗血导致伤员休克死亡的惨痛教训。

五、创面评估

创面评估包含受伤原因、部位和创面大小、创面深度、污染程度、创面边缘是否损伤、组织活力判断、离体组织的保存，以及创周有无焦痂和水疱、有无环形挤压或血管压迫可能等，还需评估是否存在骨折、窦道、穿通等情况。如在外院或急救现场进行了初步处理，需注意绷带包扎是否过紧、止血带时间、止血带肢体远端有无缺血表现、引流装置的固定情况及分泌物的性状和量、缝合是否松脱或张力过大、有无其他医院注射破伤风或狂犬病疫苗等。

重点应评估以下 5 个方面：①皮肤损伤评估，包括肤色、毛细血管再充盈、肿胀和皮温、撕脱；②肌肉损伤评估，包括颜色、收缩性、连续性、出血；③肌腱损伤评估，包括体格检查和术中探查，肌腱对缺血敏感，伤后 6 小时即可能发生坏死，术中需及时用良好血供的软组织覆盖；④神经损伤评估，如肌力检查等运动功能，触觉、痛觉等感觉功能；⑤血管损伤评估，包括疼痛、苍白、无脉、感觉异常和运动障碍等。

六、创面闭合

创面闭合是创面治疗最常用的治疗技术，但是有时创面闭合却非常具有挑战性。从闭合时机来看，创面闭合可以分为一期闭合及二期闭合。清创的原则是通过手术清除失活组织等，尽可能保留健康组织。如一期无法直接封闭，则需考虑二期手术时机和方案，并为组织提供有效覆盖。

封闭方法从直接缝合、牵张器拉拢缝合，到游离植皮、局部及带蒂皮瓣、游离皮瓣等。这些创面修复的方法无论是技术要求、供区损伤，

还是功能外观都各不相同。

在修复方案的选择上，传统的方式是遵循修复阶梯的原则，即由简至繁，能通过植皮修复缺损则不做皮瓣，能用随意皮瓣修复缺损则不用轴型皮瓣，能使用非主干血管皮瓣修复就不用主干血管皮瓣。修复方案的设计需根据创面情况和修复功能要求以及供区条件等进行，遵循“以次要组织修复重要组织，先简单后复杂并重视供区美观和功能保存”。这在急诊救治尤其是比较危重的伤员救治中发挥了重要作用。但是随着近年来局部解剖和显微外科的进步，穿支皮瓣和游离皮瓣的修复成为较为成熟的技术，熟练应用这两种皮瓣可以更高质量地修复创面，因此重建阶梯的基础和目标都已发生变化，阶梯并非不能逾越，在安全的基础上更高的修复质量和供区更小的损伤是创面修复的终极目标。

（一）缝合技术

常见的伤口闭合方法包括缝线缝合、皮钉钉合、胶水黏合、减张器牵拉等。最主要的闭合方法仍为缝线缝合。皮肤常用外科缝合方法为单纯间断缝合及外翻缝合。需要注意的是创伤急诊时缝合伤口的技术对伤员日后的外观和美容效果起着至关重要的作用。手术切口的远期效果与切开和缝合的技术，如切缘平整、对合整齐、缝合适度外翻、减低切缘张力等，密切相关。图 10-1 所示的连续缝合，操作简便、节约时间，减张效果可靠且对创缘皮肤无刺激，最大限度减少了创缘的张力，改善了愈合质量。

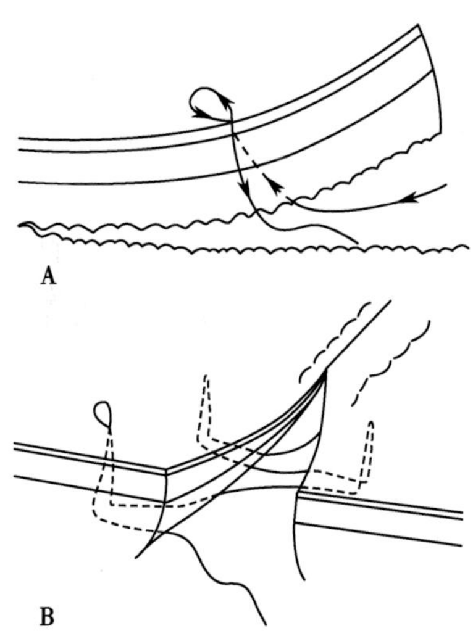

图 10-1 章氏超减张缝合示意图

A. 截面图，距创缘 0.5 ～ 1cm 处自皮下进针，垂直穿至皮外，原进针点穿回皮下；B. 侧俯视图，自右上方起连续缝合，收进缝线后可见缝线外翻。

（二）牵张器拉拢缝合技术

皮肤具有较好的延展性，如生长发育或妊娠时皮肤明显扩张。皮肤在外力下具有弹力扩张的作用，通过皮肤变薄而增加面积。皮肤同时也具有收缩性，有时创面很大，实际缺损不大，是形成创面后的皮肤收缩所致。这种情况下，用牵张器拉拢闭合技术比较适合。此外，皮肤还具有蠕变的特性。“蠕变”一词来源于材料学，具有弹力特性的材料在持续一定时间和强度的外力下可以伸展变形，当外力撤除后该材料也不会完全回缩到原来的大小。就如同一件具有弹性的衣服，被个头大的人穿过后被撑大了一样。虽然“蠕变”和弹性扩张都是通过让组织在弹力或拉力的作用下面积扩大、厚度变薄，但是由于弹力或拉力解除后扩大的部分并未完全回缩，这部分新增的组织是可以用来覆盖创面的。持续外力的作用下，皮肤组织生长加快，这部分新生的皮肤组织也可以用来修复创面。通常来说，皮肤牵张器按照使用方式分为即刻扩张和持续扩张，即刻扩张利用皮肤的弹力和蠕变性能在手术台上进行短时间的牵拉，让皮肤变薄变大，但是没有新生的皮肤，故延展性能较为有限。术中应注意扩张周围组织的弹性和脆性，如强行扩张可能导致周围组织撕裂受损。

近年来皮肤牵张器成为一种新的治疗手段，它利用皮肤本身所具有的伸展特性，牵张创周皮肤闭合创面。目前有拉扣式、拉杆式（图 10–2）、外夹式、粘贴式和克氏针式等多种形式。牵张器的使用避免了使用植皮或皮瓣移植等传统方式对供区造成的损伤，但是也有一定局限性，如牵拉程度的限制。皮肤牵拉器不仅可以用来修复急性创面，还可以用来修复压疮等慢性难愈性创面。

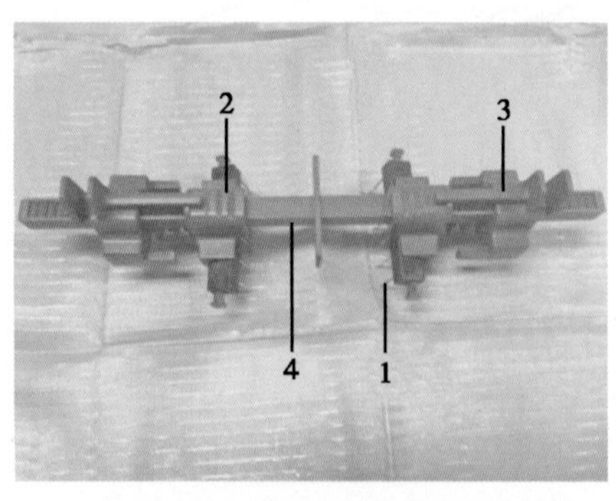

图 10–2　拉杆式缝合器拉杆式皮肤牵张器结构

1. 钩针和套杆：2 个钩针并列为一单位组，可通过套杆并列组装；2. 钩针卡槽：凹形钩针卡槽可把持并合拢钩针；3. 类弹簧对合器：张力指示；4. 拉杆。

（三）暂时性创面覆盖和/或缩小

当急诊或现场无法完全封闭创面时，可以通过暂时性覆盖或缩小创面的方法减少创面源性的感染可能。常用的创面临时覆盖敷料有凡士林纱布、负压封闭材料（后述）、皮肤替代物（后述）等，尽可能缩小创面保护皮下重要组织不暴露、有软组织覆盖。可以通过临时缝合但不完全封闭的方法或通过皮肤牵拉缩小创面，待二期肿胀消退部分创面可以直接缝合，部分创面则需要皮肤牵张器或植皮、皮瓣等来修复。暂时性创面覆盖需注意创面的保湿和感染预防，宜选择具有保湿的内层敷料。尤其需要注意的是定期检查创面的气味、分泌物和创周反应，如创面分泌物过多被暂时性覆盖物掩盖可能导致病情加重、感染扩散等风险。皮肤牵拉缝合或临时性缩小创面也需要及时检视，以避免因肢体肿胀导致局部张力改变和软组织进一步坏死，甚至可能导致骨筋膜隔室综合征。另外，如组织肿胀消退，临时性牵拉装置可能失去有效牵拉作用，导致重要组织外露，如肌腱血管等暴露可能导致肌腱干燥坏死、血管破裂等。

（四）其他永久性创面封闭技术

除了缝合之外，其他常见的永久性创面封闭技术包括植皮、应用皮瓣覆盖创面等。在急性创面修复时，如创面基底条件和伤员全身情况允许，可以一期行永久性创面封闭即进行皮片移植或皮瓣修复。一期修复降低了治疗费用和手术次数，也减少了因二期肉芽过度生长导致的瘢痕增生。皮片移植分为断层皮片、全厚皮片和带真皮下血管网皮片，而断层皮片又根据厚度不同分为刃厚皮片和中厚皮片。皮片仅仅包含了部分或全层皮肤，皮瓣则包含了皮下组织和供血系统。皮瓣分类方法不一，按照形态分为扁平皮瓣和管形皮瓣；按供区与受区的远近可分为局部、邻位、远位皮瓣；按照供血模式可分为随意型皮瓣（任意皮瓣）和轴型皮瓣。近年来随着解剖和显微外科的进步，穿支皮瓣（仅以管径细小的皮肤穿支血管供血的轴型岛状皮瓣，可以局部转移或游离移植）、游离皮瓣（借助显微外科血管吻合技术）将创面封闭修复技术进一步拓展。

七、常用药物和敷料

创面愈合是在多种细胞、细胞因子等调控下完成，恰当的创面处理能有效促进创面愈合，提高创面愈合质量。随着现代医学的不断发展，创面处理出现了许多新器械、敷料和药物，主要包括抗菌敷料、湿性敷料、泡沫敷料、真皮替代物和生长因子等，为创面处理带来了革命性的手段。

（一）抗菌敷料

由于皮肤屏障受损及免疫功能影响烧伤伤员容易出现局部和全身感染。近年来泛耐药细菌的流行导致烧伤伤员发生脓毒症的概率增加，如抗碳青霉烯类抗生素的肺炎克雷伯菌成为危重烧伤伤员发生脓毒症的独立危险因素。因此，在烧伤和严重创伤创面使用含有抗菌成分的敷料成为重要的创面治疗方法。抗菌敷料的研发针对创面愈合 TIME 原则中的“I”，即感染控制。创面外部存在大量微生物，当致病菌或条件致病菌污染、定植到创面并繁殖，可能进展为局部甚至全身感染。在生长过程中形成由细菌细胞及其分泌的含水聚合性基质等组成的细菌群体称细菌生物膜。一旦形成生物膜则难以被清除，细菌抵御抗生素的能力将大大增强。针对生物膜最好的方法是机械或超声清创。甜菜碱、乙二胺四乙酸、苄索氯铵是常见的生物膜破坏剂，常常联合其他成分一起使用。

早在 20 世纪 60 年代，美国 Fox 发明了磺胺嘧啶银，大量使用于烧伤及其他急性创面上，有效地控制了创面感染。经过几十年的努力，目前创面用抗菌药物已经发生了较大的改变。要求抗菌药物不仅仅能杀灭或抑制细菌，还能对自体皮肤细胞如真皮成纤维细胞和角质形成细胞具有较小的损伤。

（二）湿性敷料

针对创面愈合 TIME 原则中的 M，创面敷料设计需考虑维持创面适度潮湿。湿性环境与创面愈合成正相关，但同时会引起细菌生长。在感染得到有效控制的前提下，湿性敷料才会真正发挥作用。复合活性敷料主要特点是在湿性敷料的基础上加入抗菌成分。如果能充分控制细菌生长，那么湿性敷料的设计目标是在创面和敷料之间的湿度为 100%，同时不积蓄游离的水分。对于敷料设计不仅要考虑提供最佳湿气透过率，还要考虑垂直吸收和吸收渗液的能力。创面外部微环境包括了微生物、湿度、压力（一方面是针对受压创面的减压，另一方面是针对普通创面的负压和引流）、氧气、温度和 pH 值。

（三）真皮替代物

真皮替代物在真皮重建或再生中具有重要的作用，是实现真皮再生性修复的重要介质。目前真皮替代物已经广泛用于各种急慢性创面尤其是深部组织外露的复杂创面。真皮组织缺损的程度影响着创面愈合的过程及愈合质量。天然真皮和人工真皮能弥补真皮组织的缺损，在一定程度上恢复真皮组织的连续性和完整性，为修复细胞的功能趋向、新生血管的形成提供三维支撑结构，发挥“模板”样引导作用。真皮替代物用于创面修复可采用一步法和二步法。虽然可以根据创面的形状进行裁

剪，但临床上面对一些深浅不一创面或窦道时，上述产品的使用受到一定限制。最近新研发的可塑性的真皮修复材料，可以用于临床上复杂创面的填充和覆盖。

（四）生长因子

外用生长因子理论上可促进各种创面愈合，尚未报道明显毒性作用或不良反应；但临床上应用方式不一，其疗效也往往不明确。我国使用外用生长因子较早，通过循证医学已经形成了使用指南。从创面愈合时间和质量上考虑，不仅需要控制创面外部微环境，还要充分考虑创面内部微环境。广义上的生长因子还包括细胞因子。目前在临床上使用的有成纤维细胞生长因子（fibroblast growth factor，FGF）（碱性和酸性）、表皮生长因子（epidermal growth factor，EGF）、粒细胞巨噬细胞集落刺激因子、血小板源性生长因子等。我国是局部使用生长因子最早最多的国家，临床安全性可靠且疗效明确。但仍然需要重视的是使用方法，要有适当的浓度和作用时间，不宜在有较多坏死组织和感染的情况下使用，需要彻底清创，形成清洁创面。避免与损害蛋白活性药物（如酒精、过氧化氢等）和重金属成分（如银离子等）药物或敷料合用。由于生长因子可能促进肿瘤生长，故禁用于肿瘤溃疡创面。不适当使用方法治疗效果不明显，还可能诱发感染、恶性肿瘤和增加医疗费用。

（五）泡沫敷料

创面负压疗法（negative pressure wound therapy，NPWT）又称真空辅助创面闭合，是指一种持续或间断施加负压的创面敷料系统，是近年来处理开放性创面的一种重要辅助手段。NPWT 包括泡沫敷料、半透薄膜、液体收集装置（或引流瓶）和吸引泵（或中心负压系统）。负压疗法具有暂时性创面覆盖作用和保湿效果，可以减轻创面疼痛和降低换药次数，进而促进创面基底肉芽生长和促进创面愈合。负压疗法简化创面护理主要是由于更换敷料次数减少及敷料易于修剪；降低后续重建操作的复杂性。

1. 负压疗法使用方法 将泡沫海绵修剪成适合创面大小，然后放在创面表面或创面内，使泡沫不超出创缘。贴膜连接管道接通负压，选择合适的负压值和负压模式。

2. 更换负压泡沫材料 通常视创面情况，每 3 ～ 5 天更换负压材料。

3. 负压疗法适应证 多数急性或慢性创面。

4. 负压疗法绝对禁忌证 包括：①重要组织结构暴露，若存在暴露的组织器官、血管或人工血管，负压会增加组织损害或血管破裂的风

险；②恶性肿瘤，负压促进恶性肿瘤生长，而且恶性肿瘤血供丰富，易于出血。

5. 负压疗法相对禁忌证　包括：①缺血性创面，负压可能加重组织缺血，纠正缺血原因才是根本治疗；②严重感染或坏死组织存留，充分清创去除坏死组织并控制感染才可以使用负压；③凝血功能障碍或开放创面使用抗凝剂的伤员；④薄膜高度过敏，可能引起周围皮肤过敏，导致皮疹、发红、瘙痒，甚至水疱等。

（六）注意事项

彻底清除坏死组织、覆盖易损组织和易于出血的组织，必要时可以将周围的组织牵拉封闭覆盖血管或行组织瓣覆盖保护。局部存在潜在的难以用周围组织覆盖的微小血管等易损伤结构时，可以采用凡士林纱布等保护后再放置泡沫。注意疼痛管理，应避免环绕包扎，防止引起骨筋膜隔室综合征等不良反应。注意模式和压力的选择。创面压力过大或压力切换太快、压差变化太大或者局部过敏都可能引起伤员创面的疼痛。需要及时观察创面，避免因止痛药而掩盖症状。出血和感染是最严重的并发症，负压漏气或管道阻塞是最常见的问题，需及时检查。密切观察引流液的量和性状变化，同时检测炎症指标和全身情况变化。总之，正确实施负压疗法有助于规避风险和不断创新。

第二节　机械性损伤创面治疗

机械性损伤是最常见的创伤形式，下面简述各类机械性损伤的修复要点，总体创面修复原则同开放性损伤的处理原则，但各类损伤有各自创面治疗原则。

一、擦伤

（一）擦伤概述

擦伤是由具有粗糙表面的致伤物和皮肤表面发生切线方向摩擦所致，擦伤多涉及表皮或者真皮浅层，少部分可达真皮深层或因感染等因素加重导致全层皮肤坏死。可有表皮剥脱、擦痕、渗血、渗液等。局部有疼痛，有轻度炎症。部分感染加深后可呈现黑色焦痂样或带有细菌特点的改变，如铜绿假单胞菌感染则带有绿色和甜腥臭味。

（二）擦伤创面治疗原则

多采用含有抗菌成分的湿性敷料换药治疗为主，部分因感染或受压等创面加深或创面较大需要重视，甚至需要手术清创。

二、穿入 / 穿透伤

（一）穿入 / 穿透伤概述

穿入伤是指利器或投射物穿入体表后造成的损伤，可能仅限于皮下，也可伤及内脏。穿透伤是指穿透体腔的穿入伤，可以穿透深部组织或各种脏器。仅有入口而无出口的损伤称为非贯通伤；既有入口也有出口的损伤称为贯通伤。前者多见于小弹片或钢珠致伤，后者多见于能量大的枪弹伤。

（二）穿入 / 穿透伤创面治疗原则

关注深部血管和脏器损伤，创面修复关闭本身多不复杂，但需注意破伤风梭菌和厌氧菌感染可能。

三、撕裂伤

（一）撕裂伤概述

撕裂伤是指钝性物体作用于体表导致皮肤和皮下组织撕开和断裂的损伤。创面往往不规则，呈现“藕断丝连”的表现。

（二）撕裂伤创面治疗原则

大多可以进行清创缝合修复，将不规则的创面修整为整齐的手术切口并进行恰当的缝合可以获得较好的外观。重点关注皮肤远端血供情况。

四、撕脱伤

（一）撕脱伤概述

撕脱伤是指钝性物体作用于体表导致皮肤和皮下组织与基底部完全或大部分撕脱的损伤。可以发生在肢体或是头皮等部位。常伴有大量出血、休克、骨折和其他部位损伤。发生在头皮的伤员更容易发生休克，并可能伴随颈椎损伤。头皮撕脱伤常造成大范围头皮撕脱伴颅骨外露。全头皮撕脱伤修复极为困难，救治时需在救治生命、纠正休克和最大限度恢复伤员功能之间寻找最佳平衡点。显微技术头皮原位回植是功能和外观恢复的最佳选择，但需结合全身情况和局部血管条件。除了原位回植，还有皮肤修薄回植和游离背阔肌皮瓣、游离大网膜移植复合植皮等修复方法。

（二）撕脱伤创面治疗原则

全身情况稳定的情况下进行撕脱损伤皮肤情况评估，及时用鼓式取皮机反取修薄回植，必要时二期修复（图 10-3）。

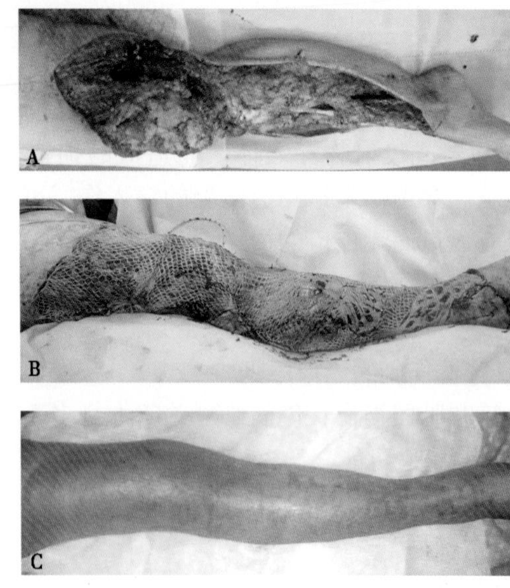

图 10-3　下肢撕脱伤及其治疗

A. 下肢撕脱伤；B. 反取修薄回植并制成网格状或开孔引流；C. 术后 3 个月。

五、切伤和砍伤

（一）切伤和砍伤概述

锐利物体（如刀刃）切开体表可致切伤，其创缘较整齐，创面或深或浅，严重者造成深部血管、神经、肌肉、肌腱损伤。砍伤则更具暴力成分，组织损伤大，往往深达骨质，容易感染。

（二）切伤和砍伤创面治疗原则

清创缝合修复，将不规则的创面修整为整齐的手术切口并进行恰当的缝合可以获得较好的外观。特别注意的是仔细规范检查深部损伤的组织，如肌腱、神经等。

六、咬伤

（一）咬伤概述

边缘不整齐、组织挤压撕裂、容易感染、伴有深部组织暴露或骨折。

（二）咬伤创面治疗原则

因创面污染常常较重，创面不规则，清创后多采用二期缝合。需注意狂犬病和破伤风疫苗的预防注射。

第三节 烧伤创面治疗

烧伤泛指由热力、电流、化学物质、激光、放射线所致的皮肤软组织损害。热烧伤最为常见是热液体（如热水、汤、油等）、高温气体、高温固体、火焰、高温液态金属等所引起的组织损伤。除了狭义的热烧伤之外，通常在“烧伤”前冠以致伤因子，如电烧伤或化学烧伤等。在烧伤过程中皮肤位于体表，首当其冲。但是烧伤往往不仅限于皮肤，可以深达皮下组织、肌肉、骨骼、关节、血管、神经，此外，呼吸道、消化道、眼、耳鼻喉等都容易受到累及。烧伤远不止局部组织损伤，可以引发全身系统改变，发生脓毒症和多脏器功能衰竭等，往往涉及多学科多领域，此处仅聚焦于烧伤创面的处理。烧伤一般分为体液渗出期、急性感染期和修复期。创面处理的重点多聚焦于前两期。烧伤创面处理的目的为防止损伤加重、保护和清洁创面、隔绝细菌入侵、缓解疼痛、维护利于创面愈合的环境、促进上皮再生、减少瘢痕形成、最大限度保留外观和功能。

一、现场急救

烧伤现场急救要始终记住首先保护救援人员，注意救治过程中救援人员自己不被烧伤。烧伤的本质是能量的传递，而能量取决于温度和时间的乘积。因此，迅速脱离危险环境和热源是急救的首要措施。衣服着火时，应迅速脱去燃烧的衣服，打滚压灭火焰或以水浇，或用衣、被等物扑盖灭火。切勿站立大声喊叫或奔跑呼救，以防增加头面部烧伤及呼吸道吸入性损伤。热液烫伤时，立即脱去热液浸湿的衣服。化学烧伤时，应首先将浸有化学物质的衣服迅速脱去，并立即用大量水冲洗，尤其注意眼、耳、鼻、喉和口腔内冲洗，以稀释和去除创面上的化学物质，并应尽早查明化学物质特性。生石灰烧伤时，应先用干布擦净生石灰粉粒，再用水冲洗，以免生石灰遇水产热加重烧伤。磷烧伤时，应迅速脱去染磷的衣服，并用大量水冲洗创面或将创面浸泡在水中以洗去磷粒。如无大量水冲洗或浸泡，则应用多层湿布包扎创面，使磷与空气隔绝，以防止磷继续燃烧而加重损伤。禁用任何含油质的敷料包扎，以免增加磷的溶解和吸收而发生严重的磷中毒。电烧伤时，应立即中断电源，不可在未切断电源时去接触伤员，以免自身被电击伤。热力烧伤后立即用冷水冲淋或湿敷、浸泡创面至少 15 ～ 20 分钟，可以减轻烧伤创面损伤的深度，并有止痛效果。冷疗一般适用于中、小面积浅度烧伤，

在寒冷环境中进行冷疗时需注意伤员保暖和防冻。伤员脱离事故现场后，应注意对烧伤创面的保护，防止再次污染，更不要使用带有难以清洗掉颜色的各种药物涂抹，以免影响后续治疗中清创和对烧伤创面深度的判断。

二、烧伤深度和面积评估

在评估伤员烧伤深度和面积之前，对伤员的伤情（致伤原因、受伤经过、受伤时间、周围环境、何时受伤、转运工具、途中时间和补液情况，包括液体的质、量和尿量）、既往病史、处理经过（包含是否已注射破伤风抗毒素等）、过敏史、有无吸入性损伤及其他复合伤、身高体重等基本信息的获取同样重要。因为部分烧伤伤员存在吸入性损伤或可能即将进行气管切开，一旦气管切开，病情的沟通将变得异常困难。而许多烧伤伤员当时并无周围人员在场，信息获取不及时可能导致延误诊治。因此信息的获取与液体复苏、创面评估均需要同步进行。在现场烧伤创面的简单处理中，应初步估计烧伤面积和深度并据此进行液体复苏。了解受伤环境、原因及经过、院前处理情况，对于大面积烧伤伤员，需去除全身衣物，进行全面查体，尤其是电烧伤伤员。进行初估烧伤面积和深度，判断有无吸入性损伤和合并伤，完成门、急诊病历，对伤员做出及时正确的诊断以利于后续处理。注意询问和判断伤员声音是否嘶哑，结合气管听诊，以便做出正确诊断和治疗。烧伤深度和面积的正确判断是进一步治疗的基础。

（一）烧伤面积评估

目前国内烧伤面积常用估计方法有两种：中国新九分法和手掌法。中国新九分法适用于大面积烧伤的面积估计，手掌法适用于小面积烧伤的面积估计。临床上两种方法常相互结合使用。

1. 中国新九分法　人体体表面积按解剖部位分为9%的倍数，共计11个9%+1%（图10-4）。烧伤面积计算口诀：3、3、3（头面颈各占3%），5、6、7（双手、双前臂、双上臂占体表面积比例），5、7、13、21（臀部、双足、小腿、大腿占体表面积比例），13、13、1（躯干前面、后面、会阴部占体表面积比例）。小儿由于头部发育较快、下肢发育相对滞后，和成人相比头部和下肢占比随年龄增长而有所不同，至12岁时大致与成人相同。12岁以下儿童头颈所占体表面积的百分比按下列公式计算：头颈部面积（%）=［9+（12−年龄）］%，双下肢所占体表面积的百分比按下列公式计算：双下肢面积（%）=［46−（12−年龄）］%。

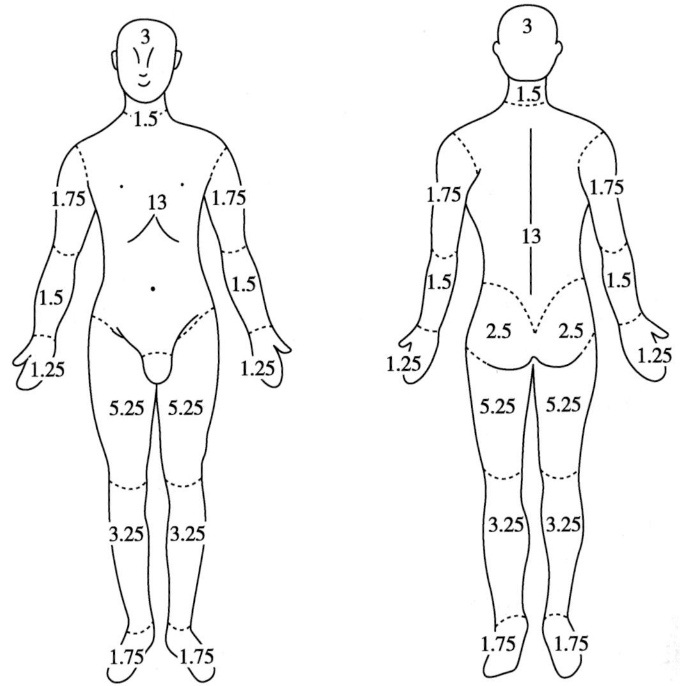

图 10-4　成人体表各部所占百分比示意图

2. 手掌法　伤员手指并拢，全手掌面积约为全身体表面积的 1%。此法对小面积烧伤的估计较为方便。需注意的是使用伤员手掌面积计算而不是用测量者手掌面积计算（图 10-5）。

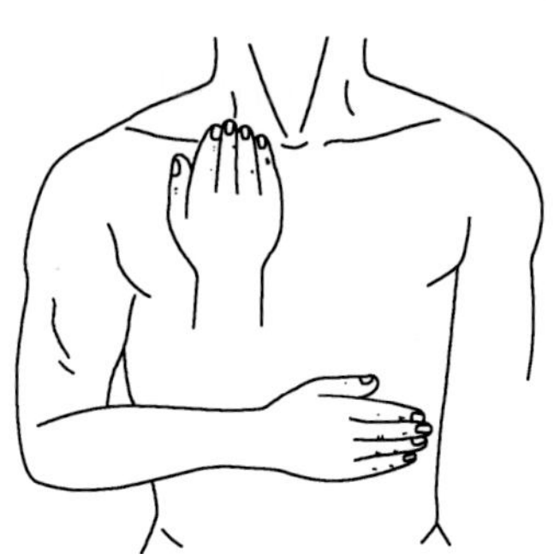

图 10-5　手掌法（手掌并拢单掌面积为体表面积的 1%）

估计烧伤面积时，应将Ⅰ度、浅Ⅱ度、深Ⅱ度、Ⅲ度和Ⅳ度烧伤面积分别计算，以便于治疗参考。在计算补液时，Ⅰ度烧伤面积不列入公式。面积估计用整数记录，对于特大面积烧伤，也可估计未烧伤皮肤的面积，然后总体表面积（100%）减去该面积的百分数即可。

（二）烧伤深度评估

目前烧伤深度判断的标准为四度五分法。

1. **Ⅰ度烧伤** 红斑烧伤，局部皮肤潮红，烧灼痛，无水疱，约 3 ～ 5 天愈合。

2. **浅Ⅱ度烧伤** 创面基底红润，有大水疱，疼痛敏感，一般 2 周内愈合。

3. **深Ⅱ度烧伤** 创面红白相间，水疱较扁平，基底红白相间，痛觉较浅Ⅱ度有减退，拔毛试验阳性，一般 3 周内愈合。可能因受压、感染等加深变为Ⅲ度创面。

4. **Ⅲ度烧伤** 创面基底苍白或黑色、干燥、无水疱、拔毛试验阴性、痛觉消失。需进行植皮或皮瓣修复手术。

5. **Ⅳ度烧伤** 深达深筋膜下，有肌肉、肌腱、深部血管、神经、骨、器官等烧伤，常需要皮瓣手术修复。

三、烧伤创面急诊早期处理

烧伤早期的创面处理方式主要有以下几种。

（一）冷疗

烧伤早期处理的经典“口诀”为冲、脱、泡、盖、送。冲是非常及时有效的手段。中小面积浅度烧伤尤其是肢体部位，发生后应立刻进行冷疗，用流水冲洗创面或者将烧伤部位浸入自来水中浸泡 15 ～ 20 分钟，不要使用冰水或者冰块，以免加重组织损伤，甚至造成冻伤。冷疗可以阻止热力的进行性损害，通过血管收缩、减少渗出和降低炎性因子释放，发挥减轻创面疼痛、促进消肿的作用。对于化学烧伤，同样应以流水冲洗为主，时间适当延长，尽可能清除残留化学物质，以减轻其进一步损伤。

（二）清创

危重伤员入院之初，治疗的重点是输液复苏、防治休克、紧急处理并发症。中小面积烧伤对循环呼吸没有影响者可立即清创。对于已发生休克或有休克可能的较大面积烧伤伤员应补液复苏，待生命体征平稳后再清创，以免加重休克、加重病情。

1. **清创步骤** 烧伤早期清创应采用简单清创，不应追求过于彻底而增加对伤员的刺激导致休克加重。清创应在镇痛或镇静下进行，同时注意环境清洁和保暖。对于将用包扎疗法的创面，清创应较为细致；对于采用暴露疗法的创面，清创应趋于简单。清创时，剃除创面周围的毛发，手足部位剪除指（趾）甲，去除粘在创面上的异物，用肥皂水和清

水将创周皮肤洗干净。铺巾后大量生理盐水冲洗创面，化学烧伤冲洗时间更长。小水疱予以保留，大水疱在低位引流。完整的水疱皮对创面有良好的保护作用，可减少水分蒸发、减轻疼痛、避免创面干燥而加深、减少创面感染。应去除深度创面坏死表皮组织，以减少感染概率。清创后再根据具体情况采用暴露或包扎疗法。

2. 清创注意事项 不宜使用遮挡创面观察的有色药物，不能因为清除嵌入皮肤的粉尘耽误过多时间，在条件允许情况下尽量清除外露部位异物。

（三）焦痂切开减张

当发生环形深度烧伤时，烧伤皮肤形成皮革样凝固坏死组织即焦痂。由于深部受热损伤或大量补液等原因导致组织进行性肿胀，而焦痂不具有扩张性，限制深层组织肿胀扩展，使痂下压力升高，从而影响血液循环，造成肌肉、血管神经等缺血坏死。如果压力继续升高会引发挤压综合征，在肢体可引起骨筋膜隔室综合征。压迫深部的血管和神经组织，易导致肌群缺血性坏死，甚至指端或整个肢体坏死，严重者还能引起急性肾衰竭，因此应适时实施焦痂切开减张。焦痂切开减张是对环形深度烧伤导致深部组织进行性缺血坏死的一种预防性治疗手段。

1. 适应证 主要用于可能卡压导致肢体血液循环障碍的环形深度烧伤，包括Ⅲ度烧伤、部分环形深Ⅱ度烧伤。如存在腹腔间室综合征时还需进行腹壁焦痂切开减压。

2. 方法 一般无需麻醉，但需在镇静镇痛下进行。常规消毒铺巾，沿着环形焦痂肢体或躯干两侧做切口，贯穿烧伤创面全长达到正常皮肤。通常切至深筋膜平面。切开减压后彻底止血，碘附纱布填塞，缝合固定。颈部和躯干的环形焦痂，需尽早切开、以增大胸廓活动幅度，进而改善通气功能。电烧伤创面有时需要切开肌膜。

3. 注意事项 应注意止血，避免加重休克。

（四）早期创面处理

1. 包扎疗法 包扎疗法是用厚层吸水的敷料包扎创面，起到吸收渗液引流作用，可以保护创面与外界隔离、方便转运、减轻疼痛、维持湿性环境、减少水分蒸发。包扎疗法适用于四肢和躯干能自行愈合的创面，头面部、会阴等创面一般不采用包扎疗法。

清创后用凡士林纱布或浸透抗菌药物纱布或新型敷料（纳米银、生物敷料等）覆盖创面，外加多层脱脂纱布和透气棉垫。早期包扎厚度5cm，超出创缘5cm，均匀加压不宜太紧。从肢体远端到近端包

扎，手指、足趾末梢需露出，包扎于功能位或休息位，注意功能位摆放。

恰当选择创面处理方法，注意操作中无菌和疼痛管理，早期不宜包扎过紧，以免创面处于渗出期影响肢体血液循环。包扎时间不应过长，一般 2 ～ 3 天即应更换敷料，以防止感染。注意随时观察敷料情况和全身情况变化，外层纱布有渗出时及怀疑感染时及时更换敷料。

2. 暴露疗法 暴露疗法是将烧伤创面暴露于干热空气中，不用敷料覆盖或包扎，控制创面渗液使烧伤坏死组织干燥成痂防止细菌感染的方法。一般适用于以下几种情况：头面颈、躯干、会阴、臀部烧伤，天气湿热、大规模成批烧伤敷料供应不足、大面积深度烧伤。

创面以 1% 碘附外涂，红外线辐射灯照射。

环境温暖干燥，室温要求 28 ～ 32℃，相对湿度 40% 左右，烤灯、远红外线加热器可以加速创面干燥、提高床周温度，注意需定时翻身。暴露疗法一般会加深创面，延缓创面愈合时间，同时增加创面渗出及消耗，应酌情增加补液、注意水电解质平衡。

3. 半暴露疗法 介于包扎和暴露之间，可以控制感染又有利于观察，保持相对较为干燥的环境。半暴露疗法是用单层的药液或油纱覆盖创面，外层不再覆盖纱布或棉垫，一般每日或隔日换药。不宜在深度烧伤上实施半暴露疗法。

（五）早期烧伤创面常见外用药物和敷料

1. 磺胺嘧啶银（或磺胺嘧啶银锌） 抗菌谱较广，对多数革兰氏阳性菌和革兰氏阴性菌有良好的抗菌活性，对铜绿假单胞菌也有较强作用。涂药后，渐变成深棕色。含锌制剂可促进创面愈合。注意有磺胺过敏史者禁止使用。

2. 磺胺米隆 抗菌谱广，对多种革兰氏阴性菌及革兰氏阳性菌有效，对铜绿假单胞菌也有较强作用。缺点为用药部位疼痛、皮疹等。磺胺米隆主要代谢产物可抑制碳酸酐酶，由此使尿成为碱性，引发代谢性酸中毒。必要时需静脉滴注碳酸氢钠进行对冲。

3. 其他含银敷料 含银敷料有别于磺胺嘧啶银，一般为缓释银离子敷料，具有广谱抗菌作用。目前越来越多的保湿敷料复合了银离子成为新型敷料。

4. 生长因子类 见本章第一节。

5. 脱痂药物类 主要有快速脱痂的菠萝蛋白酶药物和精准脱痂的胶原酶药物。

第四节 复合伤创面治疗

一、复合伤创面概述

复合伤是两种或两种以上不同致伤因子同时或相继作用于机体导致的损伤。较为常见的是烧伤合并机械性损伤即烧创复合伤或烧冲复合伤，如严重车祸、爆炸事故、军事袭击。罕见的如放创复合伤（放射损伤复合创伤），见于核事故以及核战争，也可见于肿瘤伤员的放射损伤，该类创伤最显著的特点是创面愈合显著延迟。现代战争中使用的贫铀炸弹、白磷弹、生物武器等爆炸常同时导致烧伤复合爆震伤、冲击伤、放射损伤、化学烧伤、生物导致的软组织损伤等复合损伤。

二、复合伤创面临床特征和创面治疗

在烧伤同时多合并骨折、脑损伤、气胸或腹部脏器损伤，均应按创伤急救原则作相应的紧急处理。有呼吸道梗阻者，应行气管插管术或气管切开。创面治疗原则同烧伤，但需兼顾其他损伤的诊断和治疗。放创复合伤的创面难愈机制涵盖了创伤修复过程的各个阶段，究其根本原因则是电离辐射导致的细胞DNA链断裂，造成了受照部位细胞的损伤。治疗主要通过皮瓣或肌皮瓣等修复，但效果欠佳，还需结合干细胞、生长因子、免疫调节和局部靶向治疗相结合的综合治疗手段。在白磷炸弹、坦克、迫击炮等炮弹中常含有白磷，为了防止白磷继续燃烧，在现场有条件时将伤区浸入水中或使用浸湿衣服等覆盖封闭。注意磷烧伤时严禁应用油性敷料包扎。

三、复合伤创面处理注意事项

需要注意的是烧伤复合伤因大范围烧伤创面的存在和严重全身反应常常掩盖内脏的症状。伤员病情如生命体征变化等与烧伤程度明显不符合时需考虑存在烧伤复合伤的可能，需进行全面查体和较为详尽的辅助检查。尤其注意在冲击伤中鼓膜、气管、支气管、肺、胃肠、头颅等是容易受损的部位，避免漏诊。

第五节 感染创面识别和治疗

感染创面多是由于创面未经及时、正确的处理导致，与伤员的一般

情况、基础疾病有关，也与急诊手术条件、医生经验等有关。如发生在战争现场、地震塌方、大规模车祸、暴力冲突现场，以及偏远、医疗资源匮乏地区，往往无法及时救治。在经过数小时或数天的搜救、转运、挖掘等救援后，创面往往已经发生严重感染或导致延迟清创。即使部分病例伤后被及时送到医院，由于需要立即实施其他抢救生命的操作或干预措施，无法仔细判断组织活力或后续发生的组织坏死，也可能会出现创面感染。因此，清创延迟和不彻底都可能导致感染。在保证全身情况稳定的情况下，初次手术尽可能彻底清创。彻底清创、通畅引流、爱惜组织、恰当缝合是预防外科伤口感染的重要组成部分。对于明确发生感染，通过单纯清创引流难以清除，或高度疑似感染的创面，及时使用有效抗生素仍是必不可少的手段。尽早获取创面标本和确定病原菌是进一步准确抗菌的基础，近年来二代基因测序等辅助手段对细菌的鉴定和抗生素的筛选起到重要作用。一旦确定感染细菌，需根据药敏和药物代谢特点合理使用抗菌药物，并严格把握抗菌药物联合使用的指征。对于老年或儿童、糖尿病伤员、合并肾病、长期使用激素等伤员的抗生素选择需格外注意。当外科手段难以在短期内控制，暂时未能明确病原菌但具有典型感染特征，或已发生血流动力学改变、感染特异炎症指标明显变化等情况下，应及时使用广谱有效抗生素而不必等待细菌培养结果。

一、普通感染

皮肤软组织损伤导致细菌感染较为常见，与污染和损伤较重有关，也与缝合技术、血肿、全身情况、术后创面护理等因素相关。比较常见的是脂肪液化合并金黄色葡萄球菌、创面感染裂开等。近年来多药耐药或泛耐药细菌流行容易导致院内感染，严格无菌操作、纠正伤员基础情况（如糖尿病、休克、营养不良等）、日常换药加强手卫生等均对控制感染至关重要。一旦发生感染需在手术室进行彻底清创引流，无法关闭的创面可持续外科引流，包括负压封闭技术或引流皮片、引流纱条等。需注意创面可形成生物膜，难以彻底有效清创，往往需机械清创联合具有清除生物膜的外用药物进行清创。有时需鉴别血肿、局部生态组织存留导致的吸收热和局部红肿热痛，必要时拆除缝线、引流或再次行扩创手术。及时创面培养获取细菌学证据和关注全身炎症指标变化有助于鉴别炎症和非细菌性反应。

一旦发现局部炎症反应加重，合并全身炎症反应或炎症指标改变，需立即进行外科干预。如在加强抗感染的基础上进行扩创手术。部分伤员症状并不典型时，如局部肿痛但全身无明显发热等反应或虽有全身乏

力、恶心等反应局部反应却不明显，需格外注意，尤其是老年伤员和极度虚弱的伤员或进行中深度镇静的伤员。有些伤员术后几天无明显反应，创面愈合尚可，但是随后数日甚至出院后可能出现局部破溃，严重者发生休克等。一旦深部组织感染尤其是合并内固定等植入物时，往往需要及时扩创手术取出植入物。负压疗法虽对创面有很大帮助，但也曾出现创伤后创面感染被负压掩盖而导致伤员发生感染性休克的教训。因此，及时观察创面引流液、创周反应和伤员全身情况、炎症指标等变化，必要时结合磁共振等检查有助于全面了解伤员创面感染情况并及时处理。如处理不及时可能导致感染加重、发生骨髓炎等慢性感染，甚至多脏器功能衰竭、死亡，加大救治和修复难度，显著增加医疗费用，还可能造成医疗纠纷。

有经验的医生通过嗅觉和视觉可以对普通感染中特殊细菌感染进行初步识别，如铜绿假单胞菌感染具有创面绿染合并甜腥臭味；奇异变形杆菌的特殊奇臭无比味道也具有相对特殊性；金黄色葡萄球菌的脓液往往黄色稠厚。最终需行细菌培养或二代测序进行细菌鉴定。

总之，识别外科普通感染和及时清创引流治疗仅仅是一个方面，控制不利于创面愈合的因素和改善全身情况，如控制吸烟、调整血糖、纠正营养不良和低蛋白血症、限制免疫抑制剂的使用和不必要的抗凝剂等对于控制创面感染也十分重要。

二、特殊感染

（一）破伤风

破伤风是破伤风梭菌经由破损的皮肤或黏膜进入人体，创面常常污染较重，细菌在缺氧环境下生长繁殖，产生毒素而引起肌痉挛等临床表现。其感染的重要条件是创面形成厌氧微环境：创面窄而深（如刺伤），且伴有泥土或异物污染；大面积创伤、烧伤、坏死组织多，局部组织缺血同时伴有需氧菌或兼性厌氧菌混合感染。破伤风毒素主要侵袭神经系统中的运动神经元，因此本病以牙关紧闭、阵发性痉挛、强直性痉挛为临床特征，主要波及的肌群包括咬肌、背棘肌、腹肌、四肢肌等。大多数病例都发生在感染后的 3 ～ 21 天，中位发病时间是感染后 7 天，也可短至 1 天或长达几个月、数年。如有的伤员会在伤后多年摘除异物或弹片时引发破伤风症状。人群普遍易感，且各种类型和大小的创伤都可能被含有破伤风梭菌的土壤或污泥污染，发病少但危害性高。在户外活动多的温暖季节，受伤患病者更为常见。

因此，在处理污染严重的深部创面时，尤其要彻底清除坏死、失活

组织，清除异物。根据情况决定是否封闭创面，如果缝合创面，必须不留死腔。控制痉挛是治疗的中心环节，伤员应隔离在安静、无声光刺激的场所。给予适度镇静，应尽早行气管切开，保持气道通畅。一旦发生破伤风需再次寻找感染部位并彻底清创，并使用破伤风免疫球蛋白等免疫治疗。

（二）气性坏疽

气性坏疽是由产气荚膜梭菌等所引起的软组织感染、肌坏死，进展迅速，预后极差。致病菌主要有产气荚膜梭菌、水肿梭菌、败毒梭菌、梭状梭菌和溶组织梭菌等，多为厌氧菌为主的混合感染。创面污染严重叠加清创不彻底或延迟清创、伤员基础情况差合并糖尿病等因素往往是气性坏疽的发生基础。产气荚膜梭菌是一种革兰氏阴性厌氧菌，能分解糖类产气并产生外毒素，造成菌血症甚至脓毒症，同时酶解破坏组织，造成溶血以及血管内皮细胞损伤。气性坏疽的典型局部症状主要是皮下捻发感和 / 或捻发音。创面内可以查到气体、液体，通过 X 线下可见气体影。术中常发现坏死的肌肉、筋膜，肌肉失去活力，往往呈鱼肉样、切割不出血、电刺激不收缩。气性坏疽往往进展迅速，一旦发生脓毒症，往往有血流动力学改变和脏器功能改变，严重者发生多脏器功能衰竭甚至死亡。在治疗上，产气荚膜梭菌对青霉素十分敏感，但需注意是否合并其他细菌感染，合并其他细菌感染的伤员在抗生素选择时需注意覆盖其他细菌。在维持血流动力学稳定及加强抗感染的基础上，及时彻底清创和开放创面是根本治疗手段，必要时可行多次扩创清创手术。当伤员肌肉丰富部位受到窄而深的弹片非贯通伤、大块肌肉撕裂伤和粉碎性长骨骨折或有较大血管损伤构成循环障碍时，应抓紧时机，尽早进行彻底清创。清创时应扩大创面，切开深筋膜，解除深层组织张力，并保持引流通畅，同时注射大剂量抗感染药物。对可疑气性坏疽的伤员，视情况就地隔离，严防交叉感染，原则上不后送，以免因多次中转延误诊治。诊断一经确立，应立即手术。术前积极输液输血，纠正休克、酸碱紊乱，补足液体，静脉滴注大剂量抗菌药物（青霉素 + 甲硝唑）并一直维持到手术结束。术中不用止血带，对病变区行广泛、多处的纵行切开，彻底切除坏死、失活的组织；用大量过氧化氢溶液冲洗创面。如坏死广泛应果断在健康的部位高位截肢，截肢残端开放，用过氧化氢溶液浸泡的纱布疏松覆盖，每日更换数次直至感染控制。术后静脉滴注青霉素和甲硝唑，有条件时积极开展高压氧治疗；给予伤员高蛋白饮食，必要时给予完全肠外营养。创面予以延期缝合，或通过换药、植皮等方式促进愈合。如肢体存在严重气性坏疽，必要时需行急诊截肢手术。高压

氧治疗、适当液体复苏、营养和脏器支持均对控制病情具有重要作用。污染严重且延迟清创的伤员合并破伤风感染的风险较高，可使病情雪上加霜，此类伤员需注意破伤风抗毒素的使用，必要时追加剂量。

此外，需要注意的是，皮下产生气体合并大范围软组织坏死或坏疽的创面不一定都是由梭状芽孢杆菌引起的感染。笔者曾遇到两例由泛耐药鲍曼不动杆菌合并耐碳青霉烯类抗生素的肺炎克雷伯菌引起的广泛皮下积液积气伤员，他们都合并感染性休克和脏器功能不全，最终经过及时清创手术联合广谱抗菌药物和循环脏器支持等处理得以成功救治。此类伤员单纯使用青霉素往往难以控制感染，不能因为组织中有积气和捻发音就认为是产气荚膜梭菌感染而单独使用青霉素，这样可能导致延误治疗。

三、慢性疾病急性感染创面

（一）慢性疾病急性感染创面概况

目前，临床上时常会遇到慢性创面的急性感染。如糖尿病溃疡、压疮，平时处理不当，如血糖控制不足，会导致创面急性感染，甚至形成脓毒症。软组织感染的危险因素包括高龄、糖尿病、肥胖、高血压、肝硬化、慢性肾病、自身免疫性疾病等。坏死性筋膜炎伤员中糖尿病的发生率可达到40%。发生在会阴部、肛周、生殖器及腹壁的感染性坏死性筋膜炎特称为富尼埃坏疽（Fournier gangrene）（图10–6），1883年由Fournier医生最先报道，感染来源于肛瘘、泌尿生殖系统感染、局部损伤等，也常常合并2型糖尿病。

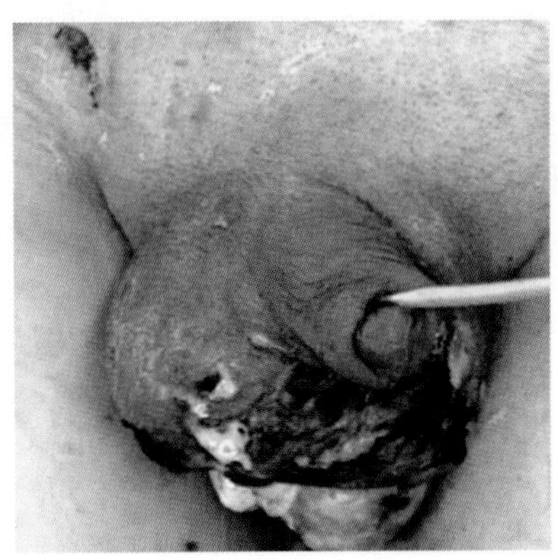

图10–6　富尼埃坏疽

（二）慢性疾病急性感染创面处理要点

慢性创面急性进展往往伴有脓毒症表现甚至血流动力学改变，需结

合重症评分等工具尽快评估风险，并在加强补液和抗感染的情况下进行急诊手术。手术过程中需彻底清除坏死组织、通畅引流、消灭死腔，通过彻底扩创、联合负压封闭引流、植皮和皮瓣移植等技术修复创面，扩创引流手术需急诊实施，修复手术可待二期完成。

【常见错误】

- 使用负压疗法时没有彻底清除坏死组织、覆盖易损组织和易于出血的组织，没有将周围的组织牵拉封闭覆盖血管或行组织瓣覆盖保护。
- 用手掌法评估烧伤面积时使用测量者手掌面积计算。
- 进行伤口或创面评估时未清除外敷的药物，或者没有去除包扎的绷带或夹板。
- 处置复合伤伤员时仅注意大范围烧伤创面，而遗漏腹腔、胸腔脏器损伤，甚至漏诊颅脑损伤。
- 处置严重污染创面时未能预防或及时识别气性坏疽。

（任海涛　韩春茂）

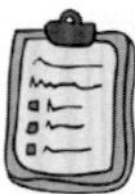

推荐扩展阅读文献及书籍

[1] 徐媛，刘宏伟. 创面修复“TIME”原则及其意义[J]. 中国组织工程研究，2012，16(11)：2059-2062.

[2] 陈珺，章一新. 章氏超减张缝合在闭合高张力创面中的临床应用效果[J]. 中华烧伤杂志，2020，36(5)：339-345.

[3] 谭元，汪虹，支燕，等. 皮肤牵张器在创面闭合中的应用研究进展[J]. 中华烧伤杂志，2019，35(6)：471-474.

[4] 高磊，李天博，刘燕玲，等. 皮肤牵张闭合器在难愈性褥疮创面修复中的应用[J]. 中华显微外科杂志，2018，41(1)：80-83.

[5] 韩春茂，余美荣，王新刚. 创面处理主要进展概述[J]. 中华烧伤杂志，2018，34(12)：864-867.

[6] 任海涛，韩春茂，张晶晶，等. 烧伤伴肺炎克雷伯菌感染患者流行病学调查和发生脓毒症的危险因素分析[J]. 中华烧伤杂志，2019，35(6)：456-458.

[7] 中华医学会烧伤外科学分会，编辑委员会中华烧伤杂志. 皮肤创面外用生长因子的临床指南[J]. 中华烧伤杂志，2017，33(12)：721-727.

[8] HAN C M，CHENG B，WU P. Clinical guideline on topical growth factors for skin wounds [J]. Burns Trauma，2020，8：tkaa035.

[9] REN H，LI Y. Severe complications after negative pressure wound therapy in burned wounds：two case reports [J]. Ther Clin Risk Manag，2014，10：513-516.

[10] 张婷,韩夫,刘佳琦,等. 全头皮撕脱伤的显微外科治疗[J]. 中华整形外科杂志,2020,36(6):650-654.

[11] 陈孝平,汪建平. 外科学(第 8 版)[M]. 北京:人民卫生出版社,2013.

[12] 韩春茂,王新刚.《国际烧伤协会烧伤救治实践指南》2016 版解读[J]. 中华烧伤杂志,2021,37(1):97-100.

[13] 冉永红,高继宁,卢丙慧,等. 放创复合伤创面难愈机制及治疗的研究进展[J]. 中华放射医学与防护杂志,2018,38(11):874-880.

[14] 王传林,刘斯,邵祝军,等. 外伤后破伤风疫苗和被动免疫制剂使用指南[J]. 中华流行病学杂志,2020,41(2):167-172.

[15] 梭菌性肌坏死(气性坏疽)诊疗专家组. 梭菌性肌坏死(气性坏疽)诊疗意见[J]. 中华临床感染病杂志,2008,1(2):119-121.

[16] MISIAKOS E P, BAGIAS G, PAPADOPOULOS I, et al. Early diagnosis and surgical treatment for necrotizing fasciitis: a multicenter study [J]. Front Surg, 2017, 4 :5.

[17] 刘韬滔,刘亚林,何清,等. 软组织感染致脓毒性休克的早期诊断与治疗[J]. 中华急诊医学杂志,2020,29(1):76-81.

第十一章 灾难医学救援桌面推演

- 灾难医学救援涉及灾难预防、灾难现场救援组织管理、灾难伤病员救治、灾后恢复与重建等内容。
- 灾难医学救援桌面推演是指按照灾难应急预案设计及流程，营造虚拟的演练情景环境，进行决策讨论和模拟现场处置的过程。
- 灾难医学救援桌面推演的实施流程包括准备工作、推演实施和推演总结三个阶段。
- 灾难医学救援桌面推演有分析式和交互式两类。
- 特大型交通事故的医学救援需要联合交管、公安、消防等部门，制订应急联动预案，开展演练，才能提高救援水平。
- 地震灾难可瞬时造成大面积损毁及大规模创伤事件，需要有科学的组织、系统的救治流程以及合理的医疗分工、物资分配，才能开展高效的现场救援行动。
- 矿难造成的批量伤员，常为复合伤，且现场可能存在毒气中毒等影响救援的因素，桌面推演中需要多维度考虑救援方案。
- 化工厂爆炸引发的灾难，包括冲击波、投射物、有毒气体等致伤因素，需做好个人防护及对现场环境的评估，科学的救援演练可减少伤害。
- 火灾事故的日常演练重点多放在预防、控火、现场逃生等，在医学救援桌面推演中，还需关注创面与气道的处置。
- 桌面推演在反恐应急救援演练中，可操作性较好，反复性强，具有可推广性。

一、灾难医学救援桌面推演概述

灾难医学救援由政府部门主导发展，涉及灾难预防、灾难现场救援组织管理、灾难伤病员救治、灾后恢复与重建等专业内容。灾难医学救援与传统急救医疗、急诊医学不同，其内涵及救援范围更宽泛，包括灾

难指挥组织调动、医疗资源整合、救治场所的搭建与运作、伤员搜救、检伤分类、转运及临床救治、灾区防疫等。灾难的发生往往难以预料，灾难事件具有突发性、复杂性、群体性等特点，应对灾难，需要组织及系统性培养具有灾难医学知识及应急救援技能的救援团队，但是灾难尤其是重大灾难事件，并不常发生且事先无准备，因此，日常灾难医学救援预案及应急救援演练显得尤为重要。

应急演练是突发事件应对工作的重要组成部分，目前我国应急演练开展水平参差不齐，表现在展示型演练多，训练型演练少，且缺乏规范性，缺少认真的总结，参与度不高。作为灾难医学救援应急演练形式的一种，灾难医学救援桌面推演是指由相关应急组织的关键岗位人员按照灾难应急预案设计及标准化的工作流程，利用地图、沙盘、流程图、视频会议等辅助手段，针对事件设定灾难现场，营造虚拟的演练情景环境，进行决策讨论和模拟现场处置的过程，引导参与者对现场问题的分析，激发及强化参与者之间的沟通交流，提升其面对困难及解决问题的能力。该形式可以对不同情境的灾难事件反复推演，综合性和可操作性强，实用性及参与度高。

（一）灾难医学救援桌面推演的实施流程

灾难医学救援桌面推演的实施流程包括准备工作、推演实施和推演总结三个阶段，具体工作和内容见表 11-1。

表 11-1　灾难医学救援桌面推演实施流程

实施阶段	具体工作	工作内容
准备工作	明确推演目的	提升某种灾难医学救援能力
	设计推演方案	灾难场景设计：沙盘、多媒体、地图等模拟
		灾情设计：事件概要、发生时间地点、伤亡人数、级别
	人员准备	演练督导员、总指挥、参与者、参演人员等
	物品准备	平面图、救治标识、卡片、幻灯片设计、模拟救治道具
	流程准备	灾难医学救援流程的设计
推演实施	介绍事件概要、现场情况、人员职责岗位划分	带入情景
	组织推演	根据预期效果及推演规模选择分析式或交互式
	推演复盘	过程结束后引导参与者重新审视自主推演过程，再次探讨救护决策

续表

实施阶段	具体工作	工作内容
推演总结	参与者对推演过程中表现的自我评价及反思 梳理流程，共同提炼决策及流程重点与难点 效果评价	

（二）灾难医学救援桌面推演的常见类型及特点

灾难医学救援桌面推演包括分析式和交互式（图 11–1），主要特点见表 11–2。

表 11–2　灾难医学救援桌面推演常见类型及其特点

	分析式	交互式
形式结构	主持人引导问题，小组讨论分析	主持人推导灾情进展，参与者发言参与现场协调
人员	主持人、参与人员	督导人员、主持人、参与人员、参演者
道具	较少	丰富
地点	会议室	会议室、模拟教学中心
特点	相对缺乏真实感，带入感一般	剧情推进式，全程需参与者思考及给出指挥决策，参与度高，具有一定真实感

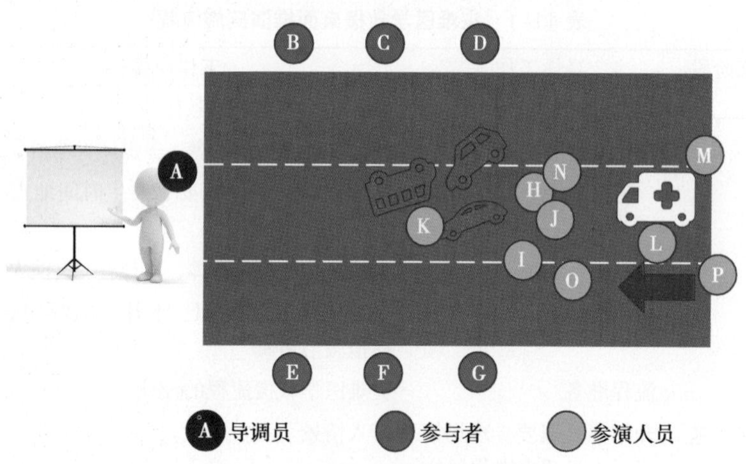

图 11–1　交互式桌面推演示意图

二、特大型交通事故救援桌面推演

交通事故造成的伤害日趋频繁，并成为创伤主要原因，高效及时

的医学救援能减轻交通事故伤员的死亡率及致残率。与一般道路交通事故不同，高速公路交通伤害常有群体性、突发性、严重性、不确定性等特点，属于特大型交通事故。医学救援需要联合交管、公安、消防等部门，制订高效协作、统一指挥等应急联动预案，并在日常工作中开展各类形式的演练，只有这样才能让参与人员熟悉资源调配、救治流程，并不断完善预案，提高救援水平。

（一）特大型交通事故救援桌面推演准备

1. 推演事件情景背景 ×月×日21时，在某高速公路上发生三车相撞交通事故，造成6人当场死亡，20余人不同程度受伤，交警已到达现场，并进行上述信息的反馈，消防部门正赶往现场。“120”指挥联动中心通知距离事故现场最近（20km）医疗机构，调配紧急医学救援相关资源。

2. 推演人员准备 ①导调员：引导推演脚本，调动参与者思考及发言，把控时间节奏及事件发展方向；②参与者：根据参与人员职能设定，如急诊科当班医生、医务科长、院级领导等；③参演者：设定“120”急救中心接线员角色、交警及消防角色、现场伤员等，视推演规模而定；④观摩人员。

3. 推演场景准备 ①地点：选择培训室、会议中心、教学中心或指挥中心等；②场景要素设计：视实际情况，选择沙盘、地图、幻灯、多媒体等，展示高速公路上三车相撞及伤员遍地景象。

4. 推演物品准备 ①黑板、告示板或幻灯，配合导调员推进事件；②人物角色卡片，标记参与者职能角色；③纸笔，用于现场情况记录、事件流程记录等；④道具，如电话、现场急救用品，可视推演规模大小而选择。

（二）特大型交通事故救援桌面推演过程

1. 启动导入事件 导调员介绍事件发生：×月×日21时，在某高速公路上发生三车相撞交通事故，造成6人现场死亡，20余人不同程度受伤，交警已到达现场，并进行上述信息的反馈，消防部门正赶往现场。“120”指挥联动中心通知贵院开展紧急医学救援。启动开始后，“120”急救中心电话拨入。

2. 推进演习 可由参与者进行演说，讲解每一环节实施步骤及细节，如急诊科当班医生接到电话后的请示、上报过程，医务科长或院级领导如何在短时间内整合医院现有医疗资源，对到达的批量伤员进行救治；或在现场，对现场的评估、人员伤亡的判断、检伤的过程以及伤情初次评估等，均可由参与者进行口述，导调员进行适当的记录，结束后

进行复盘及讨论。推演过程中，现场的信息及情况可随时发生变化，而参与者的每一步响应行动和计划以及讨论氛围均不易控制，导调员应按照导调的基本原则对动态信息大致把控并灵活掌握节奏。推演过程中针对某一问题的讨论，不应耗时过长，以保证真实感及时效性。

3. 推演结束　讨论与总结，每一个参与者对推演过程中决策及行动进行自我反思及总结，并进行探讨，以加深印象，提升能力。

可重点探讨的问题：

- 当班医生接到电话后的上报程序。
- 到达现场后的检伤分类，如何进行信息反馈？
- 对红色标识伤员的伤情评估程序。
- 与交警、消防部门间的协调工作。
- 院总值班启动应急预案，其具体内容有哪些？如何短时间整合院内资源？
- 批量伤员院内救治程序。

三、地震灾难医学救援桌面推演

地震灾难带来的破坏常无可抗拒及逃避，可瞬时造成大面积损毁及大规模创伤事件，紧急医学救援的救治水平，决定着地震伤员的病死率、致残率与灾后传染病感染率。地震灾难具有突发性、毁灭性等特点，且通常造成当地医疗机构及场所瘫痪及损毁，增加了医疗救治、救援等难度，需要有科学的组织、系统的救治流程以及合理的医疗分工和物资分配，才能开展高效的现场救援行动。

（一）地震灾难医学救援桌面推演准备

1. 推演事件情景背景　× 月 × 日 16 时，在某省某山区地区，发生 6.9 级地震，该地区常住人口约 800 人，仅设有乡村卫生院，目前村民伤亡情况及损失尚不明确。相关部门已根据重大事件启动二级响应，所在医院距离震中区域约 150km，县医院受到调令，需迅速组建紧急医学救援队伍前往现场进行救援。

2. 推演人员准备　①导调员：引导推演脚本，调动参与者思考及发言，把控时间节奏及事件发展方向；②参与者：根据参与人员职能设定医院应急小组组长、成员、医务科长、院级领导等；③参演者：视推演规模设定应急部门领导、成员，医院各职能部门成员角色、现场武警消防救援人员、地震伤员等角色；④观摩人员。

3. 推演场景准备　①地点：可选择培训室、会议中心、教学中心、指挥中心等；②场景要素设计：视实际情况选择建筑倒塌模型、沙盘、

地图、幻灯、多媒体等，以展示地震灾难现场、建筑坍塌、伤员遭埋等景象。

4. 推演物品准备 ①黑板、告示板或幻灯，配合导调员推进事件；②人物角色卡片，标记参与者职能角色；③纸笔，用于现场情况记录、事件流程记录等；④道具，如户外用品、防护装备、电话、现场急救用品，可视推演规模大小而选择。

（二）地震灾难医学救援桌面推演过程

1. 启动导入事件 导调员介绍事件发生：× 月 × 日 16 时，在某省某山区地区，发生 6.9 级地震，该地区常住人口约 800 人，仅设有乡村卫生院，目前村民伤亡情况及损失尚不明确。相关部门已根据重大事件启动二级响应，你们医院距离震中区域约 150km，现医院需迅速组建紧急医学救援队伍前往现场进行救援，由各参与者立即作出响应并根据其职责展开组织工作。

2. 推进 推演推进过程中，可根据培训目的和效果选择推演重点场景，可分为医院层面的救援小组组建过程，以及现场救治讨论过程。导调员应按照导调的基本原则对动态信息大致把控并灵活掌握节奏。推演过程应保证真实感、紧迫感，让参与者在高压及紧绷状态下给出首个决策。

3. 推演结束 讨论与总结，每一个参与者对推演过程中决策及行动进行自我反思及总结，并进行探讨。

可重点探讨的问题：

- 医院紧急医学救援队伍的组成，如指挥小组、内外科医疗组、检伤分类组、检验检查医技组后勤保障组等。
- 物资的分配与携带，包括个人随行生活物资、医学救援的医疗物资、后勤保障物资等。
- 医院针对此次突发事件的应急预案及院内救治资源的安排。
- 紧急医学救援队伍到达现场后，如何迅速开展工作？需要开展哪些工作？如工作职责、工作划分区域、现场联络与报到、现场环境的评估等。
- 评估现场环境及安全性需考虑哪些危险因素？如余震、泥石流、房屋坍塌、化工厂泄漏、水灾、火灾、电击伤等。
- 现场救治情况，如检伤分类原则、伤情评估顺序、转运时机与条件。

四、矿难救援桌面推演

矿难的发生一直是我国煤矿采掘业安全生产的重大问题，除了加大

监管力度、强化安全意识，定期的安全培训以及合理的救援演练不可或缺。矿难通常造成突发性的批量伤员，致伤因素复杂，包括重物砸伤、挤压伤、高处坠落伤、烧伤、冲击伤等，此外，由受困引发的窒息缺氧、脱水、饥饿等造成的损害也是需要在救援过程中重点关注的。

（一）矿难救援桌面推演准备

1. 推演事件情景背景　×月×日18时，在某县某镇矿区，发生顶板垮塌事故，井下受困人数约60人，伤亡情况不明，由于当地仅设置乡镇卫生院，医疗救治条件不足，某医院需组建紧急医学救援队伍前往现场进行救援。

2. 推演人员准备　①导调员：引导推演脚本，调动参与者思考及发言，把控时间节奏及事件发展方向；②参与者：根据参与人员职能设定医院应急小组组长、成员、医务科长、院级领导等；③参演者：视推演规模设定应急部门领导、成员，医院各职能部门成员角色、现场武警消防救援人员、被困伤员等角色；④观摩人员。

3. 推演场景准备　①地点：可选择培训室、会议中心、教学中心、指挥中心等；②场景要素设计：视实际情况选择沙盘、地图、幻灯、多媒体、矿井坍塌模型等，以展示现场环境。

4. 推演物品准备　①黑板、告示板或幻灯，配合导调员推进事件；②人物角色卡片，标记参与者职能角色；③纸笔，用于现场情况记录、事件流程记录等；④道具，如户外用品、防护装备、电话、现场急救用品，可视推演规模大小而选择。

（二）矿难救援桌面推演过程

1. 启动导入事件　导调员介绍事件发生：×月×日18时，在某县某镇矿区，发生顶板垮塌事故，井下受困人数约60人，伤亡情况不明，由于当地仅设置乡镇卫生院，医疗救治条件不足，某医院需迅速组建紧急医学救援队伍前往现场进行救援，由各参与者根据设定的角色职责立即作出响应并展开组织工作。

2. 推进　推演推进过程中，设定可参考的情景，如救援小组到达现场后，现场搜救人员已从井下转出21名伤员，其中3名昏迷，15名轻伤，3名重伤，根据现场伤员情况做出指挥调度及安排，随后转出的伤员，仍需做出快速安置。推演过程应保证真实感、紧迫感，让参与者在高压及紧绷状态下给出首个决策。

3. 推演结束　讨论与总结，每一个参与者对推演过程中决策及行动进行自我反思及总结，并进行探讨。

可重点探讨的问题：

- 医院应急预案重点是什么？应急救援专家小组成员有哪些？现场医学救援指挥由谁负责？
- 造成矿难事故的原因有哪些？如顶板垮塌、瓦斯、电器的事故，设施故障、水火灾难。
- 现场救治的检伤分类原则。
- 伤情评估的 ABCDE 顺序，除了气道保护、呼吸循环的管理，被困时间过久的昏迷伤员，需考虑一氧化碳中毒等。
- 转运所需的医疗条件，救护车的安排。

五、化工厂爆炸救援桌面推演

化工厂爆炸存在冲击波、投射物、有毒气体等致伤因素，还有引发再次爆炸的风险，在救援过程中常常需做好个人防护，并对现场环境做出充分的评估。应急救援流程的演练与梳理能显著减少救援时可能发生的伤害。

（一）化工厂爆炸救援桌面推演准备

1. 推演事件情景背景 ×月×日 11 时，某县某镇一小型化工厂发生爆炸事故，估计受伤人数 30 余人，附近居民 500 余人，现场环境恶劣，漂浮的粉尘易引发二次爆炸，化工原料是否含有毒物质及气体不详，消防救援人员与搜救队到达现场，某医院需组建紧急医学救援队伍前往现场进行医学救援。

2. 推演人员准备 ①导调员：引导推演脚本，调动参与者思考及发言，把控时间节奏及事件发展方向；②参与者：根据参与人员职能设定医院应急小组组长、成员、医务科长、院级领导等；③参演者：视推演规模设定应急部门领导、成员，医院各职能部门成员角色、现场武警消防救援人员、被困伤员等角色；④观摩人员。

3. 推演场景准备 ①地点：可选择培训室、会议中心、教学中心、指挥中心等；②场景要素设计：视实际情况选择沙盘、地图、幻灯、多媒体等，以展示现场环境。

4. 推演物品准备 ①黑板、告示板或幻灯，配合导调员推进事件；②人物角色卡片，标记参与者职能角色；③纸笔，用于现场情况记录及事件流程记录等；④道具，如户外用品、防护装备、电话、现场急救用品，可视推演规模大小而选择。

（二）化工厂爆炸救援桌面推演过程

1. 启动导入事件 导调员介绍事件发生：×月×日 11 时，某县某镇一小型化工厂发生爆炸事故，估计受伤人数 30 余人，附近居民 500

余人，现场环境恶劣，漂浮的粉尘易引发二次爆炸，化工原料是否含有毒物质及气体不详，消防救援人员与搜救队到达现场，某医院需组建紧急医学救援队伍前往现场进行，由各参与者根据设定的角色职责立即作出响应并展开组织工作。

2. 推进　推演推进过程中，设定可参考的情景，如救援小组到达现场后，现场已转出 28 名伤员，其中 8 名昏迷，18 名轻伤，2 名重伤，根据现场伤员情况做出指挥调度及安排。推演过程应保证真实感、紧迫感，让参与者在高压及紧绷状态下给出首个决策。

3. 推演结束　讨论与总结，每一个参与者对推演过程中决策及行动进行自我反思及总结，并进行探讨。

可重点探讨的问题：

- 医院应急预案重点是什么？应急救援专家小组成员有哪些？现场医学救援指挥谁负责？
- 到达现场后如何开展工作？如现场的评估、个人的防护、信息的上报、毒理的检测等。
- 现场居民的疏散，疏散过程中关注的损伤及就医建议。
- 现场救治中检伤分类原则。
- 爆炸伤的评估与医疗处置。
- 转运救治的医院，职业病防治研究所？中毒中心？创伤伤情稳定是前提。

六、火灾救援桌面推演

火灾事故的日常演练大家并不陌生，常常联合消防及武警官兵，重点多放在预防、控火、现场逃生等。而针对火灾事故发生后的医学专业性救援，是需要反复揣摩及进行演练的，在桌面推演中，除了救治流程、预案的实施，还需重点关注烧伤创面及气道的管理。

（一）火灾救援桌面推演准备工作

1. 推演事件情景背景　× 月 × 日 12 时，某市一 30 层高的酒店发生火灾，火势尚未控制，现场被困人数不详，消防队与消防车已到达，消防员已在现场展开搜救活动，某医院距离该酒店 2km 左右，急需成立紧急医疗小组展开救援活动。

2. 推演人员准备　①导调员：引导推演脚本，调动参与者思考及发言，把控时间节奏及事件发展方向；②参与者：根据参与人员职能设定医院应急小组组长、成员、医务科长、院级领导等；③参演者：视推演规模设定应急部门领导、成员，医院各职能部门成员角色、现场消防

救援人员、烧伤伤员等角色；④观摩人员。

3. 推演场景准备 ①地点：选择培训室、会议中心、教学中心、指挥中心等；②场景要素设计：视实际情况选择酒店模型、沙盘、地图、幻灯、多媒体等，以展示现场环境及交通要素。

4. 推演物品准备 ①黑板、告示板或幻灯，配合导调员推进事件；②人物角色卡片，标记参与者职能角色；③纸笔，用于现场情况记录、事件流程记录等；④道具，如防护装备、电话、现场急救用品，可视推演规模大小而选择。

（二）火灾救援桌面推演过程

1. 启动导入事件 导调员介绍事件发生：× 月 × 日 12 时，某市一 30 层高的酒店发生火灾，火势尚未控制，现场被困人数不详，消防队与消防车已到达，消防员已在现场展开搜救活动，某医院距离该酒店 2km 左右，急需成立紧急医疗小组展开救援活动。推演开始于“120”急救电话。

2. 推进 推演推进过程中，可设定相应角色情景，如火情位于酒店 20 层，20 层以下人员已疏散完毕，20 层以上受困人数不详，根据现场伤员情况做出指挥调度及安排，消防员陆续救出的伤员有不同程度的烧伤、昏迷等表现。

3. 推演结束 讨论与总结，每一个参与者对推演过程中决策及行动进行自我反思及总结，并进行探讨。

可重点探讨的问题：

- 医院的应急预案及应急救援专家小组成员有哪些？是否开设烧伤科、创伤中心？紧急救治手术室、外科处置室、床位如何预留？
- 到达现场后接受现场指挥的调配，做好紧急救治及转运的准备，与 120 急救中心信息的对接。
- 除伤情的评估与处置、创伤的早期评估外，还需要关注吸入性损伤、创面早期保护处理、补液等问题。

七、暴恐袭击救援桌面推演

暴恐袭击具有突发、隐秘等特点，致伤因素也是多元化的，在城市突发公共卫生事件应急管理部门中，相应的反恐演习、应急救援演练必不可少，而桌面推演在反恐应急救援演练中，可操作性较好。

（一）暴恐袭击救援桌面推演准备

1. 推演事件情景背景 × 月 × 日 17 时，在某市闹市街区，几名恐怖分子劫持了一辆载有 10 人的公交车，撞到街道旁商铺后停止，恐

怖分子向临街的几个商铺投掷了自制炸弹，引发了火灾，现场受伤人数15人，车上劫持人质伤亡情况不明，急需派医疗小组赴现场展开救援行动。

2. 推演人员准备　①导调员：引导推演脚本，调动参与者思考及发言，把控时间节奏及事件发展方向；②参与者：根据参与人员职能设定医院应急小组组长、成员、医务科长、院级领导等；③参演者：视推演规模设定应急部门领导、成员、恐怖分子、伤员等；④观摩人员。

3. 推演场景准备　①地点：可选择培训室、会议中心、教学中心、指挥中心等；②场景要素设计：视实际情况选择酒店模型、沙盘、地图、幻灯、多媒体等，以展示现场环境及交通要素。

4. 推演物品准备　①黑板、告示板或幻灯，配合导调员推进事件；②人物角色卡片，标记参与者职能角色；③纸笔，用于现场情况记录、事件流程记录等；④道具，如防护装备、电话、现场急救用品，可视推演规模大小而选择。

（二）暴恐袭击救援桌面推演过程

1. 启动导入事件　导调员介绍事件发生：× 月 × 日 17 时，在某市闹市街区，几名恐怖分子劫持了一辆载有 10 人的公交车，撞到街道旁商铺后停止，恐怖分子向临街的几个商铺投掷了自制炸弹，引发了火灾，现场受伤人数 15 人，车上劫持人质伤亡情况不明，急需派医疗小组赴现场展开救援行动。

2. 推进　可根据培训效果设定相应情景过程的推演，如伤员的人数、伤情的变化。

3. 推演结束　讨论与总结，每一个参与者对推演过程中决策及行动进行自我反思及总结，并进行探讨。

可重点探讨的问题：

- 医院针对暴恐袭击的公共卫生事件的应急预案，紧急医疗队伍的组成。
- 响应“平战一体、军民协作”，如何做好反恐中应急医学救援演习演练，更高效完成救援任务。

【常见错误】

- 只传达或布置救治预案，或者剧本固定，行动流程僵化，流程推演前就已知晓情景设定、伤员数量、伤情种类等信息，并有针对性地准备对策，“完美”展示推演效果，背离对抗性推演理念。
- 制定推演剧本，参与推演人员没有实战经验，闭门造车，针对性不强，实效性差。

- 场景设计真实度低，场景单一，伤情种类简单。不能反映复杂、多变的灾难现场环境，不能反映批量伤员的救治问题和现状。
- 剧本设计复杂，涉及内容繁多，重点不突出，试图一次推演解决所有问题。
- 以桌面推演代替实战演练。导致重形式和流程，轻技术和能力，尤其在核化生等复杂环境中不能获得身临其境的救援心理体验。

（沈　印）

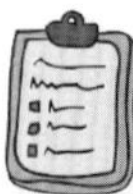

推荐扩展阅读文献及书籍

[1] 麻晓林，张连阳. 灾害医学[M]. 北京：人民卫生出版社，2016.

[2] 张连阳，白祥军. 多发伤救治学[M]. 北京：人民军医出版社，2010.

[3] DEMETRIADES D. 创伤急救评估与治疗手册[M]. 张连阳，简立建，译. 北京：科学出版社，2018.

[4] 郑静晨，樊毫军，侯世科. 从中国国际救援队国外地震救援实战论灾害医疗救援模式[J]. 中国急救复苏与灾害医学杂志，2006，1(1)：23-25.

[5] 孙贵新，高彩萍，邵钦，等. 中国灾难应急医疗救援队伍建设专家共识(2018)[J]. 中华卫生应急电子杂志，2018，4(3)：129-131.

[6] 李尚伦，张擎，李开涛，等. 天津港“8•12”特大爆炸事故紧急医疗救援案例分析[J]. 中华急诊医学杂志，2016，25(11)：1461-1463.

[7] 李珂，郭栋，杨腾，等. 军民融合式灾害医学救援体系建设的思考[J]. 中华灾害救援医学，2019，7(8)：459-462.

[8] 公斌，孔兵，孙志宏，等. 地震灾害应急医学救援的特点及建议[J]. 中华灾害救援医学，2014，2(11)：638-640.

第十二章　创伤检查检验技术

知识点

- 检查检验永远不能影响复苏。
- 对于伴有血流动力学不稳定、多发伤等严重伤员，二次评估时推荐行 FAST。如果条件允许，对于血流动力学稳定或趋于稳定的伤员推荐行从头到大腿中段的增强 CT 扫描。
- 除了通常意义上的检查检验，鼻胃管、导尿管等也具有重要的评估功能，可明确有无胃和膀胱等损伤。
- 胸部影像学检查主要包括 X 线、扩展版 FAST（extendedFAST，eFAST）和 CT，有助于识别隐匿的致命性损伤，如血气胸、肺挫伤、气管支气管损伤、钝性心脏损伤、创伤性主动脉破裂或夹层、创伤性膈肌损伤等。
- 平卧位胸部 X 线可能误导临床医生。平卧位胸部 X 线不能显示气胸、血胸、膈下积气等重要征象。
- 腹部影像学检查包括 FAST、腹部 CT 和 X 线。FAST 是血流动力学不稳定伤员的重要评估方法。
- 如果操作正确，诊断性腹腔灌洗虽然具有一定敏感性，但特异性较低，不能单纯作为剖腹探查的依据。
- 耻骨联合、耻骨支、骶髂关节等处骨折时，直肠、膀胱和尿道损伤可能性增加，左侧耻骨联合、四方体严重骨折时可能导致小肠嵌入或破裂，腹腔穿刺、膀胱注水试验、尿道及膀胱造影、FAST、CT、盆腔血管造影、直肠镜、阴道镜等有助于明确诊断。
- 连续动态的血气检验是复苏道路上的里程碑。如果复苏有效，休克伤员体内乳酸将被清除，碱剩余恢复正常。如果复苏不够，乳酸将进一步堆积，碱剩余进一步异常。在复苏过程中严重伤员都应动态监测血气。
- 即使是大出血伤员，单次血常规也不能作为评估失血量的标准。如果没有输注晶体溶液，没有发生血液稀释，则血红蛋白、血细胞比容等可没有变化。

严重创伤早期救治具有高度的时效性要求，需要建立完善的区域创伤救治体系。在院内救治中，要求建立合理的创伤复苏单元，就近规划影像、介入和手术室等，可有效缩短完成创伤早期评估和救治所需的时间。检验检查可以澄清意义不明确的体征、证实临床怀疑的诊断和指导治疗。但重要的是，这些检查不能干扰初次评估和二次评估，例如伤员因腹腔内出血导致腹部扩张时，需要立即剖腹手术，而不是诊断性腹腔灌洗；同样，腹腔内出血需急诊手术挽救生命，而不是脊柱 CT 扫描明确有无脊柱损伤。伤员可能因血液丢失而立即死亡，但不会因脊柱损伤而立即死亡。除了通常意义上的检查检验，鼻胃管、导尿管等也具有重要的评估功能，能明确有无胃黏膜和膀胱黏膜损伤等。当伤员被送入创伤复苏单元后，创伤团队快速进行评估，完成 FAST，以及胸部或骨盆 X 线、CT 检查，并选择合适的检验项目。创伤医生应熟知创伤救治中相关的检查和检验技术，便于在严重伤员的救治中合理选择，从而达到最佳救治效果。

第一节 创伤抢救复苏检查技术

一、颅脑创伤检查技术

（一）CT

所有 GCS 评分 <14 分的颅脑伤员，或合并意识障碍的伤员均应行头颅 CT 扫描，以发现原发性、继发性颅脑损伤情况。头颅 CT 评估步骤：查对伤员信息，评估外部创伤位置，评估颅骨骨折情况，评估大脑和小脑半球，寻找出血灶（图 12-1），寻找脑水肿、缺血性梗死灶或脑肿胀，评估脑沟脑回是否对称、有无蛛网膜下腔出血（图 12-2），评估脑室，判断中线位置、环池消失与否，评估颌面结构。增强 CT 对于早期蛛网膜下腔出血原因的筛查具有重要意义。

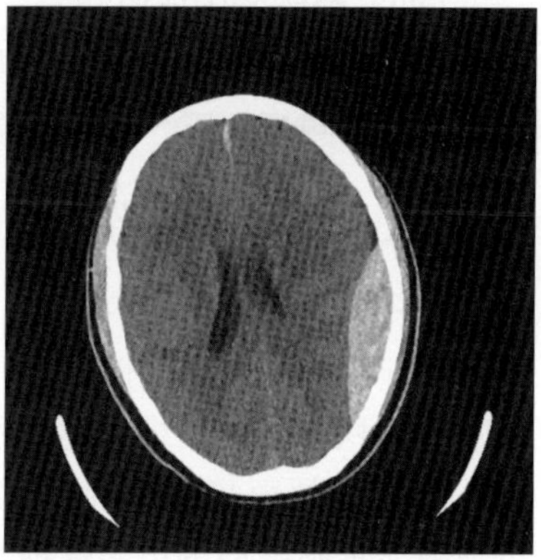

图 12-1　左侧顶枕部硬膜外血肿 CT 影像

（二）MRI

MRI 技术如磁敏感加权成像（susceptibility weighted imaging，SWI）、弥散张量成像（diffusion tensor imaging，DTI）等，在颅脑损伤中非典型

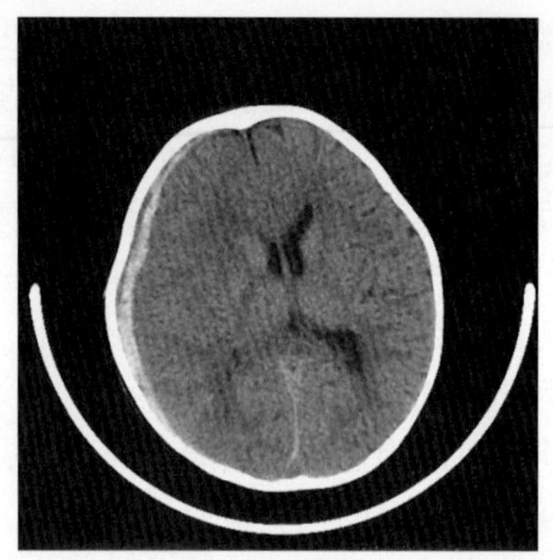

图 12-2 右侧额颞顶部硬膜下血肿 CT 影像
脑中线左移。

蛛网膜下腔出血及弥漫性轴索损伤（diffuse axonal injury，DAI）等方面比 CT 有优势。磁共振血管成像（magnetic resonance angiography，MRA）无需造影剂便可提供高分辨率图像。

（三）超声

经去骨瓣的声窗进行颅脑二维彩色超声检查，探测颅内血肿、继发性出血、中线移位和脑室扩张等征象。颅脑超声还可以通过颅外椎间孔的椎动脉及基底动脉、颈部颈动脉、眼部眼动脉间接评估颅内血流情况。经颅多普勒超声（transcranial doppler，TCD）用来监测脑血流速度及脑血管功能状态。

（四）有创颅内压监测

脑室内监测被认为是颅内压监测的“金标准”。推荐使用脑室内探头，既可监测颅内压，又能引流脑脊液。

二、颌面部创伤检查技术

(一) CT

颌面部三维 CT 重建可清晰评估颌面部骨折，多排螺旋 CT 的多平面重建、容积重建等三维重建技术已成为目前颌面部骨折诊断的主要方法(图 12-3)。颌面复合体的 CT 冠状位及轴位扫描和三维重建尤其重要，可清晰显示眼眶周围组织受损及眼眶骨折程度，以及眼睛内部损伤情况(图 12-4)。全面部骨折治疗中应用计算机辅助设计 / 计算机辅助制造技术，可设计出符合个体要求的个性化植入体或赝复体，通过 3D 打印技术可直接完成个性化复杂的三维头颅模型以及相应的复位导板，使虚拟模型变成实物。

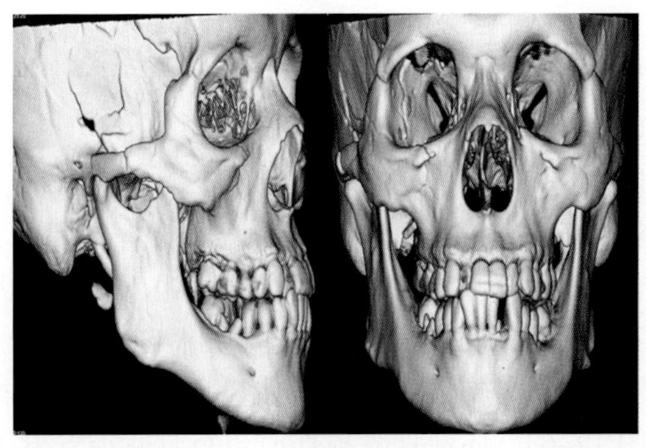

图 12-3 颌面部 CT 三维重建

双侧颞骨，右颧骨，右蝶骨大小翼，右眼眶内外侧壁、下壁，右上颌窦前侧壁及顶壁，双侧蝶窦壁，鼻中隔，右侧前颅窝及双侧中颅窝底多发骨折。

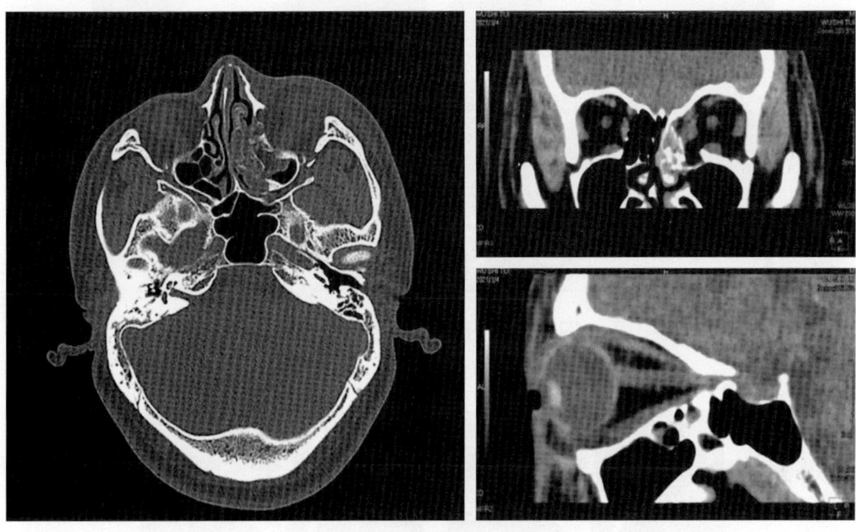

图 12-4 颌面复合体 CT

左眼眶内侧壁、左筛骨纸板骨折伴左眼内直肌挫伤，左侧筛窦积血。

（二）MRI

冠状位 MRI、磁共振水成像对于定位活动性及非活动性脑脊液鼻漏敏感性及特异性较高，MRI 还可显示疝出的脑实质组织，进一步明确脑脊液鼻漏是否伴有脑组织膨出。对于颌面部非金属性异物则应考虑使用 MRI 检查，伴血管损伤形成动静脉瘘者，根据临床需求选用计算机体层血管成像（computed tomography angiography，CTA）和 / 或 MRA、DSA。

三、颈部创伤检查技术

对于颈部钝性伤伤员，均要进行全面影像学评估。包括颈椎 X 线侧位、正位片（图 12-5），CT、MRI，动脉造影、食管造影，双功能多普勒超声，食管镜、喉镜。寰枢椎脱位影像检查首选 X 线片，包括寰枢椎张口位正位片及寰枢椎侧位片。CT 提示严重眼眶、蝶窦及颌骨骨折或合并脑损伤颅底骨折的伤员，均应行颈内动脉 CTA 或 MRA 检查，必要时给予颈内动脉 DSA 检查。颈椎 MRI 在显示周围韧带及椎管内情况方面更有优势（图 12-6）。怀疑食管损伤时可行食管或气管 X 线造影，胃

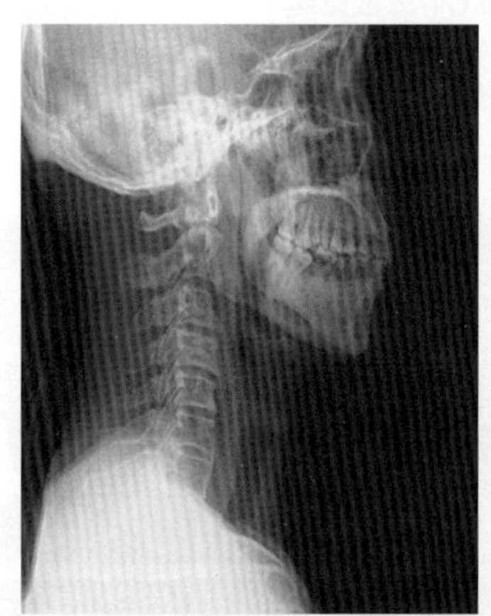
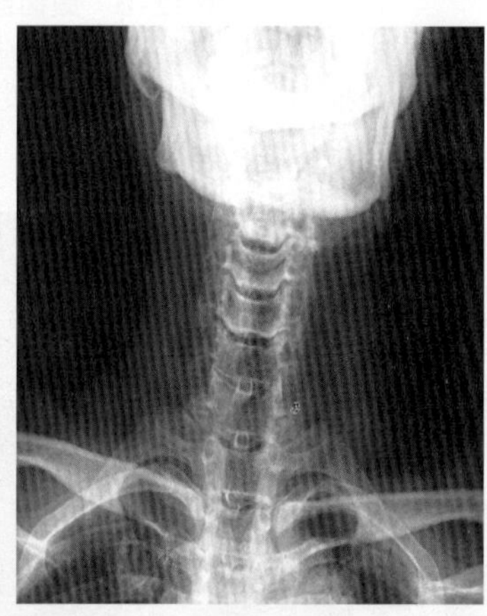

图 12-5　颈椎 X 线正侧位片

C_3 椎体骨折。

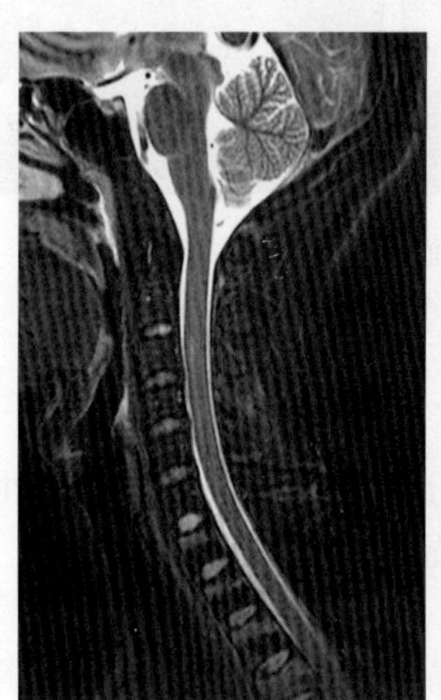
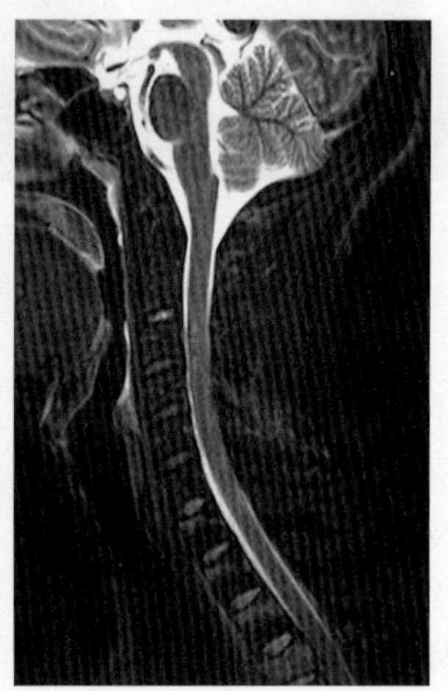

图 12-6　颈椎 MRI

C_7 ～ T_3 椎体压缩性骨折伴 C_3 ～ C_4 水平颈段脊髓挫伤。

笔记

镜或支气管镜检查可确诊，颈部 CT 可发现较大的瘘管。支气管镜检查可确认瘘口在气管或支气管内的位置。对于较小的瘘口，口服亚甲蓝后行支气管镜检查可提高诊断的敏感性及特异性。

四、胸部创伤检查技术

（一）X 线

胸部 X 线（正位、斜位、切线位）可直观准确显示肋骨骨折的全貌（图 12-7）。立位呼气末胸部 X 线片有助于单纯气胸诊断（图 12-8）。左膈肌升高，特别是 X 线发现鼻胃管在胸腔，提示创伤性膈肌损伤。提示可能存在胸部大血管损伤（创伤性主动脉破裂）的 X 线征象包括：纵隔增宽，主动脉结消失，气管向右侧偏斜，左主支气管受压，右主支气管升高，肺动脉和主动脉腔隙消失、食管（鼻胃管）向右侧偏斜、左侧血胸、第 1、2 肋骨骨折或肩胛骨骨折等。

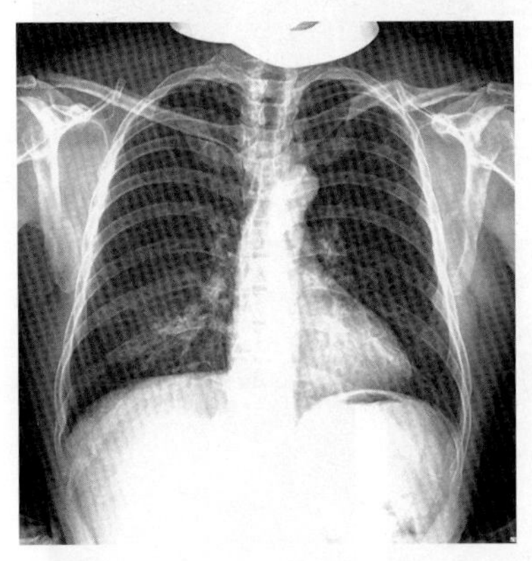

图 12-7 肋骨及锁骨骨折 X 线片

右侧第 4、6、7、10、11 肋骨及左侧锁骨骨折。

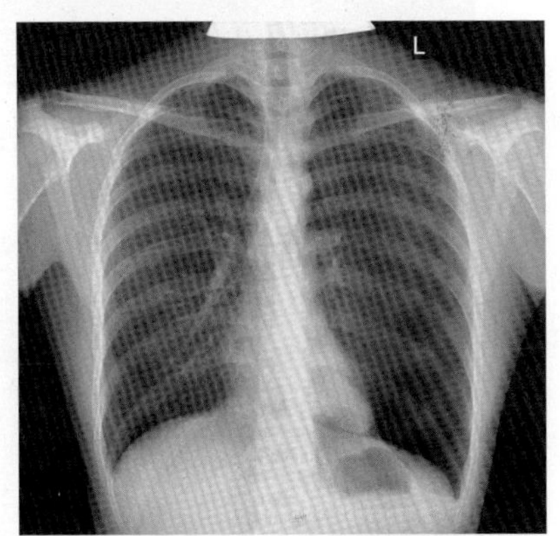

图 12-8 立位呼气末胸部 X 线片

左侧气胸，肺组织压缩约 60%。

（二）CT

胸部 CT 可显示少量的气胸和极少量的胸腔积液。低剂量 CT 扫描是发现、诊断和动态观察肺挫伤的最佳方法。CT 表现为膈肌连续性中断或膈肌部分未显示、领口征、腹腔内容物进入胸腔、腹部内脏依靠、膈肌移位、膈肌增厚影像征象时，提示创伤性膈肌破裂。胸部增强 CT 对大血管损伤评估准确性更高，必要时可进一步行 CTA（图 12-9）、主动脉造影、肺动脉造影等检查。胸椎骨折中，T_{11}、T_{12} 椎体压缩性骨折较常见，需行 CT 或 MRI 进一步检查（图 12-10）。螺旋 CT 三维重建技术可显示椎体的立体图像，CT 轴位图像可分析骨折椎体有无骨碎片分离、

移位，特别是有无向椎管内移位、压迫脊髓等。钝性胸伤异常或临床可疑，需进一步行超声心动图和螺旋 CT 检查，多排螺旋计算机体层摄影（multi-detector spiral computer tomography，MDCT）冠状动脉造影对识别冠状动脉损伤也非常有用。

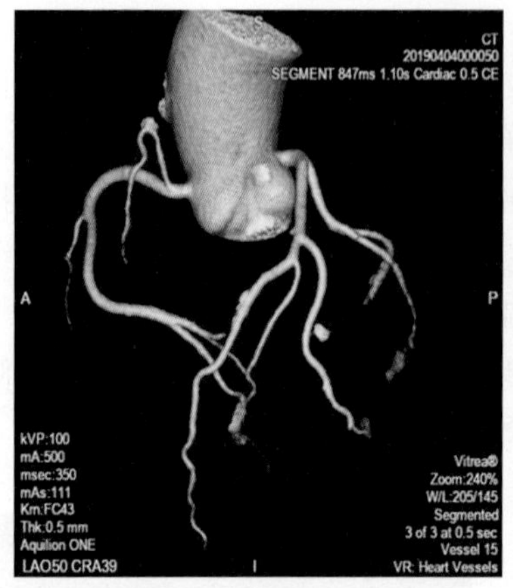

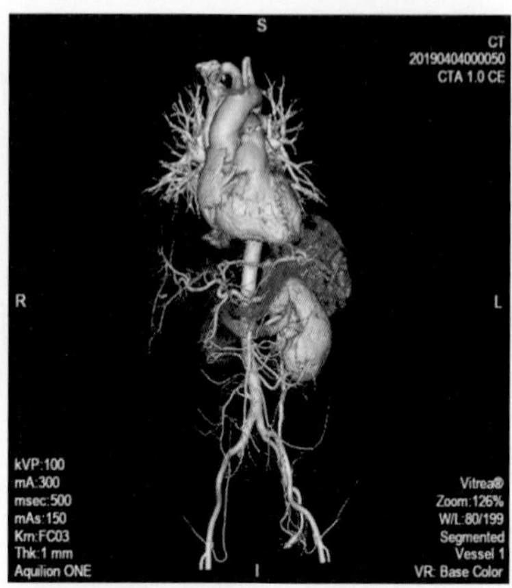

图 12-9　胸痛三项（冠状动脉 + 胸主动脉 + 肺动脉）CTA

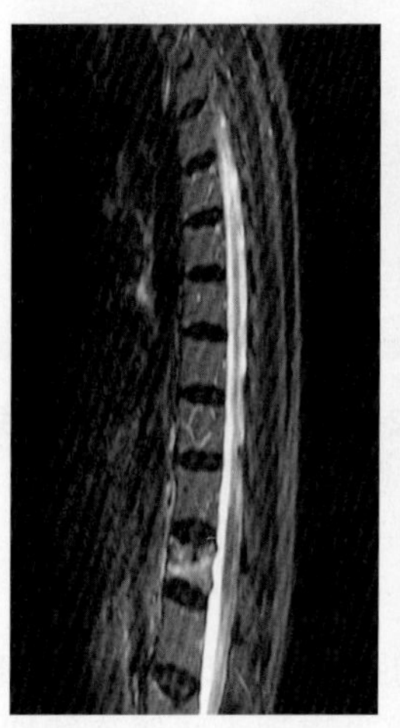
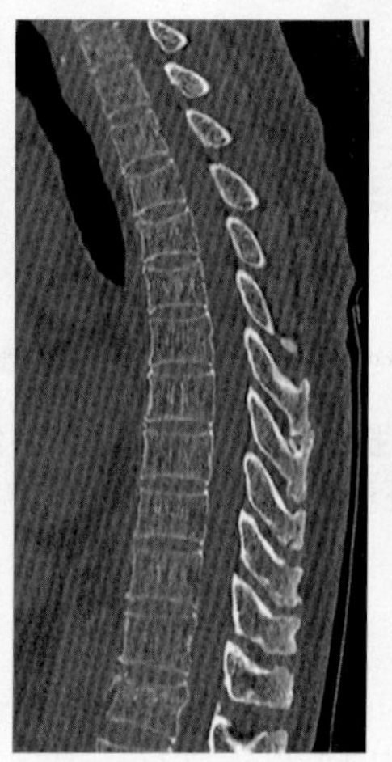
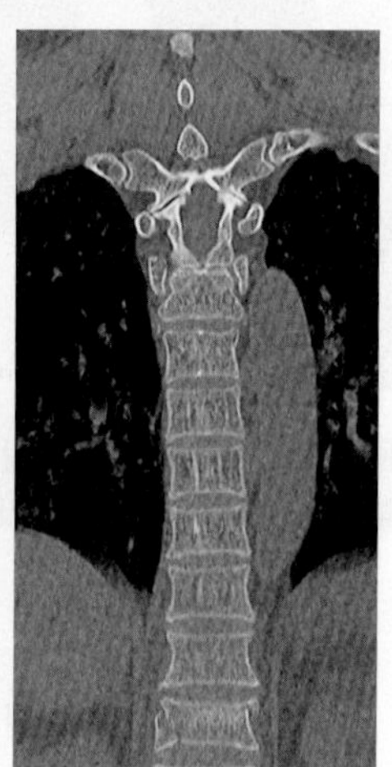

图 12-10　胸椎 MRI：T_{12} 椎体压缩性骨折

（三）超声

超声心动图为心内结构损伤首选检查，钝性心脏挫伤可表现出心律失常、心脏超声下室壁运动异常等。较轻的心肌挫伤可行经食管超声心动图检查（trans-esophageal echocardiography，TEE）明确。超声对心包

积液敏感性很强，有助于引导下穿刺缓解心脏压塞。心脏超声可经剑突下评估心包积液，经胸骨旁长轴、剑突下等评估左右心室大小及收缩功能，通过下腔静脉直径及呼吸变异度评估伤员容量状态。床旁超声由于具有实时、动态、可视化等特点，现已成为明确急诊伤员伤情、判断休克原因及指导液体复苏的重要手段。

FAST 是用于快速评估伤员体内脏器出血情况的床旁超声检查方法，检查范围包括右上腹、左上腹、肋下或剑突下、耻骨上 4 个切面。eFAST 在 FAST 的基础上增加了对胸部的检查，选择双侧胸前区、左右上腹部、剑突下和耻骨联合上（盆腔）6 个部位作为快速筛查部位。运用 eFAST 方案对伤员进行检查可提高胸部、腹部脏器损伤诊断符合率，减少漏诊，为生命体征不平稳、血流动力学不稳定的多发伤伤员获得确定性治疗赢得宝贵时间，进而提高抢救成功率。

（四）心电图

创伤后心肌缺血、心肌损伤可诱发心肌梗死，应尽早进行血运重建，包括经皮冠脉介入术（percutaneous coronary intervention，PCI）或冠状动脉搭桥术。心电图最常见的是频发室性期前收缩或 ST 段抬高，不能解释的窦性心动过速、心房颤动、右束支传导阻滞。

（五）支气管镜及电视胸腔镜检查

快速床边支气管镜检查在对创伤性肺不张伤员的支气管、肺损伤诊断治疗方面有独特的作用，在纤维支气管镜直视下可清除气道内的脓性分泌物（痰痂）、血凝块并可深部吸痰。灌洗是解决严重创伤后肺部感染及肺不张的有效手段；同时，对灌洗时收集的痰液标本进行细菌培养和敏感菌试验有利于正确选择敏感抗菌药物，迅速控制创伤后继发感染。

电视胸腔镜外科手术（video-assisted thoracic surgery，VATS）视野开阔，可用于膈肌损伤、血气胸、多发肋骨骨折等探查治疗。

五、腹部创伤检查技术

腹部盆腔脏器损伤容易发生漏诊及延迟诊断，漏诊部位排序处在四肢骨盆损伤与脊柱脊髓损伤中间。如今医学影像技术已经取得长足进展，但腹部仍是最后的“黑箱”。

（一）超声

超声对腹腔积气和积液有较高敏感性。超声造影能为腹腔脏器损伤的及时诊断提供有力依据，一般需要 3 ～ 5 分钟即可。FAST 强调快速筛查出需紧急处理的损伤。FAST 应用于腹部检查时，使伤员处于仰

卧位，重点检查剑突下切面、右上腹切面、左上腹切面、肺部切面、盆腔切面等。探测肝周、脾周、盆腔等部位是否存在积液，以及为心包积液、血气胸、腹主动脉假性动脉瘤及腹主动脉夹层、真性腹主动脉瘤、夹层动脉瘤、假性动脉瘤等的诊断提供依据。在非手术治疗肝、脾破裂伤员过程中，超声可用于动态监测损伤情况变化。超声还应用于协助人工气道建立，引导建立血管通路等。

（二）CT

腹部 CT 扫描及增强扫描对腹部实质脏器损伤（肝脏、脾脏、胰腺）诊断的敏感性很高，能显示实质脏器损伤的范围和程度（图 12-11）。CT 平扫对胰腺血肿的诊断价值高，但对撕裂口显示欠佳，增强扫描（特别是门静脉期）并辅以后处理技术对胰腺损伤的诊断具有重要价值。CT 评估腹部空腔脏器损伤时，可发现局部积液、游离气体、胃肠壁增厚、腹腔脂肪间隙密度增高及腹膜增厚等（图 12-12）。CT 结合图像后处理可明确大多数腹部损伤动脉的位置及损伤类型，还可有效地发现骨盆及腰椎骨折，内脏损伤，肠管损伤及腹膜后、腹腔积血、积气，可更好地观察损伤动脉管腔外情况及其与邻近脏器的关系，有利于临床术前评估及分级。

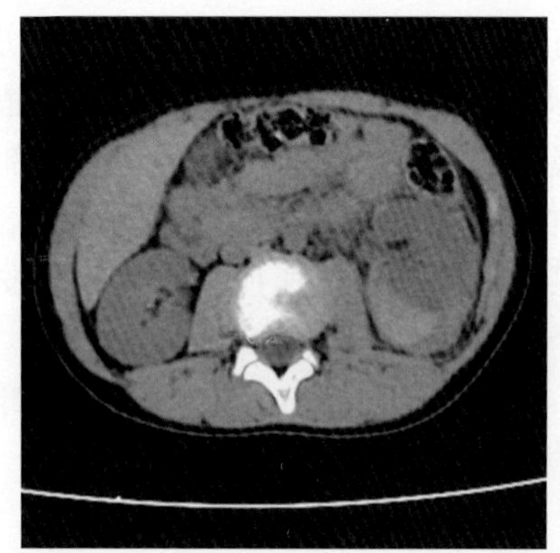

图 12-11　左肾挫裂伤伴左肾及肾包膜下血肿形成

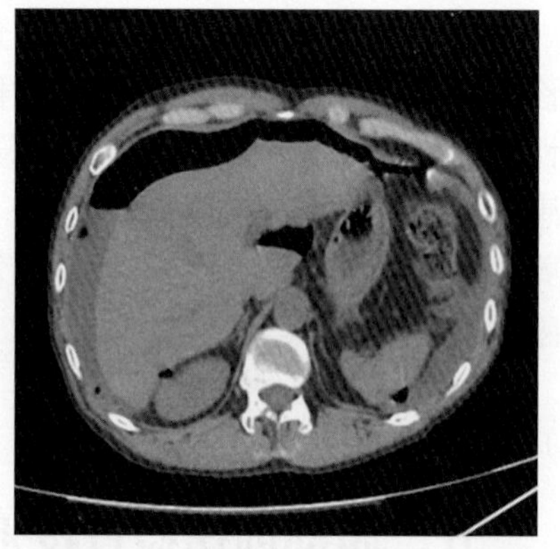

图 12-12　腹部空腔脏器 CT 平扫

腹腔见大量游离气体，多位于肝周，考虑空腔脏器穿孔。

（三）X 线

腹部 X 线立位片可发现腹腔膈下游离气体，膈肌是否抬高，是否有腹腔器官疝入胸腔等（图 12-13）。腹部 X 线发现下部肋骨骨折常伴有肝、脾损伤，下位胸椎骨折常伴有胰腺、小肠损伤。

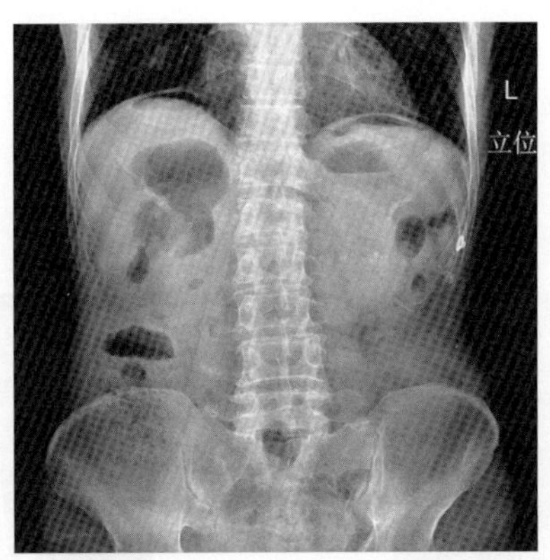

图 12-13 腹部 X 线立位片

腹腔游离气体影，考虑消化道穿孔。

（四）腹腔镜

腹腔镜可用于部分腹部损伤伤员的检查及治疗，可基本替代腹腔灌洗诊断技术。腹腔镜难以做到全面探查腹腔隐蔽部位的损伤（如十二指肠、直肠、肾、输尿管、膀胱等），必要时可转开腹手术。

六、四肢骨盆检查技术

（一）X 线

凡考虑四肢骨盆损伤时应常规行 X 线检查，包括损伤部位邻近两个关节在内的正侧位片（图 12-14），必要时行特殊投照位置 X 线检查，如全脊柱 X 线片（图 12-15）、踝穴位片、跟骨轴位片和骨盆 Judet 位片等。

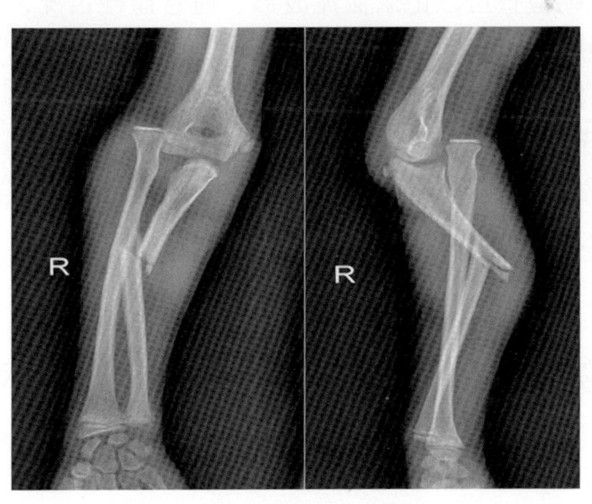

图 12-14 尺桡骨 X 线正侧位片

右尺骨中段骨折（断端错位、成角），伴周围软组织肿胀。

（二）CT

三维 CT 成像技术能显示关节周围骨折及脊柱、骨盆骨折。CTA 检查可发现肱动脉、股动脉等损伤，以指导及时的手术保肢或 DSA 处置（图 12-16）。

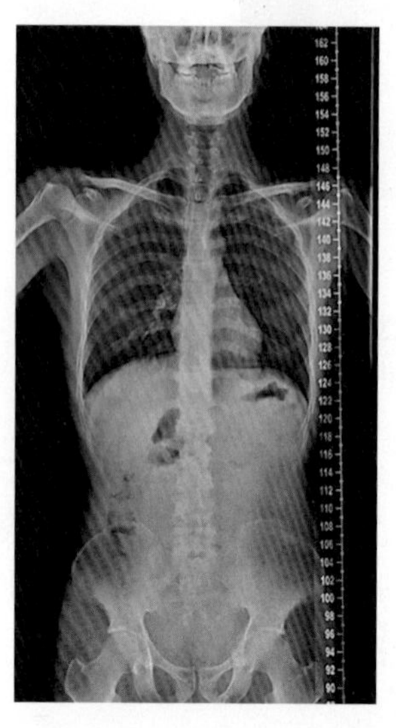

图 12-15　全脊柱拼接 X 线正侧位片

L_1 椎体压缩性骨折。

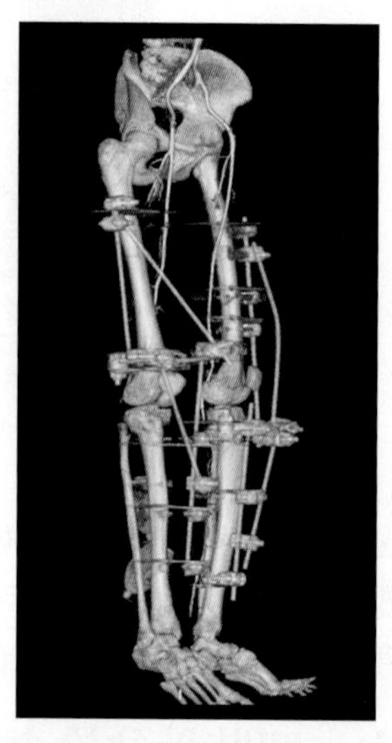

图 12-16　右腘动脉 DSA

栓子形成、远端动静脉未见显影；左腘静脉内片状充盈缺损。双下肢多发软组织损伤，伴散在异物存留。

（三）超声

超声多普勒检查可以记录血流波形、血管血栓情况，能及时识别和治疗大动、静脉的损伤，避免截肢和死亡等严重后果。对于孕妇、儿童等特殊人群，便携式超声可替代 X 线评估多种肌骨损伤。

（四）关节镜

关节镜可以在创伤患者稳定后对其关节软骨、半月板以及韧带损伤进行评估并处理，辅助处理胫骨平台骨折、交叉韧带撕脱骨折的复位与修复等。

第二节　创伤抢救复苏检验技术

急诊检验是创伤急救的重要组成部分。充足的急诊检验项目，准确及时的检验报告，能为严重伤员在黄金时间窗内得到有效救治提供重要保障。

一、推荐的创伤检验项目

（一）常规检查

包括血常规、尿常规、粪便常规、粪便隐血试验、ABO 血型鉴定（正定型和反定型）、Rh 血型鉴定、C 反应蛋白（C-reactive protein，CRP）、凝血六项、尿人绒毛膜促性腺素试验、胸腹腔积液常规检查。

（二）生化检查

包括电解质、碳酸氢盐 / 总二氧化碳、葡萄糖、肾功能、肝功能、淀粉酶、脂肪酶、肌酸激酶（creatine kinase，CK）、乳酸（lactic acid，LA）、肌钙蛋白 / 超敏心肌肌钙蛋白、肌红蛋白、人绒毛膜促性腺激素（human chorionic gonadotropin，HCG）、孕酮、降钙素原（Procalcitonin，PCT）等。

（三）根据临床需要选择的创伤检验项目

有脑脊液常规细胞计数检查、脑脊液蛋白定性测定、支气管肺泡灌洗液细胞计数、胃内容物常规检测等。

二、必要的创伤检验项目

（一）输血和术前检查

输血和术前检查包括血型、交叉配血和传染病筛查。

（二）动脉血气分析

急诊抢救室的首份检验单。可反映机体通气、氧合及酸碱平衡状态，有助于评价呼吸和循环功能。休克伤员常见代谢性酸中毒、高乳酸血症及低氧血症。连续动态的血气检验是复苏道路上的里程碑。如果复苏有效，休克伤员体内乳酸将被清除，碱剩余恢复正常。如果复苏不够，乳酸将进一步堆积，碱剩余进一步异常。对住院的每名严重伤员都应动态监测血气，在复苏过程中应定期检测。

（三）血常规

动态观察血常规，特别是红细胞计数、血细胞比容、血小板计数等项目，对判断失血程度和凝血情况非常重要。并发早期弥散性血管内凝血（disseminated intravascular coagulation，DIC）时，血小板可进行性下降。伤员失血时，红细胞、血红蛋白、血小板减少。

即使是大出血伤员，单次血常规也不能作为评估失血量的标准。如果没有输注晶体溶液，没有发生血液稀释，则血红蛋白、血细胞比容等可没有变化。

（四）尿常规

泌尿系统损伤的伤员常伴有肉眼血尿或者镜下血尿；挤压伤伤员可

能伴有茶色或酱油色尿，镜检可见大量颗粒管型和红细胞。

（五）血液生化

严重创伤伤员可能出现各种水电解质紊乱。肾功能血肌酐、尿素氮、尿酸可能出现不同程度升高。肝功能包括血清总胆红素、谷草转氨酶、谷丙转氨酶升高和血白蛋白降低等，乳酸脱氢酶早期即升高，最高可达 5 000U/L 以上，可伴低蛋白血症。肌酸激酶 >1 000U/L 提示横纹肌溶解，肌酸激酶 >5 000U/L 表明肌肉损伤严重，肌酸激酶 >16 000U/L 提示与急性肾衰竭相关。必要时测定淀粉酶、血清脂肪酶，或行血清乙醇检测。白细胞、中性粒细胞增高，合并感染者明显升高，可伴有 CRP、PCT、白介素 -6（interleukin-6，IL-6）升高。

（六）心脏损伤标志物及功能标志物

肌钙蛋白和 / 或超敏心肌肌钙蛋白、肌酸激酶同工酶用于评价心肌损伤或心肌梗死。BNP 和 / 或 NT-proBNP 评价室壁张力与心功能，与心室容量大小无直接关系。

（七）凝血功能指标

对创伤失血性休克伤员凝血功能进行早期和连续性监测。若有异常改变，应动态监测。严重创伤早期应每 4 ～ 6 小时复查凝血功能，高度警惕 DIC 发生。如有条件可行血栓弹力图（thromboelastography，TEG）、凝血和血小板功能检查。

【常见错误】

- 依靠胸部 X 线或 CT 来诊断张力性气胸。不应依赖影像诊断确诊而延误张力性气胸的临床紧急救治。
- 对于连枷胸伤员，仅关注胸壁影像改变及处理，忽视肺挫伤的表现及危害，从而导致顽固性低氧血症、急性呼吸窘迫综合征（acute respiratory distress syndrome，ARDS）。应监测血气，限制晶体液输注量，并给予机械通气。
- 严重胸部损伤仅考虑失血性休克，忽视心源性休克。对于常规复苏无反应的失血性休克伤员应采用 eFAST 快速评估。
- 漏诊创伤性主动脉破裂、主动脉夹层、肺动脉栓塞、创伤后心肌梗死。高能量胸部创伤具备条件时应常规行 CTA。
- 试图将查体和 CT 作为腹部创伤诊断的金标准。医学影像技术虽然已经取得长足进展，但对于腹部创伤诊断仍然存在很多“盲区”，特别是容易漏诊肠道损伤。

笔记

（肖仁举　李仲杰）

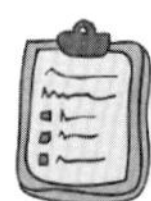

推荐扩展阅读文献及书籍

[1] DRAKE S A, HOLCOMB J B, YANG Y, et al. Establishing a regional trauma preventable/potentially preventable death rate [J]. Ann Surg, 2020, 271(2): 375-382.

[2] 章桂喜,万新红,彭海峰,等. 创伤复苏单元的设计与建设[J]. 当代医学, 2014, 20(35): 149-151.

[3] 创伤中心建设标准(贵州省)专家委员会. Ⅱ级创伤中心(贵州省)建设标准(2017版)[J]. 中华创伤杂志, 2017, 33(12): 1057-1060.

[4] 陈锋,金平,李子龙,等. 余姚市创伤中心建设初步探索[J]. 中华创伤杂志, 2019, 35(8): 682-685.

[5] 冯东侠. 美国的创伤急救和创伤系统[J]. 中华神经创伤外科电子杂志, 2016, 2(1): 57-60.

[6] 沈建国,郁龚杰,周海航,等. 3D-CTA在自发性蛛网膜下腔出血中早期筛查的意义[J]. 中华急诊医学杂志, 2017, 26(12): 1394-1396.

[7] 陈维娟,赵飞,苏贝贝,等. 磁敏感加权成像在颅脑损伤中的价值[J]. 中国医学计算机成像杂志, 2020, 26(1): 9-13.

[8] 谭亮,牛胤,缪洪平,等. 创伤性颅内动脉瘤的临床诊疗[J]. 中华神经创伤外科电子杂志, 2018, 4(2): 106-109.

[9] 张文博. 早期数字减影血管造影在创伤性脑血管病患者诊治中的应用[J]. 包头医学, 2020, 44(1): 31-33.

[10] 李瑞豪,任海军,侯博儒,等. 经颅多普勒超声在重型颅脑创伤救治中的临床应用[J]. 中华神经创伤外科电子杂志, 2018, 4(6): 374-376.

[11] 邱勇,胡飞. 持续颅内压监测在神经外科中的应用进展[J]. 中华神经外科疾病研究杂志, 2018, 17(5): 478-480.

[12] 费新华,周峰. CT三维重建技术在颌面部骨折中的临床应用分析[J]. 医学影像学杂志, 2017, 27(2): 353-355.

[13] 于彦领,孙晓宇. 伴眶周骨折的颌面部复合性骨折的临床诊治特点探讨[J]. 中国伤残医学, 2020, 28(10): 47-49.

[14] 李正厚. 18例全面部骨折临床治疗的回顾性研究[D]. 辽宁:大连医科大学, 2016.

[15] 中华医学会放射学分会头颈学组. 眼部CT和MRI检查及诊断专家共识[J]. 中华放射学杂志, 2017, 51(9): 648-653.

[16] 刘尊瀚,黄伟,吴向东. 探讨运用螺旋CT制定寰枢关节脱位的影像学诊断标准[J]. 重庆医科大学学报, 2017, 42(12): 1653-1657.

[17] 张连阳. 颈部创伤救治[J]. 创伤外科杂志, 2013, 15(6): 572-574.

[18] 凡启军,倪丽艳,刘学军,等. 外伤性视神经病合并颈内动脉损伤的诊断与治疗[J]. 中华耳鼻咽喉头颈外科杂志, 2017, 52(3): 215-219.

[19] 王凯歌,程德云. 获得性气道食管瘘的研究现状[J]. 国际呼吸杂志, 2020, 40(9): 707-711.

[20] 张正平,牛建栋,侯晓婧,等. CT征象诊断创伤性膈肌破裂[J]. 中国医学影像技术,2018,34(2):246-249.

[21] 吴春双,张茂. 超声在创伤救治中的应用进展[J]. 创伤外科杂志,2019,21(2):147-150.

[22] 杨宁,姚远,施建国,等. 床旁超声在胸部钝性伤致隐匿性心脏压塞多发伤救治中的价值[J]. 中华创伤杂志,2017,33(12):1148-1150.

[23] 王峰,李朋. 胸部钝性伤致心肌梗死的诊断与治疗(附27例报告)[J]. 医学临床研究,2017,34(3):572-574.

[24] 高劲谋,孔令文,李辉,等. 钝性心脏损伤348例分析[J]. 中华急诊医学杂志,2019,28(11):1390-1394.

[25] 秦龙,赵李克,宋卫东,等. 快速床边支气管镜灌洗治疗胸部创伤性肺不张伤员的疗效观察[J]. 医学临床研究,2019,36(3):563-565.

[26] 杨琨,吴天昊,白蕊,等. 骨盆骨折合并腹部脏器伤的早期诊治[J]. 中国骨与关节杂志,2018,7(3):168-172.

[27] 杜燕,李书兵. 超声造影对腹腔实质脏器闭合性损伤的诊断价值[J]. 重庆医学,2020,49(11):1759-1761.

[28] 徐良志,秦照权,陈月桂,等. 创伤重点超声评估法在胸腹部创伤急诊中的应用研究[J]. 影像研究与医学应用,2020,4(6):20-21.

[29] 康健,郑富文,王文娟,等. 创伤超声重点评估在胸腹部创伤急救中的应用价值分析[J]. 中国急救复苏与灾害医学杂志,2019,14(10):1004-1007.

[30] 吴兆亮,涂伟岚,邹安民. 钝性腹部空腔脏器穿孔及肠系膜损伤患者的64排螺旋CT影像学指征及特点分析[J]. 中国当代医药,2020,27(14):154-157.

[31] 黄建斌,曹林德,韦文桦. 急性腹部创伤性动脉损伤的MSCT表现[J]. 中国中西医结合影像学杂志,2020,18(1):60-64.

[32] 曾德更. MRI与关节镜在前交叉韧带和膝关节半月板损伤患者诊断中的应用比较[J]. 中南医学科学杂志,2018,46(4):381-384.

[33] 中华医学会检验医学分会,中国医师协会急诊医师分会,中国人民解放军急救医学专业委员会. 急诊检验能力建设与规范中国专家共识[J]. 中华急诊医学杂志,2020,29(1):12-35.

[34] 郤国虎,蒋伟. 血清标记物检测在创伤性颅脑损伤辅助诊断及严重程度评估中的应用研究进展[J]. 山东医药,2020,60(21):100-102.

[35] 刘云阳. NSE与S100B蛋白在急性颅脑损伤诊断和预后中的意义[D]. 天津:天津医科大学,2015.

第十三章　环甲膜穿刺置管术

知识点

- 环甲膜（弹性圆锥）位置表浅，无重要血管、神经及特殊组织结构，环甲膜置管穿刺简便、安全。
- 环甲膜穿刺是有效、可靠的外科气道控制技术，适用于需要紧急气道管理但不能行气管插管术等方法给氧的情况。
- 解决上呼吸道梗阻如果其他方法均失败时，则应果断行环甲膜穿刺置管术。
- 环甲膜穿刺主要适用于急性喉阻塞等急性上呼吸道梗阻、严重颌面部损伤，以及来不及或不具备气管插管、气管切开条件时。
- 环甲膜穿刺无绝对禁忌证，但已明确呼吸道阻塞部位在环甲膜水平以下或有明确出血倾向者不建议采用。
- 环甲膜位于甲状软骨和环状软骨之间，成人环甲膜高 1cm，宽 2 ~ 3cm。可通过示指指尖在正中线上触摸到环甲膜快速定位。
- 若不能排除颈椎损伤，则保持颈部于中立位；如排除颈椎损伤，则使颈部仰伸以利于手术进行。
- 肥胖或短颈伤员会增加操作难度。
- 环甲膜置管通气时间一般不超过 24 小时，如呼吸道梗阻无缓解，应考虑建立其他外科气道。
- 常见并发症包括出血、食管穿孔、气管食管瘘、皮下及纵隔气肿等。

环甲膜穿刺是将穿刺针经环状软骨与甲状软骨间隙处穿刺进入气管，从而快速建立人工气道的一种急救手段，可为气管切开术赢得时间，是现场急救的常用技术之一。而环甲膜置管是将带有穿刺针的环甲膜穿刺套管在气管环状软骨与甲状软骨间隙处通过穿刺后置入，连接呼吸器，从而快速建立人工气道的一种急救手段。

环甲膜上界为甲状软骨下缘、下界为环状软骨上缘、两侧界为环

甲肌内侧缘，其前正中线上增厚的部分称环甲正中韧带，该区域位置表浅，无重要血管、神经及特殊组织结构，是气管穿刺最方便、安全的位置。解决上呼吸道梗阻如果其他方法均失败时，则应果断行环甲膜穿刺置管术。

【适应证】

所有需要紧急缓解气道梗阻，或持续低氧血症但无法气管插管、不能维持氧合的紧急情况，主要包括：①急性上呼吸道梗阻；②喉源性呼吸困难，如损伤引起的喉头水肿等；③颌面部损伤，无法实施经口腔或鼻腔建立人工气道；④无气管切开条件而病情紧急需快速开放气道时。

【禁忌证】

环甲膜穿刺无绝对禁忌证。但已明确呼吸道阻塞发生在环甲膜水平以下及有严重出血倾向者，不宜行环甲膜穿刺置管术。怀疑环甲膜下方气管损伤时不应行环甲膜穿刺置管术。

【术前准备】

1. 知情同意　熟悉伤员的伤情；与伤员和/或家属沟通，签署知情同意书，说明目的、大致步骤、可能并发症等。

2. 器械准备　皮肤消毒剂、局部麻醉药（如2%利多卡因）、无菌棉球、手套、洞巾、注射器、环甲膜穿刺套装、简易呼吸器、氧气、呼吸机等，其中环甲膜穿刺套装包括穿刺针、套管、延长管、固定装置等。

【操作步骤】

1. 体位　伤员去枕平卧位，肩部垫高，头部后仰，使气管向前突出，头颈保持中线位，操作者洗手，站于伤员右侧。若不能排除颈椎损伤，则保持颈部于中立位；如排除颈椎损伤，则使颈部仰伸以利于手术进行。

2. 定位　通过示指指尖在正中线上触摸到环甲膜快速定位（图13-1）。

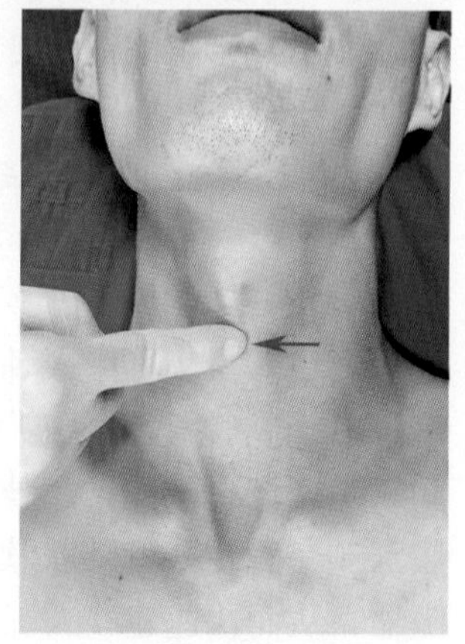

图13-1　环甲膜穿刺定位

3. 消毒、铺巾、麻醉　以定位穿刺点为中心，直径15cm范围，常规消毒、铺巾，局部逐层浸润麻醉。昏迷、窒息或其他危重伤员，若已无知觉，可不用麻醉。

4. 穿刺　操作者戴无菌手套，以左手示指、中指固定环甲膜两侧，右手持穿刺针，在正中线环甲膜处先垂直进针，当针尖突破至气管内有落空感时，回抽注射器有气体抽出。此时，伤员可出现咳嗽反射，随即

呼吸道梗阻症状缓解，表明穿刺成功。

5. 安置套管 调整针尖朝向伤员足部，针柄与颈长轴的垂线成45°角（图13–2），同时推进套管，退出穿刺针，固定穿刺套管，连接延长管，外接呼吸机辅助通气。

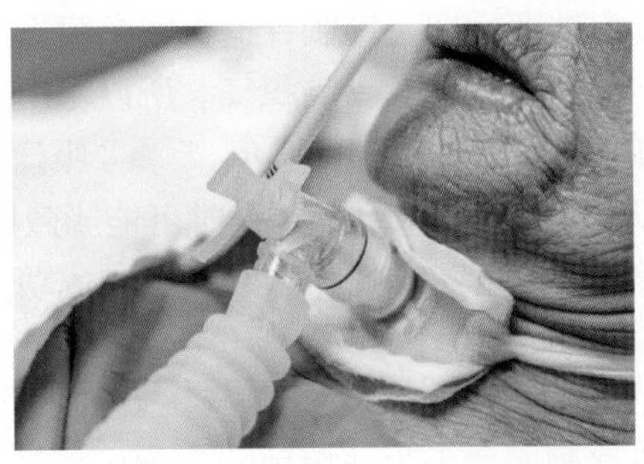

图13–2 环甲膜穿刺置管术术后连接呼吸机管路

6. 再次评估伤员 观察气道通畅、呼吸功能等。

7. 详细操作过程参考视频1。

视频1 环甲膜穿刺置管术

【术后处理】

1. 观察病情变化 术后平卧位休息，监测生命体征，观察病情变化。

2. 物品处理 清洁器械及操作场所。

3. 病程记录 按要求完成操作记录，包括穿刺置管过程情况、伤员生命体征改善情况等。

【注意事项】

1. 快速完成 该手术是一种急救措施，应争分夺秒，在尽可能短的时间内实施完成。

2. 及时转为正规气管切开 这是一种不稳定性的气道开放操作，为一种应急措施，当伤员通气障碍的紧急情况解除后，应立即另行正规的气管切开等确定性操作，置管留置时间一般不超过24小时。

3. 避免损伤食管 穿刺时进针不要过深，避免损伤喉后壁和食管；且必须回抽有空气，确保穿刺针在气道内。

4. 保持套管通畅 如遇血凝块或分泌物堵塞套管，可用注射器注入空气，或用少量生理盐水冲洗，以保证其通畅。

【并发症防治】

1. 出血及神经损伤 环甲膜无重要的血管及神经，一般不会出现血管及神经损伤，如有渗血，可压迫止血，如有大出血，应查明原因，对症处理。

2. 食管损伤 操作时用力过猛，穿刺过深，可造成气管后壁和食管损伤，甚至造成气管食管瘘。因此应细心操作，环甲膜穿刺针细，一般会自行愈合，如长期不愈合，可考虑行瘘修补术。

3. 皮下气肿及纵隔积气 环甲膜穿刺后行高频通气时，由于穿刺针固定不牢，伤员头过度后仰，穿刺针退至喉黏膜下层及皮下时，气体可沿肌间隙扩散导致皮下气肿及纵隔积气。所以术中一定要固定好穿刺针及伤员头部，加强观察，一般都可避免。

4. 喉狭窄 环甲膜穿刺应用于儿童时可能导致喉狭窄，故应避免用于儿童。应用于成人时若正确操作、一次穿刺成功，一般不易发生喉狭窄。

【常见错误】

- 认为环甲膜穿刺置管术仅适用于院前或急诊。实际上，任何原因所致的上呼吸道梗阻，手法抬起下颌、简单的气道辅助和气管插管等失败时，环甲膜置管术均可有效解决供氧问题。
- 将环甲膜穿刺置管术用于儿童。由于儿童气管软骨环尚未发育成熟，上段气管主要靠环状软骨支撑，一旦切开后这种支撑作用消失，故儿童不推荐行环甲膜置管术。
- 认为一定需要环甲膜穿刺套装才能行环甲膜置管术。环甲膜穿刺置管术作为救命措施，争分夺秒，应利用身边一切可利用的条件，如16号针头、管状锐器、刀片等穿刺切开先供氧，再找专门器械行规范置管。
- 未能快速、精准确定环甲膜位置。环甲膜位于胸骨上凹上四横指处的正中线上。
- 在穿刺进入气管后，仍然垂直向后穿刺导致气管后壁穿孔。将导管或任何其他器械插入气管时应避免垂直向后插入，应沿气管走行向下方插入。

（郎良军）

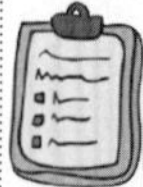

推荐扩展阅读文献及书籍

[1] 张连阳，白祥军，张茂. 中国创伤救治培训[M]. 北京：人民卫生出版社，2019.

[2] DEMETRIADES D. 创伤急救评估与治疗手册[M]. 张连阳，简立建，译. 北京：科学出版社，2018.

第十四章　气管插管术

知识点

- 严重创伤救治以维持氧合为第一要务，气管插管过程中应特别重视预充氧合以及整个气道管理过程中通气。
- 气管插管术是将一特制的气管导管通过口腔或鼻腔，经声门置入气管或支气管内的方法，可保持呼吸道通畅，为通气供氧、呼吸道吸引等提供条件，是抢救呼吸功能障碍伤员的重要措施。
- 自口腔或鼻腔至气管之间存在三条解剖轴线，彼此相交成角。口轴线是自口腔（或鼻腔）至咽后壁的连线，咽轴线是从咽后壁至喉的连线，喉轴线是喉至气管上段的连线。
- 气管插管术适用于严重创伤后气道保护能力丧失、严重呼吸功能障碍及严重循环功能障碍伤员等。
- 气管插管术禁用于喉部急性炎症、水肿、血肿，急性呼吸道感染者，主动脉瘤压迫气管者。呼吸道不全梗阻禁用快速诱导插管，颅底骨折、鼻咽部损伤者禁忌经鼻腔插管。
- 气管插管方法包括经口腔和经鼻腔插管法。
- 怀疑或明确有颈椎骨折拟行气管插管术时，关键是避免颈椎过度活动，应有专人负责保持颈部原位不动，减少脊椎移动的程度，避免脊髓发生继发性损伤，并采用插管性喉罩和在可视喉镜下插管。
- 气管插管可能引发牙齿脱落、黏膜损伤出血、下颌关节脱位、插入过深或意外脱管等并发症，可发生在插管期间、插管后、拔管期和拔管后的各个阶段。
- 困难气道指经验丰富的医师所遇到的面罩通气困难和插管困难，或兼具以上两种情况。
- 困难气道常在清醒状态气管插管，可借助纤维喉镜或纤维支气管镜插管，或者经环甲膜穿刺置引导线插管。

气管插管术已成为心肺复苏及伴有呼吸功能障碍的严重伤员抢救过程的重要保障和措施，是将一特制的气管导管通过口腔或鼻腔，经声门置入气管或支气管内的方法，为呼吸道通畅、通气供氧、呼吸道吸引等提供最佳条件，且能够及时清理气管内分泌物或异物，保持呼吸道通畅，进行有效的人工或机械通气防止伤员缺氧和二氧化碳潴留。

气管插管术是急救工作中常用的重要技术，是呼吸道管理中应用最广泛、最有效、最快捷的手段，是医务人员必须熟练掌握的基本技能，对保障伤员生命、降低病死率起到至关重要的作用。气管插管是否及时直接关系着伤员救治的成功与否、能否安全转运及预后。

困难气道指经验丰富的医生所遇到的面罩通气困难和插管困难，或两种以上情况兼具，仍不能获得有效解决通气障碍。

【适应证】

适用于严重创伤后气道保护能力丧失、严重呼吸功能障碍及严重循环功能障碍伤员等。具体包括：①颅脑损伤等各种原因所致的呼吸抑制或衰竭、呼吸循环停止、需心肺复苏者；②需要管理呼吸者，如颅内、胸部等全身麻醉手术，或用降温术、降压术及应用肌松剂的手术；③颌面部损伤、吸入性烧伤等难于维持呼吸道通畅者，包括气道堵塞、误吸、喉反射迟钝或消失者，或肺内分泌物多且自主清理能力不足等。

【禁忌证】

包括：①喉部急性炎症、水肿、血肿；②急性呼吸道感染者；③呼吸道不全梗阻禁用快速诱导插管；④主动脉瘤压迫气管者；⑤颅底骨折、鼻咽部损伤伤员禁忌经鼻腔插管；⑥并存出血性血液病（如血友病、血小板减少性紫癜等）伤员，插管创伤易诱发喉头声门或气管黏膜下出血或血肿，并可继发呼吸道急性梗阻，为相对禁忌证。

【术前准备】

1. 知情同意　与伤员家属沟通，签署同意书，说明目的、大致操作步骤、可能并发症等。

2. 一般物品准备　手套、口罩、帽子、吸引器（插管前检查是否正常）、球囊面罩（连接好氧气源）、10ml 注射器、布胶带、牙垫、管芯、合适镜身的喉镜（直接喉镜、可视喉镜和管芯类插管工具）、听诊器（图 14-1）。

考虑可能存在困难气道时，可选用顶端带活页的喉镜片，以利显露声门。选用附有导向装置的气管导管，可在插入过程中调节导管前端位置，以提高插管成功率。或借助纤维喉镜或纤维支气管镜插管，将气管导管套在镜杆外面，然后按内镜操作原则将纤维喉镜或纤维支气管镜的镜杆送入声门，其后再沿镜杆将气管送入气管内。

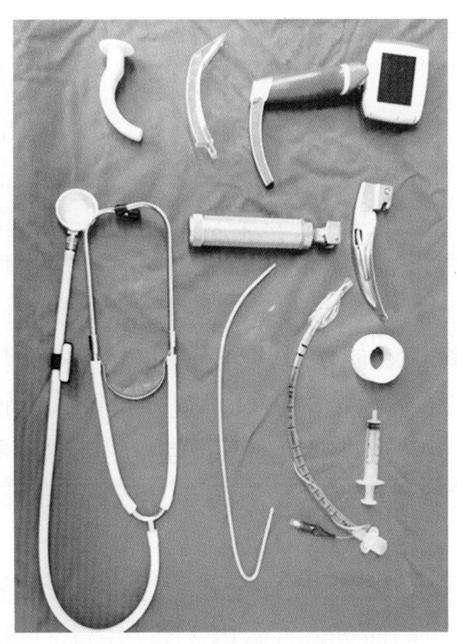

图 14-1　气管插管物品准备

包括注射器、牙垫、布胶带、管芯、直接喉镜或可视喉镜、听诊器等。

3. **伤员准备**　预吸氧，尽可能地提高伤员的血氧饱和度，伤员血氧饱和度不能迅速提高时应该果断进行插管；使用镇静药；体位为平卧位，头、颈、躯干保持直线，去枕抬头，使头抬高 10cm（图 14-2）；给予心电监护。

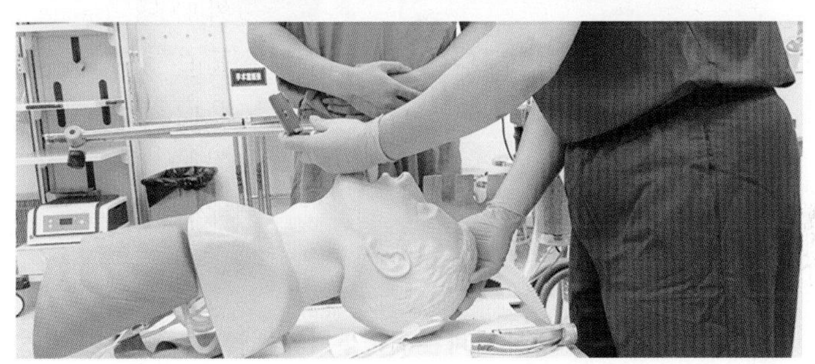

图 14-2　气管插管体位

平卧位，去枕抬头仰颌，头、颈、躯干保持直线。

4. **气管导管准备**　儿童与成人气管导管的选择标准不同（表 14-1），另外需常规准备上下各一号的导管，根据具体情况再最后选定内径最适合的导管；操作前检查气囊完整性。

5. **导管插入深度**　是指从门齿至气管导管尖端的距离（表 14-1），气管导管最佳深度为导管尖端位于气管的中部，成人一般在气管导管套囊过声门 2 ～ 3cm 即可。

表 14-1　气管导管选择及导管插入深度

	气管导管内径	导管插入深度
男性成人	7.5 ～ 8.5mm	22 ～ 24cm
女性成人	7.0 ～ 8.0mm	20 ～ 22cm
儿童（1 ～ 12 岁）	［4.0+（年龄 /4）］mm	［12+（年龄 /2）］cm

【操作步骤】

1. **喉镜显露声门**　使伤员取仰卧位，右手托起下颌并启开口腔，同时拨开下唇。左手持喉镜沿右口角置入口腔，舌推向左侧，见到腭垂。使头后仰，沿舌背推进喉镜使其顶端抵达舌根，稍上提喉镜，可见会厌的边缘。继续推进喉镜，使其顶端达舌根与会厌交界处，上提喉镜，显露声门。

2. **插入气管导管**　右手以握笔式手势持气管导管，斜口端对准声门裂，轻柔地插过声门而进入气管内（图 14-3），过声门 1cm 时，拨出导芯，导管再插入 4 ～ 5cm。置管深度平均 22cm，男性可增加 1 ～ 2cm，女性可减 1 ～ 2cm。

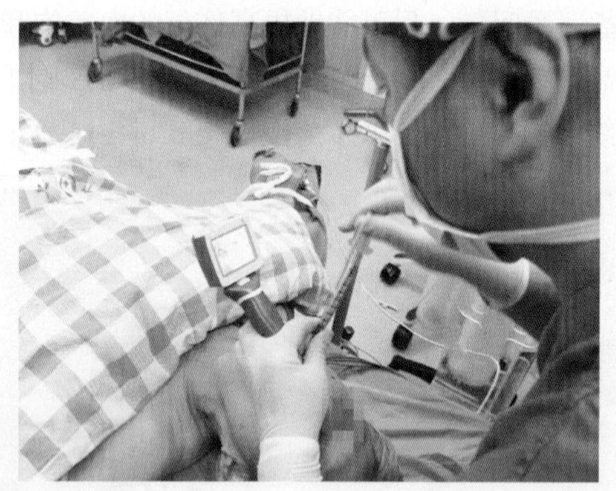

图 14-3　可视喉镜下气管插管

困难气道时常在清醒状态气管插管，可借助纤维喉镜或纤维支气管镜插管，或者经环甲膜穿刺置引导线插管，后者具体方法包括：①经环甲膜穿刺将引导线逆行经声门插入口咽部，并将一端夹出；②将气管导管套在引导线外，牵好引导线两端，将气管导管沿引导线送过声门至气管内，然后拔除引导线（拔除时注意固定好气管导管），再将气管导管向前推进 2 ～ 3cm。

3. **确认在位并固定**　确定气管导管插入气管内，放入牙垫于上、下齿之间。退出喉镜。定位方法包括：①人工通气时可见双侧胸廓对称起伏，听诊双肺可听到清晰的呼吸音且双侧一致；②按压胸部时，导管口有气流；③吸气时透明导管管壁清亮，呼气时管壁可见明显的雾气。

4. 固定导管 向气管导管套囊注入适量空气（3 ～ 5ml），使导管与气管壁密闭，便于辅助呼吸或控制呼吸，并可防止呕吐物、口腔分泌物或血液流入气管。妥善固定导管与牙垫。

5. 详细操作过程参考视频 2。

视频 2 气管插管术

【术后处理】

1. 插管后吸痰 必须严格无菌操作，吸痰持续时间一次不应超过 30 秒，必要时吸氧后再吸引。

2. 吸氧 经导管吸入气体必须注意湿化，防止气管内分泌物稠厚结痂，影响呼吸道通畅。

3. 保持口腔清洁 留置气管导管 12 小时以上的伤员，每日进行口腔护理 2 次；并加强气道湿化管理。

4. 气囊放气 导管留置期间每 2 ～ 3 小时放气 1 次。

5. 拔管 清醒，伤员潮气量及每分通气量正常，咳嗽、吞咽反射正常后可拔管。拔管前须吸净口、鼻及气管内分泌物，拔管后要密切观察呼吸情况。

对于困难气道伤员，拔管前应确认伤员完全清醒，呼之能应；咽喉反射、吞咽咳嗽反射已完全恢复；潮气量和每分通气量恢复正常；血气指标达正常值（必要时，让伤员呼吸空气 20 分钟后，测定血气）；拔管后无引起呼吸道梗阻的因素存在。

6. 转为气管切开 目前所用套囊多为高容低压，导管留置时间一般不宜超过 72 小时，72 小时后病情不见改善，可考虑气管切开。

【注意事项】

1. 插管前评估 插管前应仔细检查鼻腔有无阻塞、鼻甲肥大、鼻息肉等，了解张口度、假牙、异物及下颌畸形等，并注意颈部活动度，对疑有颈椎骨折者，应避免颈部过度伸展。

2. 检查插管用具是否齐全合用 选择导管的大小以能容易通过声门裂为度，导管太粗或暴力插入易致喉、气管损伤，导管太细则不利于呼吸。成人女性通常用气管导管内径为 7.0 ～ 8.0mm，插入深度约 21cm。男性通常用气管导管内径为 7.5 ～ 8.5mm，插入深度约 23cm。经鼻插管通常用气管导管内径为 6.5 ～ 7.0mm，应比经口插管的标准深度增加 3cm。如有气道狭窄，注意准备两根稍小号的导管。

小儿个体差异较大，除准备大一号和小一号的导管外，5 岁以下的

小儿一般不用带套囊的气管导管，如用带套囊的气管导管则用小一号的导管。

3. 怀疑或明确有颈椎骨折拟行气管插管　关键是避免颈椎的过度活动，应有专人负责保持颈部原位不动，减少脊椎移动的程度，避免脊髓发生继发性损伤。采用插管性喉罩既可避免头颈后仰，又能实现气道控制。可视喉镜可减少显露声门时上提喉镜的力量。这两种方法均可用于需要固定颈椎时的气管插管，既可缩短插管时间，又能提高成功率。

4. 插管前诱导　气管插管时伤员一般呈中昏迷或深昏迷，咽喉反射消失或迟钝；如呈嗜睡、浅昏迷或咽喉反射灵敏状态，应行咽喉部表面麻醉，然后再插管。

5. 轻柔迅速　插管动作要轻柔，操作迅速准确，勿使伤员缺氧时间过长，以免引起反射性心搏、呼吸骤停。

6. 特殊情况处理　遇困难气道时不应反复进行插管操作，应严格控制操作次数。困难气道采用清醒插管时常因口腔内积血、破碎黏膜瓣或肌瓣的阻挡，使声门不易显露。这时只能根据呼气时出现的气泡或破碎组织的摆动来判断声门的方向进行试插。应随时做好气管切开的准备。无法看清体胖、颈短或喉结过高伤员的声门时，可利用导管芯将导管弯成L形，用导管前端挑起会厌，施行盲探插管；必要时可经纤维支气管镜，在直视下插管，尤其适用于口腔、咽喉部等有病变者。

7. 喉镜使用　喉镜的着力点应始终放在喉镜片的顶端，并采用上提喉镜的方法。严禁将上门齿作为支点，利用“撬”的手法，否则易碰落门齿。

8. 经鼻腔插管　用于口腔内手术操作或较长期使用呼吸机者。先经鼻插入气管导管至咽部，再利用喉镜显露声门，推入导管完成插管。

9. 气囊压力　套囊充气以恰好封闭导管与气管壁间隙为度，勿盲目注射大量空气而造成气管壁缺血坏死。理想气囊压力为保持有效封闭气囊与气管间歇的最小压力，以避免气囊对黏膜的压迫性损伤。压力正常值为 25～30cmH_2O，容积为 5～8ml。

【并发症】

气管插管可能引发多种并发症，可发生在插管期间、插管后、拔管期和拔管后的任何阶段，应积极预防和处理。

1. 插管操作直接引起的并发症　包括：①插管后呛咳；②组织损伤；③心血管系统交感反应；④脊髓和脊柱损伤；⑤气管导管误入食管；⑥胃内容物误吸；⑦喉痉挛及支气管痉挛。

2. 导管留存气管期间的并发症　包括：①气管导管固定不牢；②导

管误插过深，误入一侧总支气管；③气管导管受压或折弯；④导管阻塞；⑤误吸。

3. 拔管后即刻或延迟出现的并发症 包括：①咽喉痛；②声带麻痹；③喉头水肿、声门下水肿；④杓状软骨脱位；⑤气管狭窄；⑥气管食管瘘。

【常见错误】

- 怀疑颈椎损伤时强调颈椎保护，迟迟未能建立气道，导致死亡或严重缺氧。当存在气道梗阻威胁生命时，可以不考虑颈椎保护问题。
- 片面强调气管插管作为保持呼吸道通畅、通气供氧的首选措施。气道梗阻虽是紧急情况，但仍应基于现场条件选择处理方法，如托起下颌、用带气袋的面罩常常能满足院前急救和院内早期救治的需要。插管仅用于院前急救时伤员完全无意识、不需静脉应用麻醉药、肌肉松弛药时，以及其他方法无效、救护人员胜任院前插管时。
- 怀疑吸入性烧伤时没有尽快插管建立气道，导致后期插管困难。吸入性烧伤导致的咽部水肿发展很快，常在数分钟内发生，是常见的困难气道类型，一旦发现呼吸窘迫、口周烧伤、面部或唇水肿、口咽部炭末、烧焦的鼻毛、口咽部和舌发炎水肿和水疱、声音嘶哑等，应早期插管。
- 气管导管没有预先弯曲，导致插入困难。应注意导管要预期弯度，可以借用导管探条调整导管的弯度，尽量在直视下插入。
- 导管进入支气管或食管。应掌握插管深度，并在直视下插管，插管后听诊呼吸音进行判断，及时调整或重插，确定位置正确后应使用胶布紧固导管。

（李 贺）

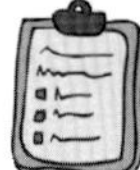

推荐扩展阅读文献及书籍

[1] 张连阳，白祥军，张茂. 中国创伤救治培训［M］. 北京：人民卫生出版社，2019.

[2] DEMETRIADES D. 创伤急救评估与治疗手册［M］. 张连阳，简立建，译. 北京：科学出版社，2018.

第十五章 胸腔穿刺术和胸腔闭式引流术

- 成人胸腔出血量<500ml 为小量血胸，500 ~ 1 500ml 为中量血胸，>1 500ml 为大量血胸。
- 肺压缩<30% 为小量气胸，肺压缩 30% ~ 50% 为中量气胸，肺压缩>50% 为大量气胸。
- 约 85% 的胸部创伤仅需临床观察和胸腔引流即能治愈。
- 胸腔穿刺术适应证包括诊断性穿刺、气胸、血胸或血气胸等。胸腔闭式引流术适用于中、大量气胸，开放性气胸，张力性气胸，或经胸腔穿刺肺未能复张者，中量以上血胸，小量气胸伤员需要气管插管机械通气者，以及剖胸术后。
- 胸腔穿刺术和胸腔闭式引流术禁用于不能合作者及凝血功能障碍者。
- 张力性气胸应根据临床表现诊断，需要紧急穿刺减压，不能依赖胸部 X 线或 CT 检查诊断。
- 气胸时胸腔穿刺术和闭式引流术穿刺或置管点在患侧锁骨中线第 2 肋间。血胸时在患侧腋中线第 6 肋间或腋前线第 5 肋间。胸腔闭式引流术安全三角指以胸大肌为外侧缘、背阔肌为前缘及两侧乳头的连线为底边的三角。
- 穿刺或置管应沿下位肋骨上缘进入，以避免损伤肋间血管和神经。
- 穿刺和置管术中和术后应注意观察病情变化，避免或及时发现并处理气胸、出血、胸膜反应、复张性肺水肿等并发症。
- 若血液持续流出>200ml/h，超过 3 小时或短期内血液流出>1 000ml，需考虑行剖胸探查术。气胸引流后若持续漏气或肺复张不好，考虑引流不足时，可再留置一根闭式引流管。

在平时，胸部创伤占全身各部位创伤的 10% ~ 25%。在战时，胸部创伤占战伤伤员总数的 6% ~ 8%，阵亡者中 25% ~ 27% 死于胸部创

伤。致命性严重胸部创伤包括气道梗阻、张力性气胸、心脏压塞、开放性气胸、大量血胸和连枷胸，隐匿性严重胸部创伤可有主动脉损伤、气管支气管破裂、心脏挫伤、膈肌损伤、食管损伤和肺挫伤。胸部创伤后可因气道梗阻、胸腔内压升高、通气血流比例失调和低血容量等导致低氧血症，可因肺塌陷伴随脑损伤引起的意识障碍、药物和酒精等中毒引起的通气换气不足导致高碳酸血症。成人胸腔出血<500ml 为小量血胸，500 ～ 1 500ml 为中量血胸，>1 500ml 为大量血胸；肺压缩<30% 为小量气胸，肺压缩 30% ～ 50% 为中量气胸，肺压缩>50% 为大量气胸。多数胸部创伤可采用临床观察、胸腔穿刺或引流、呼吸支持、止痛和介入治疗等处理治愈，胸腔闭式引流术是胸部创伤救治的最常用方法，约 85% 的胸部创伤仅需临床观察和胸腔引流。

一、胸腔穿刺术

胸腔穿刺术（thoracentesis）是通过穿刺抽取胸腔内气体或液体的技术，以减轻气体和液体对肺组织的压迫，使肺组织复张，缓解伤员的呼吸困难等症状，用于诊断和治疗胸部创伤导致的血胸或气胸。

【适应证】

适用于：①诊断性穿刺，怀疑气胸、血胸者，伤后早期阴性结果不能除外血胸者，必要时可重复穿刺；②张力性气胸等，根据临床表现或 FAST 诊断，不必依赖 X 线检查。

【禁忌证】

包括：①不能合作者；②凝血功能障碍者。

【术前准备】

1. 知情同意 熟悉伤员的伤情；与伤员和/或家属沟通，签署同意书，说明目的、大致步骤、可能并发症等。

2. 器械准备 胸腔穿刺包、无菌胸腔引流管及引流瓶、皮肤消毒剂、麻醉药、无菌棉球、手套、洞巾、注射器、纱布及胶布；张力性气胸等急救时可仅用注射器穿刺。

【操作步骤】

1. 体位 平卧位或半卧位，穿刺侧前臂上举抱于枕部；伤情稳定者可取坐位面向背椅，两前臂置于椅背上，前额伏于前臂上（图 15-1）。

2. 穿刺点定位 ①穿刺抽气，穿刺点选择患侧锁骨中线第 2 肋间，当胸腔穿刺针突破胸膜时可有落空感，有时开放导管后可听到气体逸出的声音，一般进针深度为 7 ～ 10cm（平均为 8cm），针头偏向头侧。

②穿刺抽液，穿刺点取胸部叩诊实音处，一般选择患侧腋中线第 6 肋间或腋前线第 5 肋间，针头偏向背侧。

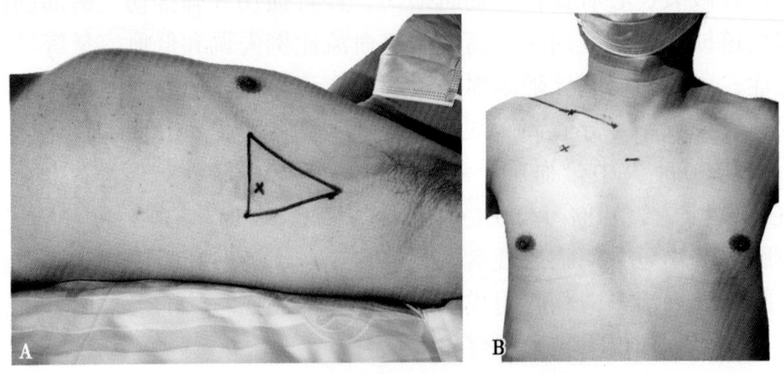

图 15-1　胸腔穿刺体位和穿刺点

A. 左侧血胸胸腔穿刺时体位和穿刺点；B. 右侧气胸时穿刺点。

3. **消毒铺巾麻醉**　以穿刺点为中心直径 15cm 范围常规消毒，铺巾，局部麻醉应逐层浸润达壁层胸膜（图 15-2）。检查穿刺针是否通畅、有无漏气，止血钳夹紧针尾乳胶管。

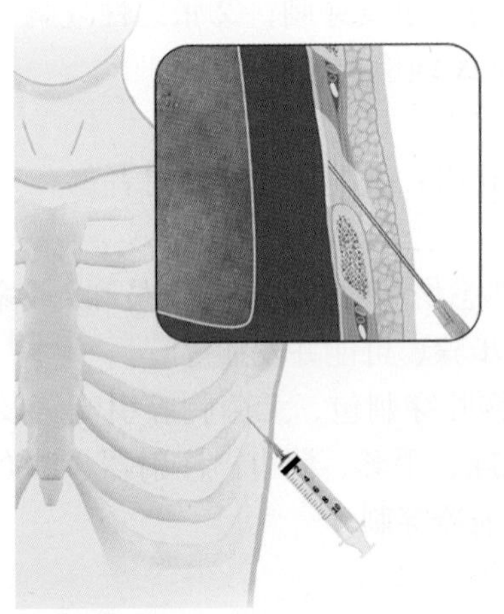

图 15-2　胸壁浸润麻醉

4. **穿刺**　固定穿刺处皮肤，将穿刺针沿下位肋骨上缘垂直缓慢刺入，穿过壁层胸膜时针尖抵抗感突然消失，然后接注射器，即可抽出液体或气体。若气体将针栓推出，则可诊断张力性气胸，遇此情况应行胸腔闭式引流术。助手用止血钳协助固定穿刺针，并随时夹闭乳胶管，以

防空气进入胸腔。

5. **包扎** 抽吸完毕，拔除穿刺针，盖以无菌纱布，稍用力压迫片刻，胶布固定。嘱伤员卧床休息。

6. **穿刺液处理** 注意抽出液的颜色、性质等，取样送镜检、常规化验、细菌培养或病理学检查。

【术后处理】

1. **观察病情变化** 术后嘱伤员卧位或半卧位休息半小时，监测生命体征，观察病情变化。

2. **穿刺液检验** 根据临床需要检验胸腔液体。

3. **物品处理** 清洁器械及操作场所。

4. **病程记录** 按要求完成穿刺记录，包括穿刺减压情况、液体性质和量等。

【注意事项】

1. **避免污染或气胸** 严格无菌操作，操作中要始终保持胸腔负压，防止空气进入胸腔。

2. **穿刺点选择** 应避免在第7肋间以下穿刺，以免穿透膈肌损伤腹腔脏器。

3. **操作中观察病情** 应密切观察穿刺过程中伤员的反应，如有头晕、面色苍白、出汗、心悸、胸部压迫感或剧痛、晕厥等，或出现连续性咳嗽、气短、咳泡沫痰等现象时，立即停止抽液，拔除穿刺针。让伤员平卧，必要时皮下注射0.1%肾上腺素0.3～0.5ml。

4. **抽液量** 一次抽液不应过多、过快。诊断性抽液，50～100ml即可。抽液减压，首次不超过700～1 000ml，以后每次不超过1 000～1 200ml。

【并发症防治】

1. **气胸** 胸腔穿刺抽液时气胸发生率为3%～20%。可能是接头漏气、更换穿刺针或三通开关使用不当等致气体从外界进入，此种情况一般不需处理，预后良好。也可能是穿刺过程中损伤肺脏所致，对于无症状者应严密观察，摄X线片随访；如对有症状者，则需行胸腔闭式引流术。

2. **出血** 穿刺损伤引起肺内、胸腔内或胸壁出血。少量出血多见于胸壁皮下出血，一般无需处理。如损伤肋间动脉可引起较大量出血或胸腔积血，需立即止血，抽出胸腔内积血。肺损伤可引起咯血，小量咯血可自止，较严重者按咯血常规处理。

3. **胸膜反应** 部分伤员穿刺过程中出现头昏、面色苍白、出汗、

心悸、胸部压迫感或剧痛、昏厥等症状，称为胸膜反应。多见于精神紧张伤员，为血管迷走神经反射增强所致。此时应停止穿刺，嘱伤员平卧，给予吸氧，必要时皮下注射 0.1% 肾上腺素 0.3 ～ 0.5ml。

4. 胸腔内感染 为严重并发症，应严格无菌操作。一旦发生应全身使用抗菌药物，并进行胸腔局部处理，形成脓胸者应行胸腔闭式引流术，必要时外科手术处理。

5. 复张性肺水肿 多见于较长时间胸腔积液经大量抽液伤员或气胸伤员。由于抽液过多或抽气过快，肺组织快速复张引起单侧肺水肿，伤员出现不同程度的低氧血症和低血压。大多发生于肺复张后即刻或 1 小时内，一般不超过 24 小时。伤员表现为剧烈咳嗽、呼吸困难、胸痛、烦躁、心悸等，继而出现咳大量白色或粉红色泡沫样痰，有时伴发热、恶心及呕吐，甚至出现休克及昏迷。处理措施包括纠正低氧血症，稳定血流动力学，必要时给予机械通气。

二、胸腔闭式引流术

胸腔闭式引流术（closed thoracic drainage）是将引流管一端放入胸腔内，而另一端接入比其位置更低的水封瓶，持续引流气体或液体，恢复胸膜腔的正常负压，使肺及时复张的技术。

【适应证】

适用于：①中量、大量气胸，开放性气胸，张力性气胸，或经胸腔穿刺肺未能复张者；②中量以上血胸、乳糜胸等；③小量气胸伤员需要气管插管机械通气者，此时应预防性放置以避免形成张力性气胸；④呼吸机剖胸术后，气胸、血胸均需要引流时，可分别安放气体和血液引流管，或者仅放置血液引流管。

【禁忌证】

包括：①不能合作者；②凝血功能障碍者。

【术前准备】

1. 明确诊断 认真了解病史，根据胸部 X 线、CT、超声等影像学资料明确胸腔情况。

2. 知情同意 熟悉伤员的伤情；与伤员和/或家属沟通，签署同意书，说明目的、大致步骤、可能并发症等。

3. 张力性气胸时 应先穿刺抽气减压稳定伤情。

4. 物品准备 准备好直径、质地合适的引流管，弯曲超过 90° 时，呈 U 形而非 V 形，以使其不易折闭。气胸引流管内径>0.6cm，血胸引流管内径>1.0cm。单纯气胸可选用口径较细的引流管，如中心静脉导管

或导尿管等；引流液体的透明塑料管或硅胶管靠近前端管壁剪 1 ～ 2 个侧孔，便于引流；引流管插入胸腔内深度为 3 ～ 5cm；引流管插入引流瓶内深度在水面以下 2 ～ 4cm；引流瓶低于床面 60cm 以上；负压引流时，吸引力一般为 8cmH_2O，必要时可增加到 10 ～ 15cmH_2O。外接闭式引流袋或水封瓶（图 15-3）。

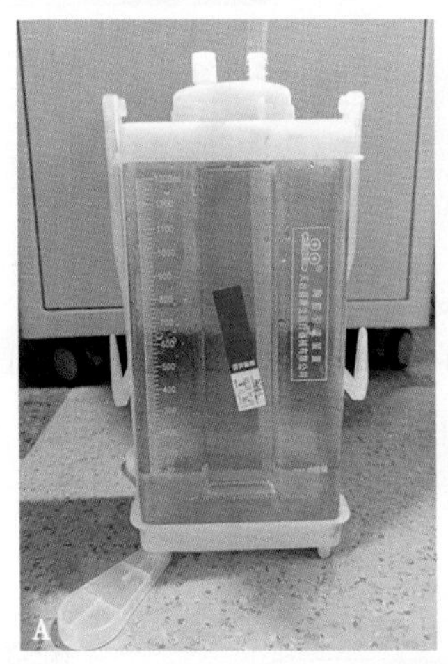
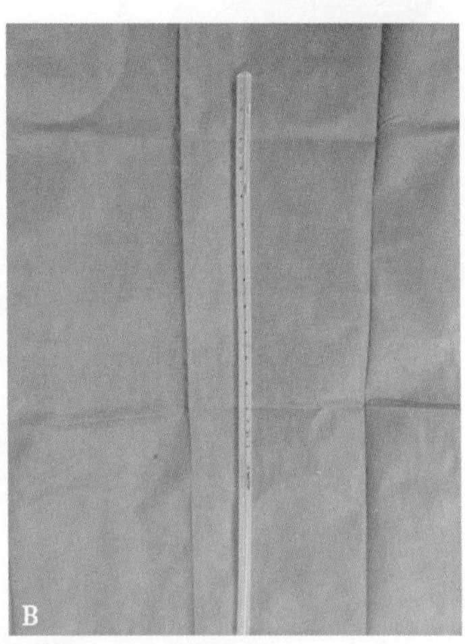

图 15-3　胸腔闭式引流水封瓶和引流管

A. 水封瓶；B. 引流管。

【操作步骤】

1. 体位　可取坐位、半卧位或卧位，躯干略转向健侧，上肢抬高放于头部。

2. 引流切口定位　气胸引流穿刺点选在第 2 肋间锁骨中线；胸腔积液引流穿刺点选在第 4 或 5 肋间腋中线附近。

3. 消毒、铺巾、麻醉　以切口处为中心直径 30cm 范围常规消毒，铺巾，局部麻醉应逐层浸润达壁层胸膜，再稍进针并行试验性穿刺，直至抽出液体或气体后。

4. 置管　沿肋间作 2 ～ 3cm 切口，用 2 把弯血管钳交替钝性分离胸壁肌层，于肋骨上缘穿破壁胸膜进入胸腔（图 15-4）。此时有明显的突破感，同时切口中有液体溢出或气体喷出。用止血钳撑开、扩大切口，用另一把血管钳沿长轴夹住引流管前端，顺着撑开的血管钳朝内上方将引流管送入胸腔，其侧孔应进入胸内 3 ～ 5cm（图 15-5）。

5. 引流　引流管远端接水封瓶或闭式引流袋，观察水柱波动是否良好，必要时调整引流管的位置。

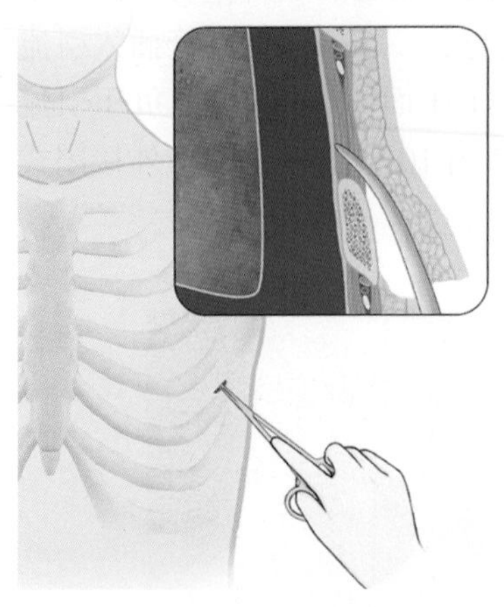

图 15-4　钝性分离胸壁肌层

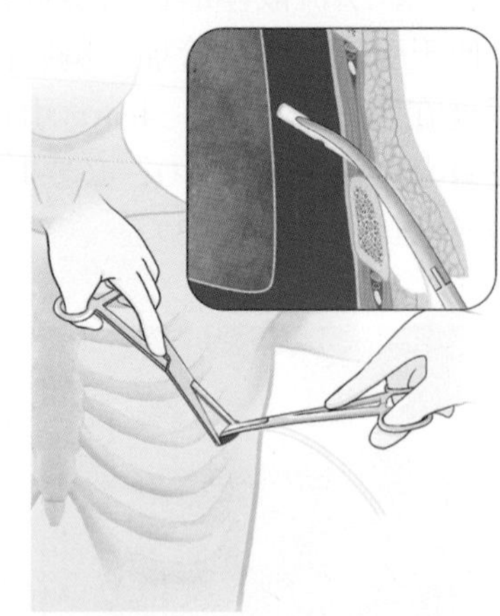

图 15-5　胸腔闭式引流管安置的位置及深度

6. **固定**　缝合皮肤，妥善固定引流管，同时检查各接口是否牢固，避免漏气（图 15-6）。

7. **详细操作过程参考视频 3。**

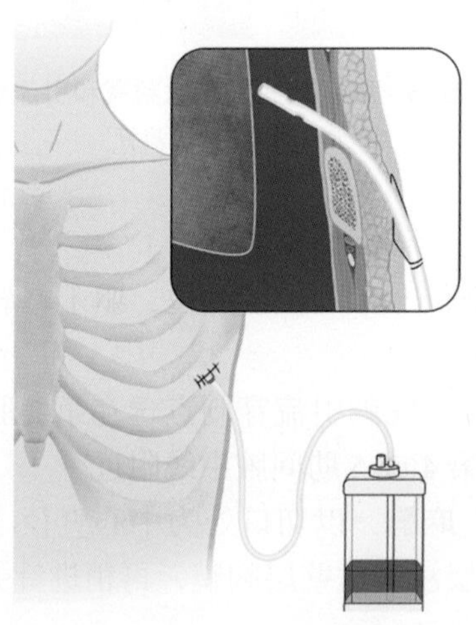

图 15-6　胸腔闭式引流管接水封瓶

视频 3　胸腔闭式引流术

【术后处理】

观察病情变化、引流液检验、物品处理同胸腔穿刺术，按要求完成胸腔闭式引流术记录。

1. 防止引流管脱出。引流管应固定于皮肤，妥善包扎。
2. 保持引流通畅，经常挤捏引流管，防止血凝块阻塞。
3. 观察并记录引流液性状及量，如引流量达 200ml/h，连续超过 3

小时，或短期内有大量鲜红色血液流出>1 000ml，均应考虑为胸腔内活动性出血，必要时应行剖胸探查术。

4. 拔除胸腔闭式引流管。伤员意识清醒、呼吸循环稳定，胸腔积气积液排尽，肺膨胀良好的情况下，通常引流3～5天，胸腔手术后2～3天，可考虑拔除引流管。拔管前应常规行X线或超声检查，拔管后必要时亦应复查X线。拔管方法：凡士林纱布5～6层，铺于纱布及棉垫上，清洁消毒引流口，剪断引流管固定缝线后，嘱伤员深吸气并暂时闭气，迅速将引流管拔除，立即用准备好的敷料覆盖包扎，24小时内严密观察以防止敷料移位或脱落。

【注意事项】

避免污染、操作中观察病情和引流量同胸腔穿刺术。

1. **慎重夹闭引流管** 搬运伤员做辅助诊断和其他治疗时，不可采取夹闭引流管取下引流瓶的做法，尤其是张力性气胸伤员，如此做法将是致命的；应同时携带引流瓶，维持不间断地引流。若血胸引流量过大，可夹闭引流管，紧急剖胸止血。

2. **必要时安置多根引流管** 气胸引流后若持续漏气或肺复张不好，考虑引流不足时，可再留置一根闭式引流管。

3. **凝固性血胸处理** 因为短时间内大量出血，来不及去纤维化，可导致凝固性血胸而不能经闭式引流管引出，需要胸腔镜或剖胸清除。

4. **自体血回输** 出血量大，必要时可以回输24小时内引流的血液。

【并发症防治】

出血、胸腔内感染和复张性肺水肿的防治同胸腔穿刺术。

1. **胸痛** 通常为引流管退出到胸壁，或引流管胸腔内部分过长所致，置入长度应适当，并牢固固定。

2. **纵隔及皮下气肿** 切口过大气体进入所致，置管后应缝合皮肤。

【常见错误】

- 没有根据临床表现诊断张力性气胸，而是依赖影像学诊断，延误救治，导致严重后果。
- 置管部位未选择在安全三角内，位置过低，导致膈肌损伤，甚至进入腹腔、损伤腹腔脏器等。
- 留置在胸腔内的导管过长、过深，损伤心脏或大血管等。
- 胸腔引流管侧孔暴露在体外，导致胸腔负压消失等。
- 经胸部伤口放置引流管，导致置管位置不确定，引流效果不佳。

（刘　冬　张连阳）

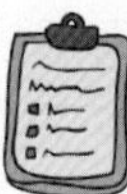

推荐扩展阅读文献及书籍

[1] 张连阳,白祥军,张茂. 中国创伤救治培训[M]. 北京:人民卫生出版社. 2019.

[2] DEMETRIADES D. 创伤急救评估与治疗手册[M]. 张连阳,简立建,译. 北京:科学出版社,2018.

第十六章　止血带应用技术

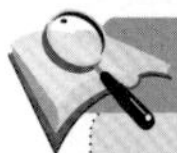

知识点

- 严重创伤伤员外出血而导致的失血性休克是可预防的并发症。
- 止血带通过直接压迫血管，临时阻断血流，是四肢大出血急救时最为简单和有效的方法。
- 对于活动性出血的肢体伤口，首选压迫止血，压迫无效或不便时可使用止血带止血。
- 严禁于神经走行表浅的部位放置止血带。
- 使用止血带的患者，应明显标识以免遗忘，不可遮蔽。同时应及时准确记录止血带使用起始时间。
- 止血带使用原则上不超过 2 小时，但院前急救时，止血带一旦使用则不建议松开，除非具备可以替代的其他止血方法。
- 上止血带要快速，松止血带要缓慢。放开同时，应采用其他替代的止血方法，避免血液丢失过多。
- 四肢多发出血需要同时使用止血带时，应轮流间隔收紧、放松，并准确记录时间。
- 放松后再次收紧时，止血带位置可以向上、下方略做调整，以减轻对局部软组织的损伤。
- 在各种灾难、事故中，如伤员肢体受压时间较长，应积极预防挤压综合征和缺血再灌注损伤。

外出血导致的失血性休克是严重创伤伤员早期常见并发症和死亡原因，也是可预防的一类创伤并发症。因此，及时、有效止血是一项极其重要的急救技能。止血带（tourniquet）是一种简单、实用的止血工具，通过直接压迫血管从而临时阻断血流，是用于四肢大出血急救时最为简单和有效的方法。目前认为，止血带适用于枪伤、机动车碰撞等任何致伤机制引起的肢体出血控制，应合理利用止血带以达到控制动脉损伤出血的目的。

止血带按照使用场景划分可分为院前止血带和院内止血带。院内使用的多为充气式止血带，主要应用于肢体外科手术中使术野清晰，减少出血有着严格的时间、压力控制要求。而院前止血带主要功能就是控制肢体大出血，使用场景条件简陋，无法对使用时间和压力做细致严格的要求，止血有效、挽救生命是唯一标准。本章节主要阐述院前止血带的使用。

止血带应用技术通过在创伤肢体的近心端部位施加足够的压力，以阻断动脉、静脉血流而达到止血的目的。其中，最为关键的是快速、有效和可靠地阻断动脉血流。止血带应用原则包括：①适用性原则，在院前急救中，止血带常用于四肢伴有动脉损伤的紧急止血，但在躯干或躯干结合部位（如骨盆、腹股沟等）的出血难以控制，不得不采取填塞等其他方式止血；②有效性原则，止血带是施加足够的压力到近心端血管以阻止动脉出血，以远端动脉搏动消失、创面动脉出血停止为宜，避免因压力过小引起的肢体充血性淤血而增加出血量，以及因压力过大引起的神经损伤；③个体化原则，由于个体在血压、肌肉厚度、血管分布、脂肪厚度、皮肤情况等方面存在较大差异，各国关于止血带的使用标准亦有所区别，所以应结合伤员情况进行综合分析，以确定止血带个体化应用方案，提高成功率，减少并发症；④安全性原则，虽然短期使用止血带对术后疼痛或功能恢复没有影响，但长期、反复、高频次应用可以导致伤员发生一系列的病理生理改变，影响预后。

【适应证】

适用于：①出血量大、无法通过直接压迫止血的肢体活动性外出血；②腕部或踝部以上的离断性损伤；③有多个出血部位，存在低血容量休克表现，需要紧急止血以减少出血量；④异物刺入肢体导致持续性出血，或暂时无法脱离现场，需要等待破拆；⑤处于爆炸、毒气或枪战等不安全的环境，需紧急撤离；⑥在现场资源有限的场所或野外发生的事故，预计延迟或无法及时转运至医院；⑦灾害或群体事件后批量伤员的现场急救。

【禁忌证】

四肢动脉大出血时，为及时止血挽救生命，止血带使用无绝对禁忌证。伤员存在以下情况时要慎用止血带，包括：①血栓性静脉炎；②肺栓塞；③明显的周围血管病；④严重的高血压或糖尿病；⑤镰状细胞贫血；⑥肢体远端存在感染坏死；⑦严重挤压伤伤员；⑧肢体远端严重缺血；⑨缚扎止血带部位皮肤有损伤、水肿。

【止血带的种类和选择】

1. 制式止血带　目前院前制式止血带以旋压式止血带为主，研究证明如果使用得当可100%对动脉压迫有效。历史上还曾使用过橡皮止血带、卡式止血带等（图16-1），但在实践中发现此类止血带止血效果并不确切、沾血后解扣困难，在搬动后送过程中容易失效，严重者可因压力不够单纯压迫静脉而加重出血。

2. 非制式止血带　以皮带、领带、衣袖、床单等快速制成条带状使用，仅适用于没有其他制式止血带的紧急情况下。缺点是使用时压力不均，固定不牢，单独使用很难真正达到止血目的，可与绞杆配合使用增强止血效果。

【操作步骤】

1. 提高伤肢　上止血带前，抬高伤肢，促使其中静脉血液流回体内以减少血液丢失。

2. 确定位置　上止血带的位置应在有效止血的前提下，尽量靠近出血部位，一般距离出血部位10cm（图16-2）。上肢一般放置于上臂中上1/3处，下肢放置于股骨中上1/3处。

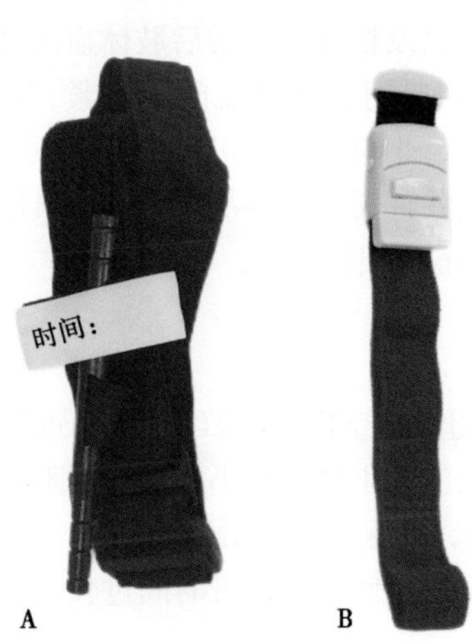

图16-1　止血带的类型
A. 旋压式止血带；B. 卡式止血带。

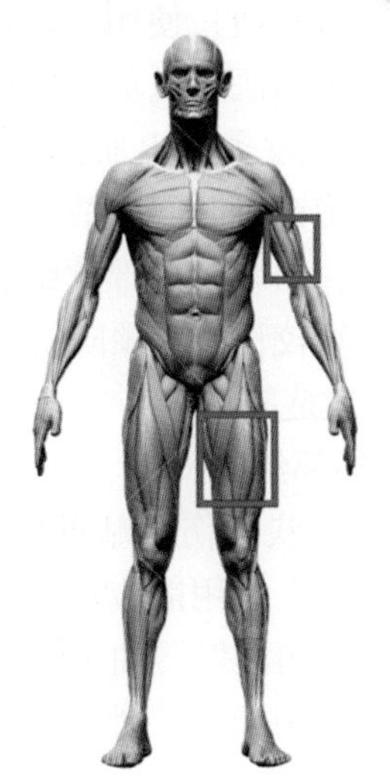

图16-2　常用止血带固定部位（上肢和下肢）

3. 衬垫　在上止血带的部位应先垫一层柔软的衬垫，用以保护皮肤，预防损伤。

4. 安置止血带　安置止血带时，通过旋压等方式调节其松紧度达到止血目的，以远端动脉出血停止、动脉搏动消失、肢端变白为度。

5. **标记** 上止血带的伤员要有明显标志，并标记上带时间。

6. **间歇放松** 视伤情严重程度，可酌情每隔 60 分钟放松止血带 1 分钟为宜，同时需要压迫伤口以减少出血，直至转运至手术室行确切止血。

7. 详细操作过程参考视频 4。

视频 4 止血带应用技术

【注意事项】

可以先使用止血带再进行出血评估；不能因进行出血状况评估而延误使用止血带。上止血带要快速，松止血带时要缓慢。不宜用麻绳、电线等无弹性的带子充当止血带；止血带宽窄度选择时，掌握“宁宽勿窄”的原则。安置止血带后，应做好明显标识以免遗忘，同时应及时准确记录止血带使用起始时间。止血带使用原则上不超过 2 小时，如果止血带使用超过 3 小时，可引起缺血性损伤、肢端坏死、脓毒症等并发症。然而，在院前急救时，止血带一旦使用则不建议松开，除非能获得其他替代止血方法。上止血带要快速，松止血带要缓慢。放开同时，应适度加强其他止血方法的替代使用，避免血液丢失过多。以下情况禁止松开止血带：预计无法对松开止血带造成的出血进行有效止血；使用止血带时间已经超过 6 小时；患者休克；肢体离断。需向接诊医务人员告知松开放气时间以及松开止血带后肢体血液循环情况。四肢多发出血需要同时使用止血带时，应轮流间隔收紧、放松，并准确记录时间。放松后再次收紧时，止血带位置可以向上、下方略做调整，以减轻局部软组织的损伤。在各种灾害、事故中，如伤员肢体受压时间较长，应预防挤压综合征和再灌注损伤。

【并发症防治】

1. 局部组织损伤

（1）皮肤损伤：贴近皮肤的衬垫或止血带出现皱褶可致术中或术后水疱形成，使用前应抚平衬垫，平整地包缠止血带；小的水疱可不处理，大的可用注射器抽出泡内液体并消毒，并保持皮肤清洁干燥。

（2）肌肉损伤：骨骼肌损伤的主要原因是使用止血带时间过长，应标明上止血带时间，定时放松止血带。

（3）神经损伤：严禁在神经走行表浅的部位放置止血带，禁用过窄过细的非制式止血带。

（4）血管损伤：创伤后高凝状态会显著增加长时间使用止血带后肢体深静脉血栓发生率，特别是在合并有血管内膜损伤时，血栓发生率进一步升高，可在确切止血和排除内出血后使用取栓或抗凝治疗。

（5）挤压综合征：止血带有效压力仅可阻止肢体的静脉流出，但压

力却不足以阻止动脉流入时，可引发挤压综合征。应及时调整压力或加用第二个止血带，以达到确切止血的目的。

2. 全身性损伤

（1）止血带休克：止血带放气后可出现中心静脉压和动脉压降低，应及时开放静脉通道并行抗休克治疗，也可用血管活性药物临时改善休克。

（2）器官损伤：长时间使用止血带后肢体远端组织缺血缺氧，可产生大量组胺类毒素，松除止血带后毒素被吸收进而诱发休克，导致急性肾衰竭或多器官功能障碍综合征等严重问题。

【常见错误】

- 未掌握止血带使用的适应证，导致止血带过度使用。
- 使用电线、铁丝、细绳等过细且无弹性物品充作止血带，导致无效止血。
- 于神经走行表浅的部位放置止血带，导致神经损伤。
- 搬运、转运途中未动态评估检查止血带止血效果，没有及时收紧已松弛的止血带，引起出血增多。
- 复苏后，未酌情调高压力，导致止血带因血压升高而止血失效。

（杨　帆）

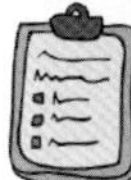

推荐扩展阅读文献及书籍

[1] 张连阳，白祥军，张茂. 中国创伤救治培训[M]. 北京：人民卫生出版社，2019.

[2] DEMETRIADES D. 创伤急救评估与治疗手册[M]. 张连阳，简立建，译. 北京：科学出版社，2018.

[3] BRITT L B，PEITZMAN A B，BARIE P S，et al. 急诊外科学[M]. 张连阳，白祥军，赵晓东，译. 北京：人民军医出版社，2015.

[4] 中国医师协会急诊医师分会，中国人民解放军急救医学专业委员会，中国医师协会急诊医师分会急诊外科专业委员会. 止血带的急诊应用专家共识[J]. 中华急诊医学杂志，2020，29(6)：773-779.

第十七章　交界部位止血装置应用技术

知识点

- 人体的交界部位主要包括颈底部、腋窝、腹股沟区、臀部以及无法牢固绑扎、有效发挥常规四肢止血带功效的四肢近心端等区域。
- 广义上，可以按照止血方式将出血分为可压迫性出血和不可压迫性出血两类。
- 四肢出血属于可压迫性出血，并且随着四肢止血带的大力普及，四肢创伤出血的死亡率显著下降。
- 交界部位往往为大血管走行区域，由于常规止血带难以在这些部位发挥作用，导致这些区域创伤出血的死亡率一直居高不下。
- 躯干及其交界部位出血由于无法采用徒手压迫或常规四肢止血带等紧急止血策略予以控制，故命名为不可压迫性躯干出血予以区别。
- 已开发和应用交界部位的止血装置包括战备止血钳、腹主动脉及交界部位止血带、山姆交界部位止血带以及交界部位紧急救治装置 4 种。
- 止血理念和止血技术是动态发展的，新型体外压迫止血装置的问世，将某些不可压迫性躯干出血转入可压迫性出血范畴。
- 交界部位止血策略的核心理念是以相对简单的体外压迫式止血法为伤员争取到更多转运至医疗机构接受确切性止血救治的机会。
- 交界部位止血装置在发挥止血效能的同时，也带来了一系列与压迫、缺血相关的损伤。
- 合理选择压迫部位、控制止血时长，以及不断优化止血装置的设计对于改善伤员预后具有积极意义。

人体的交界部位主要包括颈底部、腋窝、腹股沟区、臀部以及无法牢固绑扎、有效发挥常规四肢止血带功效的四肢近心端等区域。交界部位往往为大血管走行区域，由于常规止血带难以在这些部位使用，导致这些区域创伤出血伤员的死亡率一直居高不下。肢体创伤出血一般可采用直接压迫或止血带来达到控制出血的目的，故可称之为可压迫

性出血（compressible hemorrhage，CH）。躯干创伤出血难以采用直接压迫或止血带等有效的紧急出血控制手段，早期将其归为不可压迫性出血（noncompressible hemorrhage，NCH），并命名为不可压迫性躯干出血（noncompressible torso hemorrhage，NCTH）以示区别（表 17–1）。

表 17–1　早期对于躯干创伤出血和肢体创伤出血的比较

	躯干创伤出血	肢体创伤出血
性质	不可压迫性出血	可压迫性出血
部位	胸部、腹部、骨盆、腹股沟、臀部、肩部、腋窝和颈底等交界部位以及四肢近心端	四肢
紧急控制手段	缺乏有效控制手段	四肢止血带
死亡率	高	止血带普及后显著降低

随着四肢止血带的普及，交界部位出血逐渐成为创伤性出血伤员院前死亡的主要原因。据报道，美军在 21 世纪的军事行动中近 90% 的死亡发生在院前阶段，且 80% 的潜在可预防性死亡与躯干及其交界部位出血有关。随着新型压迫装置的问世和发展，交界部位出血的院前控制不再是纸上谈兵。在“以时间换空间”核心理念的驱动下，新型体外止血装置为伤员送达医院接受确切性止血救治提供了更为宽广的时间窗，并将包括交界部位出血在内的 NCTH 成功转入 CH 范畴。既拓展了该类创伤的救治思路，同时也为进一步提升救治成功率打下了坚实的基础。

目前，共有 4 种交界部位止血装置可供使用，其止血原理均为利用加压元件压迫阻断破损血管部位和 / 或其上游血流。其分别为：战备止血钳（combat ready clamp，CRoC）、腹主动脉及交界部位止血带（abdominal aortic and junctional hemorrhage，AAJT）、山姆交界部位止血带（SAM junctional tourniquet，SJT）以及交界部位紧急救治装置（junctional emergency treatment tool，JETT）（表 17–2）。

表 17–2　交界部位止血装置

	加压元件形式	加压元件个数	优点	缺点
CRoC	硬质材料	1	压迫面积小	自重较大，组装费时
AAJT	气囊	1	止血确切	气囊易损坏
SJT	气囊	1 ～ 2	用于骨盆固定	临床报道较少
JETT	硬质材料	2	便于双侧同时止血	临床报道较少

注：CRoC. 战备止血钳；AAJT. 腹主动脉及交界部位止血带；SJT. 山姆交界部位止血带；JETT. 交界部位紧急救治装置。

【适应证】

腋窝、骨盆区、腹股沟区、臀部及无法使用止血带的四肢近心端创伤后大出血，在受伤现场、院前转运阶段、院内行确切性止血手术前，均可应用。

【禁忌证】

孕妇、儿童或主动脉瘤。

【操作前准备】

施救者应先将伤员搬移出事故现场，以确保自身安全并降低伤员受到二次创伤的风险。使伤员置于平卧位，并迅速脱去或剪开其衣裤，判定伤员受伤部位。根据伤员受伤部位、失血区域、伤员体型综合决定交界部位止血装置的安置部位。

【操作步骤】

1. CRoC 使用　分 6 个步骤。

（1）取：撕开包装，取出交界部位止血装置。

（2）装：迅速装配好底座、垂直臂、水平臂、加压螺丝和压盘。

（3）放：若为双侧腹股沟区出血，止血装置应置于以脐为中点的腹部；若为单侧腹股沟区出血，可将该装置置于伤侧腹股沟区；若为腋窝出血，可将加压元件置于伤侧腋窝处。

（4）紧：将连接底座和水平臂的固定带扣好、拉紧，确保压盘处于压迫点上方。

（5）压：旋转加压螺丝，使加压元件不断向下压迫。加压过程中应密切观察伤员出血部位的血流情况，当实现有效止血或无法继续旋紧加压螺丝时，应立即停止加压。

（6）记：施救者可在止血装置表面或伤员躯体上注明失血部位、加压时间以及加压程度。

2. AAJT 使用　分 5 个步骤。

（1）取：撕开包装，取出交界部位止血装置。

（2）放：若为双侧腹股沟区出血，止血装置应置于以脐为中点的腹部；若怀疑存在不稳定性骨盆骨折或盆腔内出血，可将该装置置于以两侧大转子为中点的骨盆处；若为单侧腹股沟区出血，可将该装置置于伤侧腹股沟区；若为腋窝出血，可将加压元件置于伤侧腋窝处，并将对侧上肢一并套入止血装置固定带中。

（3）紧：首先将固定带用力拉近，随后将梯状卡条置于球囊外侧卡槽中，反复提拉确保止血装置已紧密贴合于伤员躯体表面。

（4）注：快速挤压橡胶球使球囊注气、加压。加压过程中应密切观

察伤员出血部位的血流情况以及止血装置上的气压阀指示计变化。当实现有效止血或当指示计显示绿色（气囊压力达到 300mmHg）时，应立即停止加压。

（5）记：施救者可在止血装置表面或伤员躯体上注明失血部位、加压时间以及加压程度。

3. SJT 使用 分 5 个步骤。

（1）取：撕开包装，取出交界部位止血装置。

（2）放：若为腹股沟区出血，止血装置应置于腹股沟区，并视单侧或双侧出血放置单个或双气囊；若怀疑存在不稳定性骨盆骨折或盆腔内出血，可将该装置置于以两侧大转子为中点的骨盆处；若为腋窝出血，可将止血装置主体安置于伤员两侧腋窝下方，而后将配套挂绳扣于伤侧挂钩处并越过同侧肩部，最终与伤员背部中央的挂扣相连，加压气囊置于伤侧腋窝和挂绳之间。

（3）紧：将固定带扣好后，用力拉紧，直至听到限力卡扣发出“咔”声，证明止血装置已稳妥固定。

（4）注：快速挤压橡胶球使球囊注气、加压。加压过程中应密切观察伤员出血部位的血流情况，当实现有效止血或无法继续注气时，应立即停止加压。

（5）记：施救者可在止血装置表面或伤员躯体上注明失血部位、加压时间以及加压程度。

4. JETT 使用 分 5 个步骤。

（1）取：撕开包装，取出交界部位止血装置。

（2）放：若为腹股沟区出血，止血装置应置于腹股沟区；若怀疑存在不稳定性骨盆骨折或盆腔内出血，可将该装置置于以两侧大转子为中点的骨盆处。

（3）紧：将固定带扣好后，用力拉紧至止血装置紧密贴合于伤员躯体表面。

（4）压：旋转加压螺丝，使其不断向下压迫。加压过程中应密切观察伤员出血部位的血流情况，当实现有效止血或无法继续旋紧加压螺丝时，应立即停止加压。

（5）记：施救者可在止血装置表面或伤员躯体上注明失血部位、加压时间以及加压程度。

【注意事项】

1. 判断伤员是否发生交界部位出血 这是能否应用相关交界部位止血装置的根本前提。

2. 具体是什么部位出血　出血部位直接决定了止血装置的安置位置。

3. 腹股沟区出血是单侧还是双侧　腹主动脉及交界部位止血带对于单侧或双侧腹股沟区出血的控制方法有所不同，当发现腹股沟出血时，应注意排查双侧是否均有损伤和出血，以避免遗漏从而造成不可挽回的损失。

4. 伤员性别　抢救女性伤员时，尤其应注意其是否怀孕，以避免对胎儿造成损伤。

5. 加压部位　腹部皮下脂肪较厚且有腹肌支撑，腹部止血的加压强度应强于腹股沟区和腋窝。当对腹部进行压迫时，应考虑到加压元件尤其是气囊压力无法实现彻底止血的可能，此时不应盲目加压，以避免止血装置损坏后再次大出血的发生。施救者可在出血部位（未覆盖止血装置前提下）或在其上游采取手动压迫的方式进一步减少血液外流，并尽快实现伤员的转运后送。

6. 详细操作过程参考视频 5。

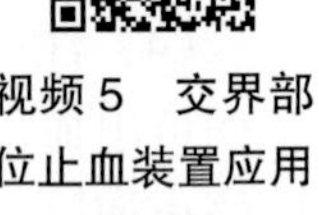

视频 5　交界部位止血装置应用技术

【操作后处理】

止血操作完成后，应立即开始进行必要的复苏治疗。交界部位出血伤员应用全血有助于改善组织氧合能力以及凝血功能，而上述功效无法通过输注晶体溶液实现。全血各成分（如红细胞、血小板、血浆等）比例近似生理水平，更有利于实现复苏液晶体、胶体之间的平衡。临床上可将新鲜全血作为液体复苏治疗时的首选。应鼓励无传染病的健康志愿者提前献血，以确保血库血量充足。复苏的目的包括无中枢神经系统损伤前提下改善伤员意识以及恢复正常桡动脉脉搏（可触及脉搏时，收缩压大致处于80mmHg）。抢救交界部位出血伤员时应避免过量液体复苏，从而预防血凝块于出血点处剥脱，进而导致更为严重的出血。

【并发症防治】

1. 缺血再灌注损伤　缺血再灌注损伤是应用交界部位止血装置后最常见的并发症，当应用 AAJT 时间达到 4 小时后，可出现严重的脏器损伤现象，即使血流阻断时间仅为 2 小时，同样可引起模型动物发生尿潴留和不可逆性后肢功能障碍。止血装置撤除后可出现高钾血症，引起心脏停搏，因此在临床上应注意严密监测伤员的内环境变化情况，并及时予以针对性处置。同时，医务人员应做好撤除止血装置后随时进行心肺复苏的准备。

2. 腹腔间室综合征　当交界部位止血装置应用于腹部时，伤员的

腹腔内压随之升高，由此可引起腹腔脏器血供障碍、呼吸功能受损以及包括下肢骨筋膜隔室在内的全身多腔隙压力升高。在条件允许的情况下，可通过调节呼吸机参数改善伤员的呼吸功能，并通过监测骨筋膜隔室内压和下肢血供情况决定是否给予骨筋膜隔室切开减压，以预防因骨筋膜隔室高压导致的肢体损害。同时，可通过导尿、导泻的方式减少腹腔内容物，从而减轻腹腔高压对人体的不利影响。当撤除止血装置时，应缓慢释放外界压力，避免腹腔内压骤降导致心肺负荷过大。

3. 压力性组织损伤 使用前掏出伤员衣物口袋中物品，脱去或解开有纽扣或拉链的衣物，避免硬物造成额外压迫性损伤或加重损伤严重程度。准确记录装置使用时间，严格控制压迫时限及压力上限。

【常见错误】

- 直接压迫目标血管上游，导致更大范围的缺血和受压。压迫止血时，应遵循先下后上的原则。即在条件允许的情况下首先对出血部位进行压迫，若止血效果不理想则转而对其上游血流进行限制或阻断。该策略有助于减少缺血再灌注损伤的范围和程度。
- 加压时仅重视出血是否得到控制，未注意其安全性。虽然加压止血的目的是控制住伤员的活动性出血，但不要忽略加压装置自身的极限以及人体对压力的耐受程度。
- 没有动态观察压迫止血的有效性，在搬运或转运途中可能因装置移位或松弛而致止血失效。
- 未注明出血部位、压迫部位、压迫起始时间。
- 同一装置多人次反复使用，增加各类传染病感染风险。

（张画羽）

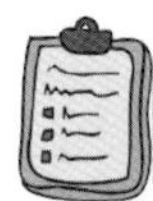

推荐扩展阅读文献及书籍

[1] 杨东，张连阳. 战场战伤救治技术概论[J]. 创伤外科杂志，2016，18(4)：256.

[2] 李阳，张连阳. 直面挑战——躯干战伤出血的紧急控制[J]. 解放军医学杂志，2017，42(1)：5.

[3] 李阳，张岫竹，张连阳. 战伤战术阶段救治技术的创新策略[J]. 实用医药杂志，2017，34(1)：3.

[4] 张连阳，李阳. 战伤失血性休克救治的启示[J]. 实用休克杂志(中英文)，2018，2(2)：3.

[5] 张连阳，李阳. 创伤失血性休克进展[J]. 临床急诊杂志，2018，19(3)：4.

[6] 张连阳，李阳. 大出血的损害控制性复苏——挽救战伤伤员的关键[J]. 解放军医学杂志，2017，42(12)：4.

[7] 黎檀实，付小兵. 战场战伤救治——从理论到实践[J]. 解放军医学杂志，2015，40(12):3.

[8] 郭栋，鱼敏，黎檀实，等. 美军战术战伤培训技术清单概述及启示[J]. 中华灾害救援医学，2020，8(10):570-573.

[9] KOTWAL R S, BUTLER F K Jr. Junctional hemorrhage control for tactical combat casualty care [J]. Wilderness Environ Med, 2017, 28(S2):33-38.

[10] VAN OOSTENDORP S E, TAN E C, GEERAEDTS L M Jr. Prehospital control of life-threatening truncal and junctional haemorrhage is the ultimate challenge in optimizing trauma care; a review of treatment options and their applicability in the civilian trauma setting [J]. Scand J Trauma ResuscEmerg Med, 2016, 24(1):110.

第十八章　骨盆带应用技术

知识点

- 不稳定型骨盆骨折常伴血流动力学不稳定，早期使用骨盆带固定骨盆可降低骨盆骨折伤员死亡率。
- 骨盆带通过稳定骨盆骨折、限制骨盆容积，利用骨盆的限制和腹膜外出血的自填塞效应达到减缓和控制出血的效果。
- 交通事故、高处坠落等高能量损伤中，如果伤员存在低血压等，疑似骨盆骨折时，应尽早使用骨盆带固定以控制出血、稳定骨折、便于转运。
- 骨盆带使用的具体指征包括查体发现骨盆存在不稳，腰背部、髋部或腹股沟区疼痛和无法用出血解释的血流动力学状态不稳。
- 常用制式骨盆带有 T-POD、Sam Sling 等；无制式骨盆带可采用床单、衣物等就便器材制作简易骨盆带。
- 如遇极度肥胖伤员骨盆带长度不够时，可以考虑将两套骨盆带连接起来使用。
- 在使用骨盆带前应先完成导尿管的插入、会阴部查体和直肠指诊。
- 应记录骨盆带使用的开始时间，每隔 12 小时释放一次压力并记录时间，以便于检查皮肤完整性或进行伤口护理。
- 骨盆带使用最长时间不超过 24 小时，一旦有条件应及时更换成外固定或内固定。
- 如果骨盆 X 线或 CT 等影像学除外不稳定型骨盆骨折，则可不再使用骨盆带。

合并血流动力学不稳定的骨盆骨折伤员死亡率为 30% ～ 60%。近年来，骨盆带的普及使用和损害控制性复苏理念的深入人心，使得骨盆骨折伤员的死亡率有所降低。对血流动力学不稳定怀疑或确诊不稳定型骨盆骨折的伤员，可早期应用骨盆带稳定骨盆、限制骨盆容积，从而利用骨盆的限制和腹膜外出血的自填塞效应达到减缓和控制出血的效果。

此外，早期应用骨盆带还可以减少骨折断端的移动、止痛并减少搬运过程中骨折断端刺伤血管神经的风险。

骨盆带固定术（pelvic binder application）采用制式或简易骨盆固定装置进行早期骨盆外固定以达到稳定骨盆骨性结构、减少骨盆骨折引起的大出血和减少副损伤等目的。对高能量损伤怀疑或确诊的骨盆骨折伤员应尽早使用骨盆带固定以控制出血、稳定骨折、便于转运。

【适应证】

适用于怀疑或确诊骨盆骨折的高能量损伤伤员，具体包括：①查体发现骨盆存在不稳；②腰背部、髋部或腹股沟区疼痛；③无法用出血及躯干部内出血解释的血流动力学状态不稳。

【禁忌证】

骨盆带使用的相对禁忌证包括开放性骨盆骨折合并严重髋部、会阴部软组织损伤，严重腹部脏器损伤或大出血需要开腹手术等。

【术前准备】

常用制式骨盆带有 T-POD 骨盆带、SAM 骨盆带等。其骨盆固定原理基本一致，本章以临床常用的 T-POD（图 18-1）为例介绍骨盆带的使用方法。

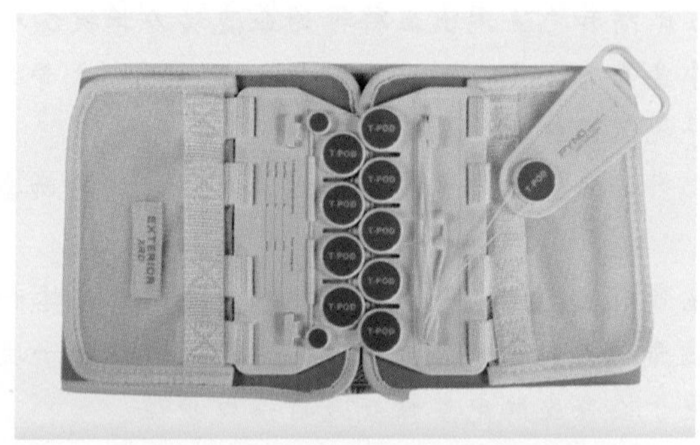

图 18-1　T-POD 骨盆固定装置

【操作步骤】

1. 伤员体位和操作者位置　伤员取仰卧位，操作者位于伤员身体侧方（左右不限，根据操作者习惯及具体情况），取出伤员裤子口袋及髋部区域的物体（图 18-2）。

2. 安置骨盆带　在伤员身体下方放置固定带，可经伤员腰部与床面或地面间隙塞入骨盆带一端穿越至对侧，轻轻翻身调节固定带位置以定位（图 18-3），以股骨大转子的水平为中心或将固定带的顶部边缘对准髂嵴的位置（图 18-4）。如遇昏迷或肥胖伤员，可由两人配合对伤员

笔记

进行轴向翻身，将固定带折叠后置于伤员身下，再向另一侧翻身抽出固定带另一端。

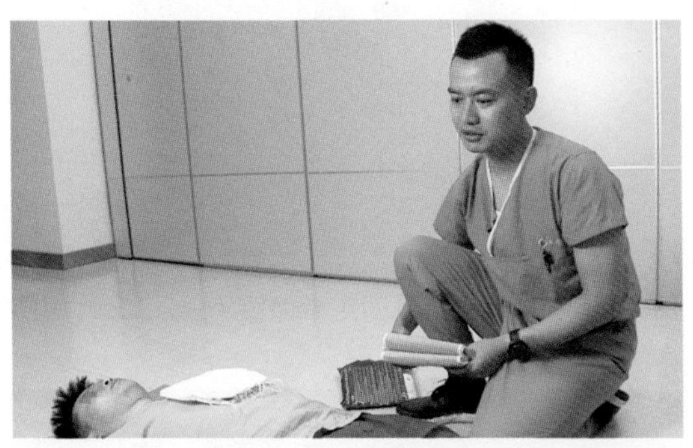

图 18-2　伤员体位及操作者位置

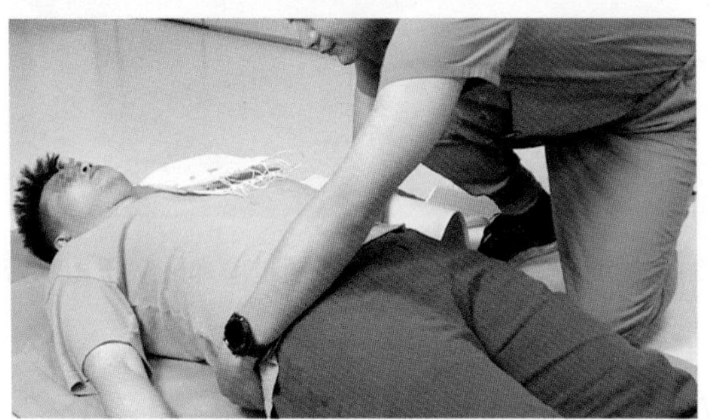

图 18-3　固定带经腰部与地面间隙穿过伤员身下

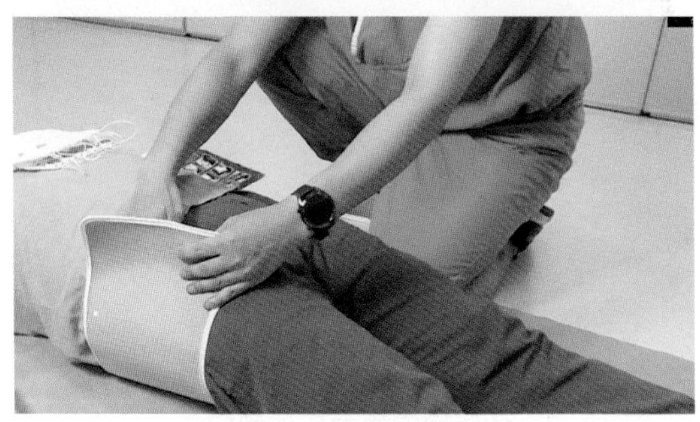

图 18-4　调整固定带位置

3. 固定骨盆带　修剪或折叠固定带，在骨盆中心保留 15 ～ 20cm 缝隙（图 18-5）。修剪后的固定带两侧使用魔术贴和机械滑轮系统固定（图 18-6）。

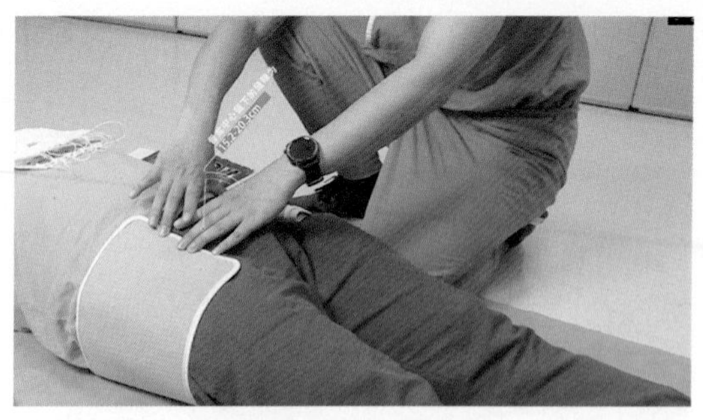

图 18-5　修剪或折叠固定带保留 15 ～ 20cm 间隙

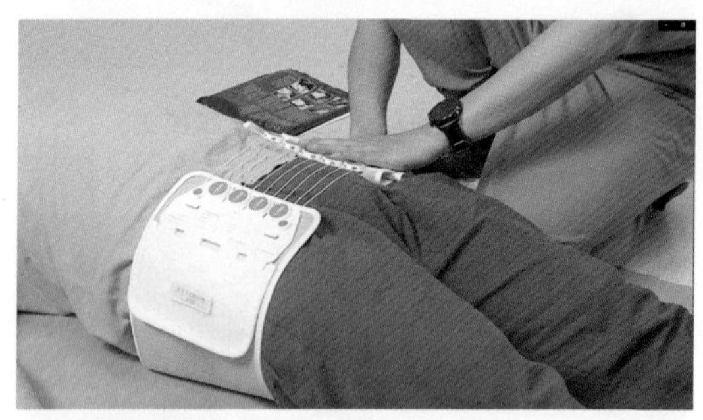

图 18-6　机械滑轮加压固定系统通过魔术贴粘于固定带两侧

拉紧拉力片施加环形压力使固定带两端靠拢，通过环形压力使骨盆骨折水平移位得以纠正并使骨盆容积得以限制（图 18-7），将绳弦固定于四周挂钩，拉力片固定于滑轮带（图 18-8）。

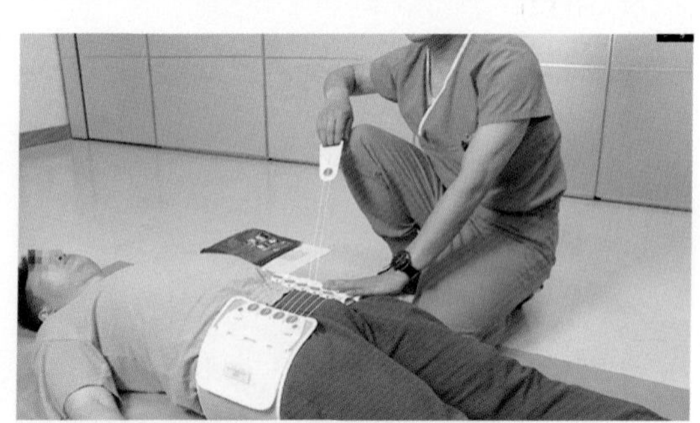

图 18-7　拉紧固定绳加压使固定带两端靠拢

4. **记录时间**　在使用记录标签上记录日期、时间和操作者姓名（图 18-9）。

在没有 T-POD 等制式骨盆带时，也可采用床单、衣物等简便材料制作简易骨盆固定带稳定骨盆骨折。操作要点是固定平面中心点在股骨

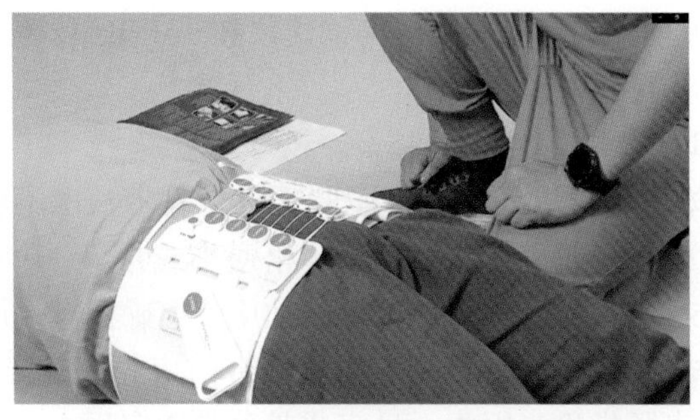

图 18-8　拉力片通过魔术贴固定于滑轮带

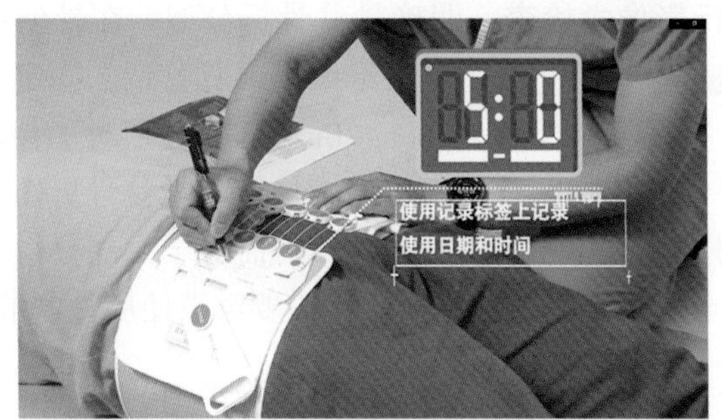

图 18-9　记录使用日期、时间和操作者姓名

大转子平面，采用交叉对拉方式以达到足够的加压压力，用止血钳等可牢固抓持住固定物的器械进行固定以保持加压稳定、防止加压失效。可辅以捆绑膝关节、控制双踝内旋位让固定更加牢靠（图 18-10）。

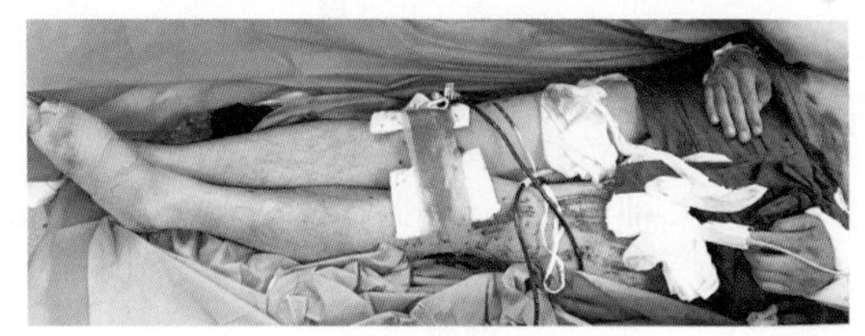

图 18-10　利用床单等制作简易骨盆固定带稳定骨盆骨折

5. 详细操作过程参考视频 6。

视频 6　骨盆带应用技术

【术后处理】

1. **观察病情变化**　使用期间应按要求监测心率、血压等血流动力学指标。

2. **释放骨盆带**　应每隔 12 小时释放一次压力并记录时间，以便于检查皮肤完整性或进行伤口护理。

3. 物品处理　为避免交叉感染，建议在 T-POD 被污染时或使用 24 小时后更换，并且专人专用。

【注意事项】

1. 特殊体型伤员　如遇极度肥胖伤员骨盆带长度不够时，可以考虑将两套骨盆带连接起来使用。对于体格瘦小或儿童，应确保骨盆带两端之间保留 15 ～ 20cm 缝隙以保留足够加压距离确保有效加压。

2. 先完成会阴部操作　在使用骨盆带前应先完成导尿管的插入、会阴部查体和直肠指诊，因为一旦完成骨盆带固定后，这些操作都将被影响而难以完成。

3. 尽早行影像学检查　明确骨盆骨折分型，在骨创伤专业医生指导下判断骨盆骨折类型并决定是否继续需要骨盆带的固定。在紧急救治阶段，骨盆骨折杨 - 伯吉斯（Young-Burgess）分型对于骨盆骨折严重程度及稳定性评估更具临床意义。对于不稳定型骨盆骨折伤员，在行骨科外固定或内固定手术前不应松开骨盆带；而对于大部分稳定型骨盆骨折伤员，在经骨创伤专业医生评估后可不需要继续使用骨盆带（表 18-1）。

表 18-1　骨盆骨折分类

类型	致伤机制及 Young-Burgess 分型	骨折特点
稳定型	前后挤压，APC-Ⅰ型	耻骨联合分离小于 2.5cm
	侧方挤压，LC-Ⅰ型	骶骨前方压缩和同侧耻骨支骨折（或耻骨联合断裂，双侧耻骨支受挤压重叠）
不稳定型	前后挤压，APC-Ⅱ型	耻骨联合分离大于 2.5cm，骶髂关节前方分离（开书样）
	侧方挤压，LC-Ⅱ型	LC-Ⅰ型合并同侧髂骨翼骨折或骶髂关节后方韧带断裂
	侧方挤压，LC-Ⅲ型	一侧骨盆 LC-Ⅰ型或 LC-Ⅱ型损伤，合并对侧骨盆耻骨支骨折或骶结节韧带或骶棘韧带断裂
	前后挤压，APC-Ⅲ型	AP-Ⅱ型基础上合并骶髂关节后方韧带断裂，耻骨联合分离大于 4cm
	垂直剪切，VS 型	耻骨支垂直方向骨折移位，骶髂关节前后方韧带完全断裂合并垂直方向不稳定

注：APC. 前后挤压型；LC. 侧方挤压型；VS. 垂直剪切型。

【并发症防治】

1. 压力性皮肤损伤　长时间使用骨盆带固定可导致髋部皮肤软组

织压力性损伤，应严格按照使用时限要求，使用前掏出伤员裤子口袋中物品，准确记录使用时间，定时松解骨盆带，松解期间必须在严格的医疗监护下进行并保持骨盆稳定。

2. 骨折断端戳伤盆腔内脏器 严格按照骨盆带加压要求操作，对于T-POD骨盆带应保持加压间隙在15～20cm，不可过度加压，以免导致骨折断端戳伤盆腔内脏器，有条件应尽快行X线检查以防过度加压。

【常见错误】

- 放置骨盆带时反复翻动骨盆。不稳定型骨盆骨折未固定前反复翻动伤员会使骨折断端移位增加从而加重出血。在放置骨盆带时应经伤员腰部与床面或地面间隙塞入骨盆固定带一端穿越至对侧，轻轻翻身调节固定带位置以定位。
- 骨盆带放置平面过高或过低。骨盆带放置平面偏高（髂嵴以上）在临床应用中更为常见，这容易导致加压点位于髂骨翼使得骨折断端移位加重，而耻骨联合分离得不到有效纠正，并且骨盆带放置平面过高还将影响后续剖腹手术。相反，骨盆带放置平面偏低使加压点低于骨盆中心，导致加压效果打了折扣，加压不充分。
- 骨盆带两端间隙预留不够。合适的加压力量是骨盆骨折复位的关键，在加压前应确保预留骨盆带两端的间隙在15～20cm。
- 长时间未松解骨盆带。在行确定性手术前，骨盆带应每12小时松解一次。
- 认为骨盆带影响X线拍摄或CT扫描，检查时松解骨盆带，检查后没有及时重新安置，搬动伤员后导致出血。

（李 阳）

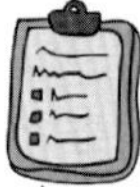

推荐扩展阅读文献及书籍

[1] 张连阳，白祥军，张茂. 中国创伤救治培训[M]. 北京：人民卫生出版社，2019.
[2] DEMETRIADES D. 创伤急救评估与治疗手册[M]. 张连阳，简立建，译. 北京：科学出版社，2018.
[3] KNOPS S P，SCHEP N W，SPOOR C W，et al. Comparison of three different pelvic circumferential compression devices：a biomechanical cadaver study [J]. J Bone Joint Surg Am，2011，93(3)：230-240.
[4] GUO Q，ZHANG L，ZHOU S，et al. Clinical features and risk factors for mortality in patients with open pelvic fracture：A retrospective study of 46 cases [J]. J Orthop Surg，2020，28(2)：230949902093983.

[5] HAK D J, SMITH W R, SUZUKI T. Management of hemorrhage in life-threatening pelvic fracture [J]. J Am AcadOrthopSurg, 2009, 17(7): 447-457.

[6] LEE C, PORTER K. The prehospital management of pelvic fractures [J]. Emerg Med J, 2007, 24(2): 130-133.

[7] DURKIN A, SAGI H C, DURHAM R, et al. Contemporary management of pelvic fractures [J]. Am J Surg, 2006, 192(2): 211-223.

第十九章　静脉通道建立技术

- 建立静脉通道时应根据伤员的年龄、体位、损伤部位、神志和伤情状况、输液的种类和时间、静脉情况或即将进行的手术部位情况等来选择合适的穿刺部位。
- 输液部位选择应从远心端静脉开始，逐渐向近心端使用。推荐使用静脉留置针。
- 手背静脉网是成年人输液时首选部位；下肢静脉有静脉瓣，容易形成血栓和引起静脉炎，因此不作为首选部位；小儿的静脉输液部位首选头皮浅静脉。
- 颈内静脉、锁骨下静脉穿刺部位尽量选择右侧，以避免损伤胸导管。
- 锁骨下静脉穿刺置管后建议拍摄 X 线确定导管位置并排除气胸并发症。
- 要掌握多种入路的穿刺方式，避免同一部位反复穿刺。
- 反复静脉穿刺不成功时应考虑行静脉切开术或骨内通道输液。
- 超声引导下深静脉穿刺置管术可明显提高置管成功率，缩短穿刺时间，减少并发症。
- 建立静脉通道时要注意排尽管内空气，防止液体流空，预防空气栓塞。
- 留置时间长的深静脉置管护理时应重视无菌操作，努力降低导管相关性感染发生率。

创伤可引起不同程度出血和体液丢失，早期及时建立静脉通道不但利于使用药物，也可通过静脉输液补充血容量，改善微循环，维持血压，可有效避免各组织器官由于供血不足和缺氧而发生的损害，对于伤员预后有着重要意义，因此，选择合适的静脉建立输液通道，在创伤救治过程中至关重要。

一、浅静脉通道建立技术

周围浅静脉穿刺是临床应用最广泛、最基础的技术操作之一，是抢救和治疗伤员最基本的静脉输液途径，可直接影响伤员抢救的成功率和临床疗效。周围浅静脉是指分布于皮下的肢体末端静脉，上肢常用的浅静脉有肘正中静脉、头静脉、贵要静脉、手背静脉网；下肢常用的浅静脉有大隐静脉、小隐静脉和足背静脉网；头皮常用浅静脉有额静脉、颞浅静脉、枕静脉和耳后静脉。

【适应证】

浅静脉通道建立适用于：①输液补充血容量，改善循环，如大出血、休克、严重烧伤伤员；②补充水和电解质，维持酸碱平衡；③补充营养，供给热量，促进机体组织修复，如昏迷、胃肠功能障碍不能经口进食的伤员；④输入药物，控制感染，如血管活性药物、抗生素应用等。

【禁忌证】

穿刺部位皮肤有感染、瘢痕、肿瘤者，或穿刺部位血管有血栓、静脉炎者，或近心端静脉血管可能损伤者。

【术前准备】

1. **知情同意** 评估伤员病情，向伤员或家属解释输液目的、注意事项及配合要点，签署知情同意书。

2. **确定穿刺静脉** 选择合适的穿刺部位，注意皮肤、血管状况及肢体活动度。常用手背、肘部和足背浅静脉（图 19-1）。

3. **准备物品** 用物准备治疗车，输液架，消毒棉球或棉签，需输注的液体，止血带，静脉小垫枕，输液敷贴（或胶布），一次性治疗巾，手消毒液，输液器（一套），输液卡和记录单。如使用静脉留置针需另备静脉留置针一套，无菌透明敷贴，封管液（无菌生理盐水或稀释肝素水）。

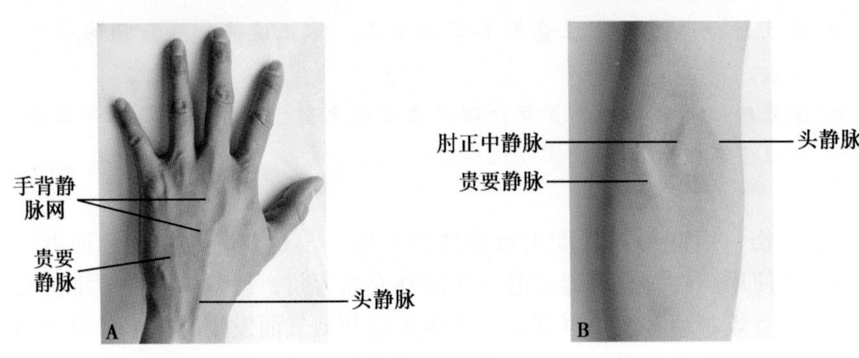

图 19-1 静脉通道建立常用的浅静脉

A. 手背静脉；B. 肘部静脉；C. 足背静脉。

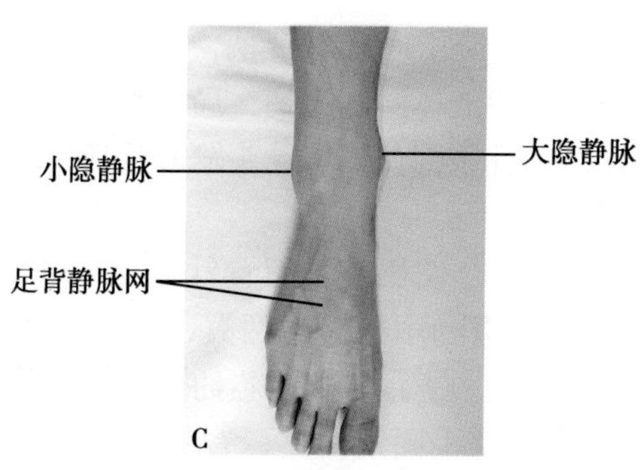

图 19-1（续）

【操作步骤】

1. 穿刺前准备　核对伤员信息，并检查药物，手消毒，插好输液器并将输液瓶挂于输液架上，排尽输液管道内气体。

2. 穿刺　肢体外旋，充分暴露穿刺部位，将垫枕置于穿刺肢体下，铺治疗巾，在穿刺点上方 6 ～ 8cm 处扎止血带，嘱伤员握拳或用手轻拍血管，确定穿刺血管情况，常规皮肤消毒，范围大于 5cm，再次排气后，针头与皮肤成 15° ～ 30° 角沿静脉走行进针，见回血后（图 19-2），将针头与皮肤平行，再进入约 0.2cm，使针头斜面全部进入血管内。

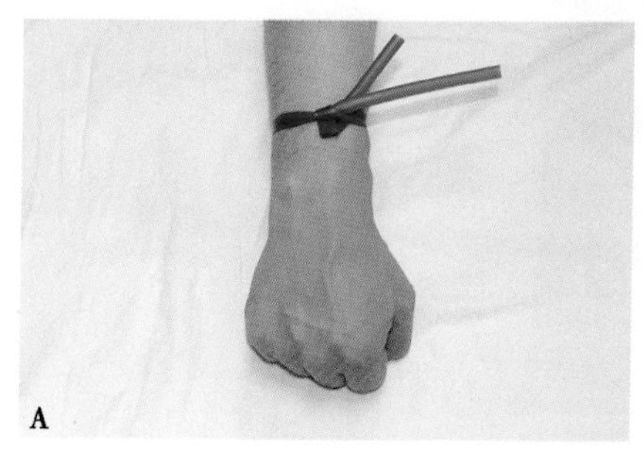

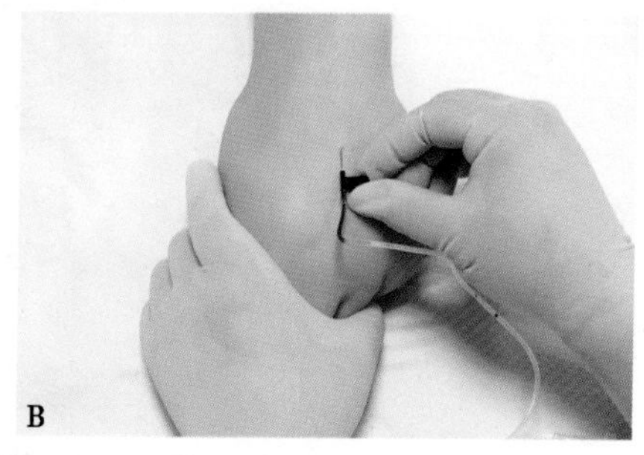

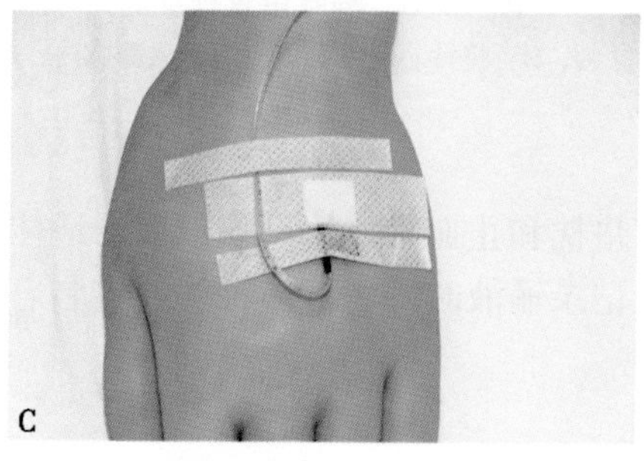

图 19-2　静脉穿刺

A. 暴露并确定穿刺血管；B. 穿刺进针；C. 固定针头。

3. 连接管路　右手拇指固定好针柄，松开止血带，嘱伤员松拳，打开输液速度调节器，待液体滴入通畅，局部无肿胀和液体外渗，用输液贴或胶布固定针柄和针眼部位，将针头输液管环绕固定，防止牵拉输液针头。

4. 使用静脉留置针　使用静脉留置针时先取下针套，转动针芯，旋转松动外套管，用拇指和示指夹住两翼，按步骤 2 使针头斜面进入血管内，左手持 Y 接口，右手后撤针芯约 0.5cm，持针座将针芯与外套管一起送入静脉内，左手固定两翼，右手撤出针芯，用无菌透明敷贴密闭固定留置针，胶布固定插入肝素帽内的输液器针头及输液管道（图 19-3）。

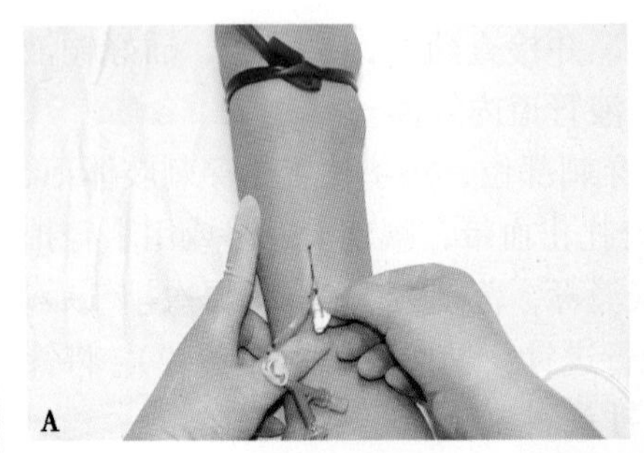

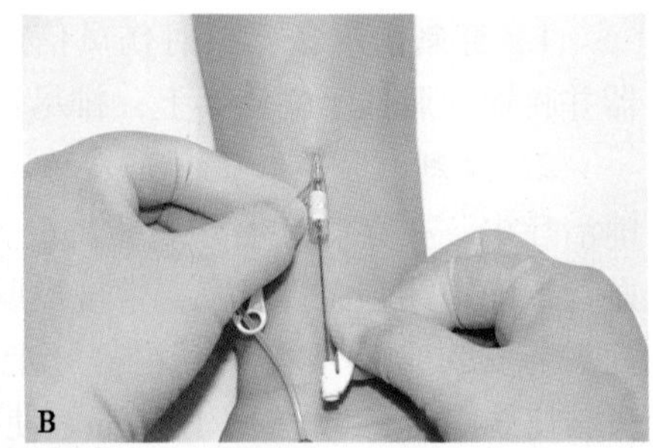

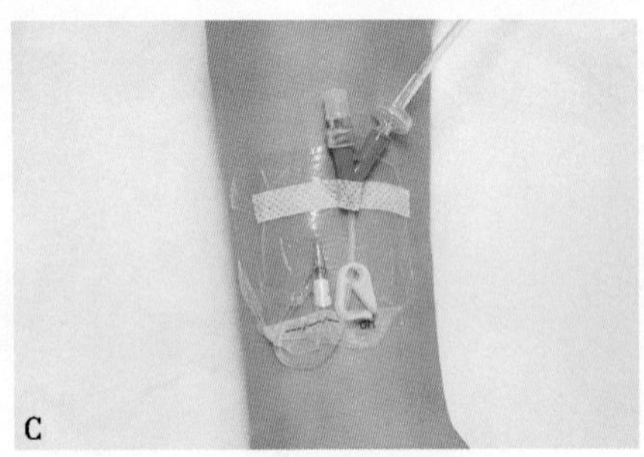

图 19-3　静脉留置针穿刺

A. 手持留置针穿刺；B. 将针芯与外套管一起送入静脉内；C. 固定留置针。

【术后处理】

撤去治疗巾、垫枕和止血带，协助伤员取舒适体位。整理用物，手消毒，在记录单上记录输液时间、液体种类并签名。记录伤员的局部及全身一般情况。

【注意事项】

1. 严格无菌操作　避免同一部位反复穿刺，以免形成血肿或血栓，预防感染。

2. 固定拟穿刺静脉 穿刺时绷紧皮肤有利于固定静脉和针头顺利进入血管。老年人或儿童血管脆性较大，穿刺时应尽量避开易活动或凸起静脉。

3. 开始输液时观察 液体滴入是否通畅，管道有无漏液、扭曲和受压；局部有无肿胀、疼痛，液体有无外溢，如去甲肾上腺素外溢后可导致局部组织坏死，一旦发生上述情况，应立即停止输液，及时处理。

4. 输液反应观察 观察伤员有无输液反应，如心悸、畏寒、持续性咳嗽等情况，如出现，应立即减慢或停止输液，及时处理。

5. 静脉留置针留置时间 使用静脉留置针时，严格掌握留置时间，一般保留 3 ～ 5 天，最长不超过 7 天，具体参照留置针说明书。

二、深静脉通道建立技术

严重创伤后低血容量性休克是急诊救治中常见的病症，此类伤员因外周静脉充盈不足，常规的外周静脉补液一方面难度增大，另一方面难以做到快速、充分、有效的液体输入，深静脉置管术具有创伤小、易操作、补液速度快等特点，现在已广泛应用于临床。根据所置导管的形式不同，分为中心静脉导管（central venous catheter，CVC）、经外周静脉穿刺的中心静脉导管（peripherally inserted central venous catheter，PICC）和完全植入式静脉输液港（totally implantable venous access port，TIVAP）。本节主要介绍经颈内静脉、锁骨下静脉、股静脉穿刺置管，尖端位于上腔静脉或下腔静脉内的中心静脉导管置入术，另外介绍超声引导下深静脉穿刺置管术。

【适应证】

深静脉通道建立适用于：①严重创伤、休克、急性循环衰竭等需要快速补充液体、输血伤员；②需要快速建立静脉通道，浅静脉通道无法建立的伤员；③经静脉输入血管升压素，以及高渗性、刺激性、强酸或强碱溶液的伤员；④需长期、反复静脉输液、输血伤员；⑤需监测中心静脉压或行特殊检查、监测或治疗的伤员；⑥需肠外营养支持的伤员。

【禁忌证】

绝对禁忌证包括：①穿刺部位感染伤员；②局部解剖标记不清，如近期曾接受手术、放疗和有静脉血栓形成病史的伤员；③同侧锁骨、前胸壁肋骨、锁骨下或上腔静脉存在创伤的伤员，禁忌选择锁骨下静脉途径。

相对禁忌证包括：①上腔静脉压迫综合征的伤员禁忌上肢静脉穿刺置管；②腹部穿透伤伤员禁忌经股静脉穿刺置管；③无法合作、躁动不

安的伤员。

【术前准备】

1. 知情同意　了解伤员的一般情况，有无穿刺禁忌证，与伤员和/或家属沟通，说明操作目的、大致步骤、可能并发症等，签署知情同意书。

2. 物品准备　用物准备治疗车，肝素水，局部麻醉药，深静脉穿刺包，缝针和缝线，静脉导管套件包（内含穿刺套管针、扩张器、静脉导管、导丝），5ml 注射器，肝素帽，消毒用品，无菌透明敷贴，其他与操作目的相关用物，如垫枕等。

【操作步骤】

1. 体位　颈内静脉穿刺取头低 15°～30° 仰卧位，穿刺侧肩部垫高，头转向穿刺对侧，使颈部充分伸展（图 19-4）；锁骨下静脉穿刺取头低 15° 仰卧位，肩后垫高，头转向穿刺对侧，使锁肋间隙张开（图 19-5）；股静脉穿刺取仰卧位，穿刺侧大腿放平，稍外旋、外展。

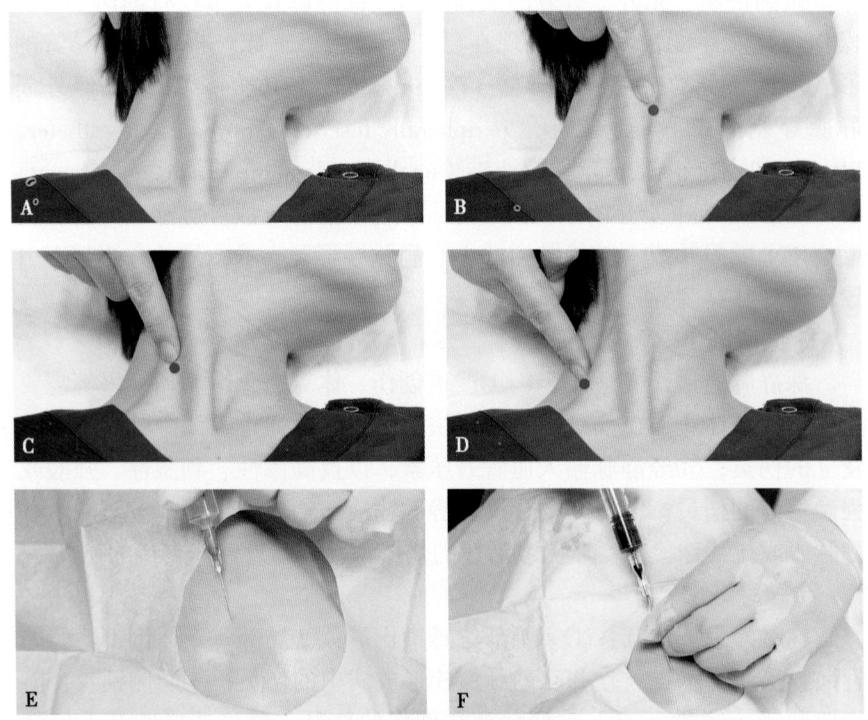

图 19-4　颈内静脉穿刺

A. 颈内静脉穿刺体位；B. 颈内静脉前入路穿刺点；C. 颈内静脉中入路穿刺点；D. 颈内静脉后入路穿刺点；E. 颈内静脉前入路穿刺；F. 抽出暗红色血液提示已进入静脉；G. 脉冲式冲管后封管；H. 固定。

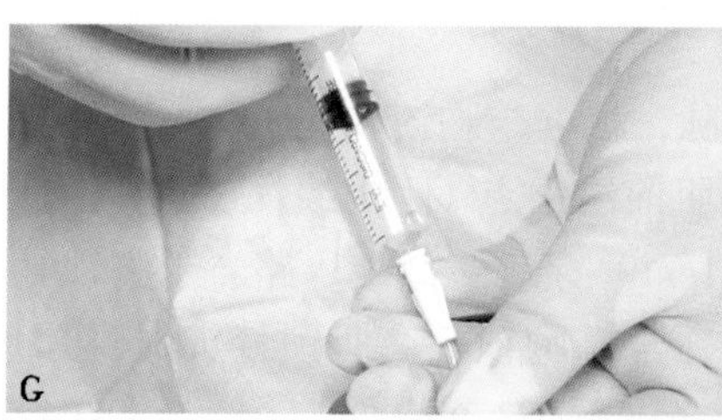
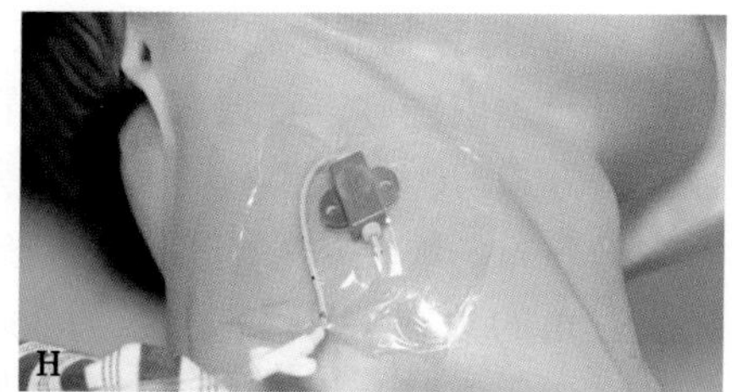

图 19-4（续）

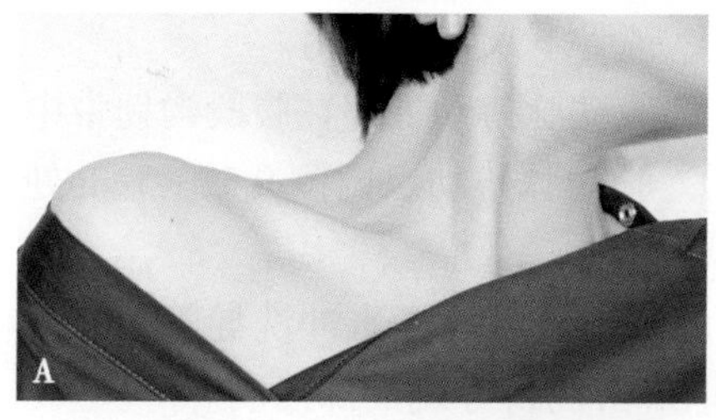
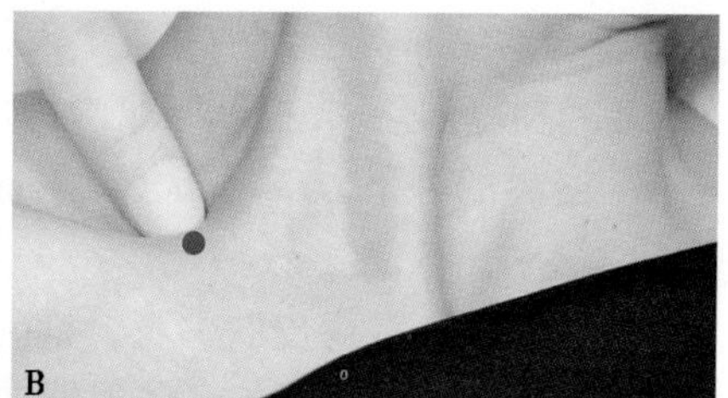
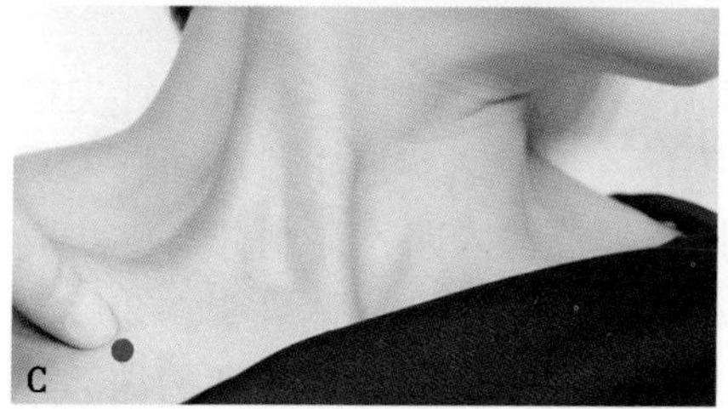
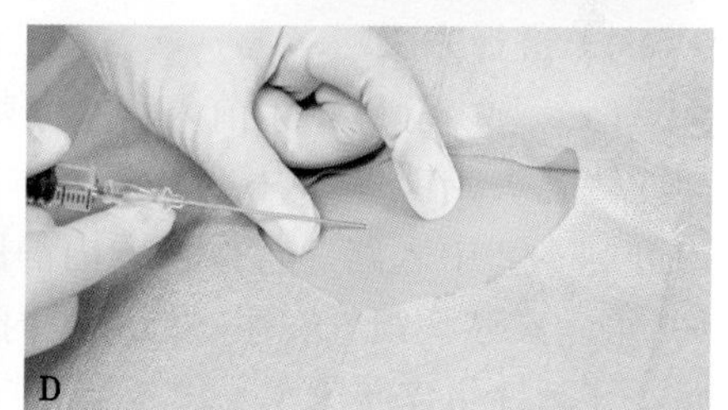
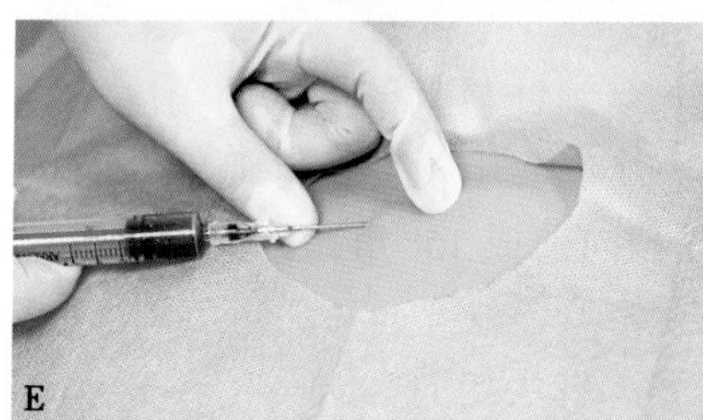
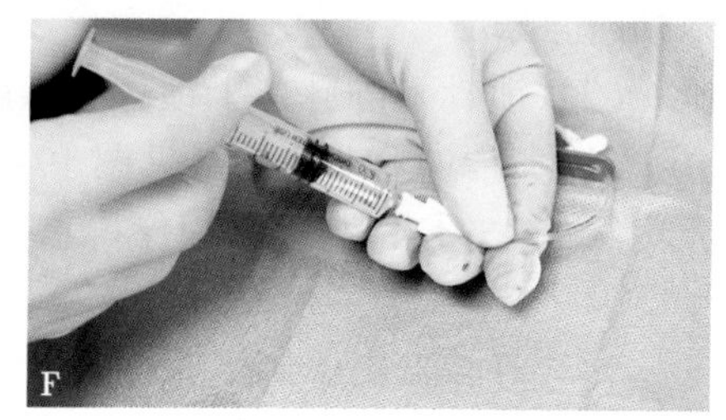
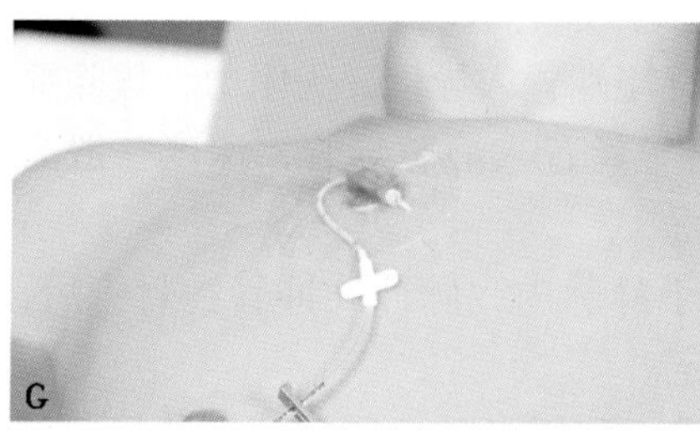

图 19-5　锁骨下静脉穿刺

A. 锁骨下静脉穿刺体位；B. 锁骨中内 1/3 交界点穿刺点；C. 胸锁乳突肌锁骨头外侧缘，锁骨上缘约 1cm 处穿刺点；D. 锁骨下静脉穿刺；E. 抽出暗红色血液提示已进入静脉；F. 脉冲式冲管后封管；G. 固定。

2. 选择穿刺静脉和定位穿刺点

（1）颈内静脉：首选右侧颈内静脉，根据与胸锁乳突肌关系，有三种入路方式。①前入路。于胸锁乳突肌前缘中点（距中线约3cm，锁骨上缘约5cm，颈动脉外侧旁开0.5～1cm）穿刺。②中入路。于胸锁乳突肌三角的顶端（距锁骨上缘约3cm，紧靠胸锁乳突肌锁骨头内侧缘）穿刺。③后入路。于胸锁乳突肌外侧缘中下1/3交界处（距锁骨上缘约3cm）穿刺。

（2）锁骨下静脉：首选右侧锁骨下静脉，分为取锁骨中内1/3交界点（锁骨下方约1cm）穿刺的锁骨下入路；取胸锁乳突肌锁骨头外侧缘，锁骨上缘约1cm处穿刺的锁骨上入路。锁骨下入路较常用。

（3）股静脉：先扪及腹股沟韧带和股动脉搏动处，在腹股沟韧带中内1/3交界的外下方二横指（约3cm），股动脉搏动点内侧0.5～1cm处穿刺。

3. 麻醉　常规皮肤消毒，铺无菌洞巾，用肝素水冲洗导管，检查导管密闭性、完整性，5ml注射器抽取麻醉药行穿刺局部浸润麻醉。

4. 进针方式

（1）颈内静脉：①前入路。穿刺针与皮肤成30°～45°角，针尖指向同侧乳头或锁骨中内1/3交界处，一般在胸锁乳突肌中段后面进入颈内静脉。②中入路。常作为颈内静脉穿刺首选入路，穿刺针与皮肤成30°角，紧靠胸锁乳突肌、锁骨头内侧缘进针，指向同侧乳头。③后入路。穿刺针与皮肤成水平位，指向胸骨柄上窝，在胸锁乳突肌的深部进入颈内静脉。

（2）锁骨下静脉：①锁骨下入路。穿刺针与胸壁皮肤的角度小于10°，针尖指向胸骨上窝（见图19-5）。②锁骨上入路。穿刺针与身体正中线成45°角，与冠状面保持水平或稍向前成15°角，针尖指向胸锁关节。

（3）股静脉：穿刺针与皮肤成30°角，针尖指向头侧。

5. 置管　穿刺进针后，边缓慢进针边回抽，至有落空感并抽出暗红色血液，提示已进入静脉，从穿刺针尾端置入导丝，无阻力，拔除穿刺针，沿导丝用扩皮器扩开表皮，沿导丝置入静脉导管，深度一般为12～15cm，拔除导丝。

6. 固定　抽回血，确认导管位于静脉内，脉冲式冲管、封管后，缝合固定于皮肤并用无菌透明敷贴固定。

7. 超声引导下深静脉穿刺置管术　利用彩色多普勒超声选择穿刺血管、确定最佳穿刺点及穿刺角度，对穿刺全过程进行动态监测和引

导，对导管末端进行初步定位，精确引导穿刺可明显提高置管成功率，缩短穿刺时间，减少并发症，并克服传统穿刺法的不足（图 19-6）。

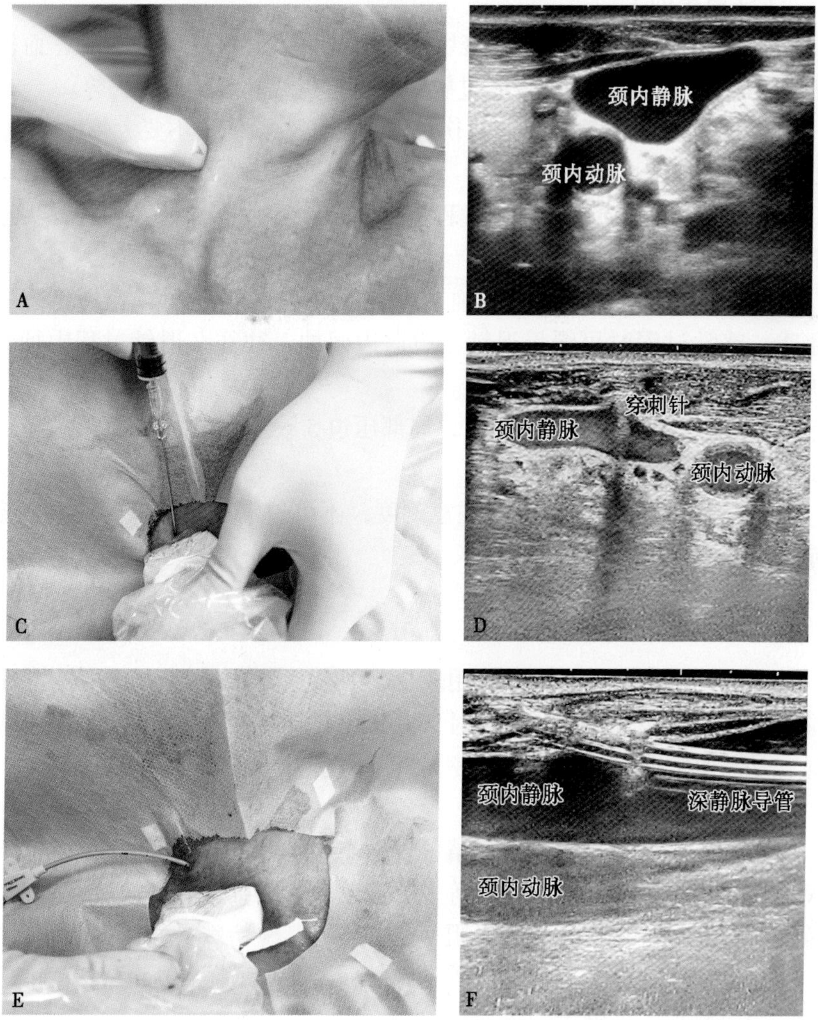

图 19-6　超声引导下颈内静脉穿刺置管

A. 操作前探查，确认静脉位置；B. 超声显示颈内静脉和颈内动脉；C. 超声实时引导下穿刺，根据超声影像调整进针方向和深度；D. 超声显示穿刺针进入颈内静脉；E. 置入导管后，超声确认导管位置；F. 超声显示导管位于颈内静脉内。

8. 详细操作过程参考视频 7。

视频 7　静脉通道建立技术

【术后处理】

导管护理应严格无菌操作，避免感染。每天评估留置导管；输液完毕用肝素水封管，采用正压封管法。

无菌纱布类敷料至少每2天更换一次，无菌透明敷料至少每7天更换一次。

【注意事项】

1. **并发症观察** 穿刺后密切观察有无并发症发生，如血肿、血栓形成、感染、堵管、局部皮肤过敏、管道打折或断裂、血气胸等。

2. **避免空气栓塞** 穿刺时伤员取头低位，嘱伤员不要大幅度呼吸，可避免空气栓塞可能。

3. **避免血管损伤** 穿刺过程中如需改变穿刺方向，必须将针尖退至皮下，以免损伤血管。

4. **静脉塌陷时** 有些低血容量伤员，静脉不充盈，容易将静脉穿透，感觉过深时可缓慢退针，边退边回抽，往往在退针过程中抽到回血。

5. **误入动脉时** 立即退针，局部压迫5～10分钟，同时观察有无血肿形成。

6. **导丝拔除时** 置入时注意刻度，不可过深；拔导丝时注意固定导管，避免脱出。

三、静脉切开术

静脉切开术近年来临床应用较少，但在急需补液、输血、表浅静脉穿刺困难且无条件深静脉穿刺时，尤其在基层或现场急救时，其优势明显，是需要掌握的急救技能之一。

【适应证】

静脉切开术适用于：①病情紧急，需快速大量输血、输液而静脉穿刺有困难时，如休克、大出血等；②需较长时间维持静脉输液，而表浅静脉和深静脉穿刺有困难或已阻塞；③施行某些特殊操作，如心导管检查、中心静脉压测定、静脉营养治疗等；④条件所限，无法行深静脉穿刺，急需输血、输液者。

【禁忌证】

绝对禁忌证包括：①切开部位有感染或潜在感染、创伤或者烧烫伤的伤员；②切开部位近端有严重创伤的伤员；③切开静脉合并静脉炎的伤员。

相对禁忌证主要是有凝血功能障碍或者血栓形成的伤员。

【术前准备】

1. **知情同意** 熟悉伤员伤情，与伤员和/或家属沟通，说明操作目的、大致步骤、可能并发症等，签署知情同意书。

2. 物品准备 准备治疗车，静脉切开包（蚊式钳2把、眼科剪刀1把、普通小镊子2把、三角针、持针器、缝线、无菌孔巾、静脉切开导管），手术刀片，5ml注射器，局部麻醉药，无菌手套和纱布，消毒用物（碘附或酒精、棉球），胶布或绷带。

【操作步骤】

1. 静脉选择 一般选择四肢表浅静脉切开，最常用的是内踝前或腹股沟处大隐静脉。

2. 体位及麻醉 使伤员仰卧位，肢体外旋，充分暴露静脉切开部位，常规皮肤消毒，铺无菌洞巾，局部麻醉。

3. 切口 在所选部位横行切开皮肤，长2～2.5cm。

4. 显露静脉 用蚊式钳沿静脉走行方向钝性分离皮下组织和筋膜，暴露静脉，将静脉游离约2cm，用蚊式钳挑起静脉，在静脉下方穿过两根细丝线，用一根先结扎静脉远心端，暂不剪断丝线，留作安置导管时牵引用。

5. 静脉切开并插管 将导管内空气排空，牵引远侧丝线将静脉提起，用小剪刀在静脉壁上倾斜45°剪一V形切口，用无齿小镊子夹起切口上唇静脉壁，将静脉切开导管插入静脉腔，深约5cm，回抽通畅，结扎近心端丝线，并将导管缚牢。将备好输液器接头与导管连接，观察液体输入是否畅通及有无外渗。

6. 切口关闭并固定 剪去多余丝线，间断缝合皮肤切口，用一根皮肤缝线环绕导管结扎固定，以防滑脱。外用无菌敷料覆盖，胶布固定。

【术后处理】

注意无菌操作，慎防感染，创口及时换药，保持清洁干燥。导管留置时间一般不超过3天，如为硅胶导管，留置时间可稍长，但一般不超过7天。如无明显禁忌，每日用小剂量肝素溶液冲洗导管，避免血栓形成。不再使用时，消毒，剪断结扎线，拔除导管，局部加压，覆盖纱布包扎，胶布固定。如局部发生静脉炎或软组织感染，应立即拔除导管。

【注意事项】

1. 避免损伤血管 切开皮肤时不可过深，以免损伤目标血管。分离皮下组织和筋膜时以钝性分离为主，认真仔细，以免损伤静脉。剪开静脉壁时开口不可太大，不可过深，一般不超过静脉周径1/2，以免剪断静脉。

2. 避免贯穿血管 静脉导管头端修剪成斜面更容易插入，但不要过于锐利，以免刺穿血管；插入时斜面向上，动作轻柔，以免损伤静脉

壁或进入静脉壁夹层。

【常见错误】

- 在同一部位多次穿刺，造成局部组织严重损伤和血肿。
- 选择伤侧肢体或即将进行的手术操作区域作为输液部位；骨盆骨折或腹部穿透伤等选择下肢静脉作为输液通道。
- 中心静脉置管时导管置入胸腔，导致胸腔积液。当导管置入胸腔时液体输入通畅但回抽无血，测中心静脉压时出现负压，及时 X 线检查可以早期发现。
- 拔除导管时局部按压、包扎时间不够或不严密，空气经置管隧道进入静脉引起栓塞。
- 因多种原因发生导管相关性感染，未及时发现并拔管。

（马柏强）

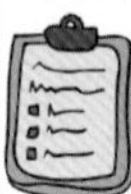

推荐扩展阅读文献及书籍

[1] 张连阳，白祥军，张茂. 中国创伤救治培训[M]. 北京：人民卫生出版社，2019.

[2] DEMETRIADES D. 创伤急救评估与治疗手册[M]. 张连阳，简立建，译. 北京：科学出版社，2018.

第二十章　骨髓腔内输液通路技术

知识点

- 骨髓腔内输液通路是快速、安全、有效的循环通路，推荐合理、正确和积极应用。
- 骨髓腔内输液通路是医务人员必须掌握的急救措施。
- 骨髓腔内输液通路与中心静脉达到血药浓度峰值的时间相同，且并发症少。
- 成人心脏停搏时，首选骨髓腔内输液通路。骨髓腔内输液血管通路是抢救心脏停搏伤员的标准方法。
- 在严重创伤急救建立静脉通路困难时，应该考虑骨髓腔内输液通路。外周静脉反复穿刺 3 次失败或 90 秒内未能穿刺成功的伤员，推荐进行骨髓腔内输液。
- 目标骨骨折、目标骨局部软组织感染为骨髓腔内输液的禁忌证。
- 穿刺部位首选胫骨近端。在下肢骨折或骨盆骨折的伤员，推荐选择肱骨近端。
- 使用骨髓输液枪或 EZ-IO 装置，可以在 1 分钟内完成输液通路建立。
- 骨髓腔内输液时间不宜过长，最长不超过 24 小时。
- 尽量缩短骨髓腔内输液通路应用时间，待建立其他血管通路后立即拔除。

输液通路乃生命通路，在严重创伤急救过程中，能否快速建立输液通路及时用药，是成功抢救伤员的关键所在。但在休克或因创伤而大量失血的伤员，其外周的静脉网会发生坍塌或关闭，导致外周静脉通道不能开通或不能在短时间内开通。对于此类伤员，必须立即采取其他的替代措施，以免造成抢救时机的延误。静脉切开和中心静脉穿刺是外周静脉穿刺困难时常用的替代方法，但操作时间长，技术要求高，在院外急救和基层医院中实施起来有困难。而此种情况下，处于骨骼保护之

中的骨髓腔内非塌陷静脉网因其特殊的结构仍然能够同体循环保持直接而又完整的连接，骨髓腔内的平均压力为 20 ～ 30mmHg，为平均动脉压的 1/3。在骨髓腔内的这些非萎缩性的微小静脉网就像海绵一样能够快速吸收灌注到其周围的液体，并将其快速转运到体循环之中，因此，建立骨髓腔内输液（intra-osseous infusion，IO）则是较理想的补液途径。

骨髓腔内输液术是一种快速建立血管通路的技术，它是通过一种特殊的装置，将带有针芯的穿刺针穿入长骨或者其他骨的骨髓腔，然后取出针芯，接上连通器，再接上输液装置，将需要液体或血液制品输入骨髓腔内的技术。

【适应证】

适用于：①心跳呼吸骤停、严重创伤、休克等病情危重需紧急抢救者，外周静脉反复穿刺 3 次失败或者 90 秒内未能穿刺成功的伤员；②大面积烧伤、肥胖、婴幼儿伤员推荐进行骨髓腔内输液通路；③批量伤救援时，伤员急需建立输液通道者。

【禁忌证】

禁用于：①目标骨的不完整，包括目标骨骨折、目标骨 48 小时内接受过骨髓腔穿刺输液治疗、目标骨局部软组织感染，以及目标骨接受过假体植入；②穿刺部位缺少足够多的解剖标志难以定位、固定时为相对禁忌证。

【术前准备】

1. 知情同意　了解伤员的病情，与伤员和 / 或家属沟通，签署同意书，说明目的、大致步骤、可能并发症等。

2. 物品准备　驱动钻、穿刺针套装、延长管、10ml 注射器、生理盐水、输液器、加压袋、碘附、2% 不含防腐剂和肾上腺素的利多卡因、手套、帽子、洞巾、纱布、绷带。

【操作步骤】

1. 穿刺点选择及定位　通常情况下，小儿伤员骨髓腔内输注部位主要在胫骨近端或远端，成年伤员骨髓腔内输注部位在胫骨、肱骨、胸骨柄。此外，桡骨、尺骨、骨盆、锁骨、跟骨等部位也可以应用。穿刺位点的选择应充分考虑伤员的年龄、体格、伤情、穿刺装置和操作者的经验等因素，还应以简单可行和不影响心肺复苏等抢救措施为原则。以成人胫骨近端为例，穿刺点位于髌骨下缘往下 3cm，再往内 2cm（图 20-1）。

2. 消毒铺巾　以穿刺点为中心，直径 15cm 范围常规消毒，铺巾。

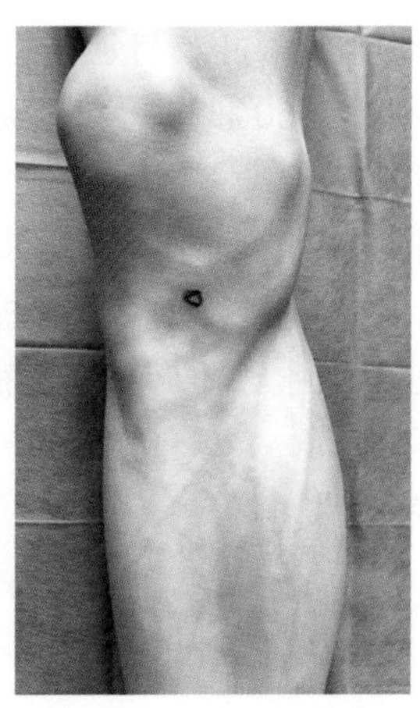

图 20-1　成人胫骨近端穿刺点定位

3. 穿刺及连接输液器　将穿刺针与驱动钻连接，取下穿刺针保护帽。垂直于穿刺点进针，手动推动驱动钻，使针穿透皮肤、皮下组织顶在骨皮质上，此过程不要扣动驱动钻扳机。然后扣动驱动钻扳机进针，感受到落空感后松开扳机，取下驱动钻。取下套针针芯，连接预排气延长管，连接注射器进行回抽试验，看到骨髓内容物后可将内容物推回入骨髓腔，然后用新的注射器抽取 10ml 生理盐水连接延长管进行快速冲洗，之后连接输液器，要求输液袋外用加压袋加压输液（图 20-2）。

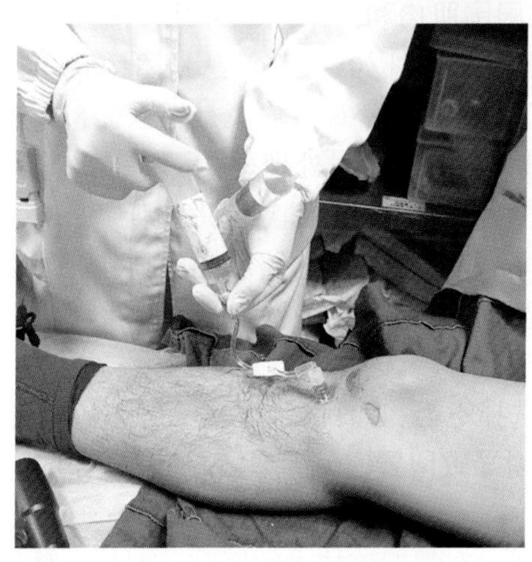

图 20-2　穿刺成功后更换新注射器冲洗连接延长管后连接输液器

4. 疼痛管理　对于清醒伤员，需要在 10ml 生理盐水快速冲洗前，进行疼痛管理，具体操作方法为：以成人为例，首先用注射器抽取 40mg 即为 2ml 2% 利多卡因，连接延长管于 60 秒内缓慢推入利多卡因 2ml，

后用注射器抽取 10ml 生理盐水，再次与延长管连接，于 60 秒内缓慢推入生理盐水 1ml，后停留 30 ～ 60 秒，再将注射器内剩余 9ml 的生理盐水做一次性冲洗，之后继续连接输液器等操作。

5. 拔除穿刺针　拔除前消毒针眼及周围皮肤，连接带螺纹接口的注射器后向外拔除。使用消毒棉球对创面按压 3 ～ 5 分钟，若无出血用无菌纱布、输液贴或创可贴覆盖包扎。

视频 8　骨髓腔穿刺置管术

6. 详细操作规程参考视频 8。

【术后处理】

1. 观察穿刺部位　查看固定是否牢固，穿刺针周围有无肿胀，液体输注是否通畅。

2. 物品处理　清洁器械及操作场所。

3. 病程记录　按要求完成操作记录。

4. 尽快建立静脉通路　如条件允许，尽快建立静脉通路，完成后移除骨髓腔穿刺针。

【注意事项】

建立骨髓内输液通路应严格执行无菌操作。当目标骨有骨折时不能选为穿刺部位来进行骨髓腔内输液。

【并发症防治】

1. 注射部位周围肌肉和皮下组织坏死　液体和药物外渗导致注射部位周围肌肉和皮下组织坏死，甚至有引发骨筋膜隔室综合征的风险：当骨髓腔通道建立后，应严密观察输液是否顺畅，穿刺部位周围有无肿胀等情况，如有液体外渗应及时处理。

2. 目标骨发生骨髓炎或周围软组织感染　严格无菌操作，尽量缩短该通路应用时间，待建立血管通路后立即拔除。如发生感染则依据分泌物培养等结果选用敏感抗生素进行抗感染治疗。

【常见错误】

- 穿刺部位选择不当，如目标骨软组织有感染等情况。
- 因各种原因导致留置时间过长，超过 24 小时，增加并发症发生的可能。
- 扩大适应证。在掌握该技术的医院，对生命体征平稳，无需紧急开通静脉通路的伤员，使用骨髓腔内输液技术，增加伤员的医疗费用，增加并发症发生的可能。
- 驱动钻等工具日常维护缺失，如电池耗尽，在需紧急处理时设备缺乏或失效，浪费宝贵的抢救时间。

- 骨髓腔内输液通路建立后，日常维护不够，导致不能及时发现和处理并发症，如未能发现液体外渗等情况。

（周　斌）

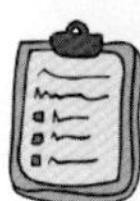

推荐扩展文献及书籍

[1] 王立祥,郑静晨. 骨髓腔穿刺驱动器:快捷建立循环通路的好推手[J]. 中国危重病急救医学,2010,22(8):2.

[2] 王坤,杨萍芬,严浩,等. 骨髓腔穿刺输液在院外创伤性失血性休克患者抢救中的应用效果[J]. 中国急救复苏与灾害医学杂志,2020,15(3):3.

第二十一章　脊柱固定技术

知识点

- 在颈部，脊髓占据约50%的椎管，所以可能出现颈椎损伤或椎管狭窄而没有神经损害的情况。
- 对所有高能量损伤者，不论其有无颈部疼痛、压痛及其他可疑颈椎受伤征象，院前救治时都应给予颈托固定。
- 颈托固定不是基于已经出现的四肢运动、感觉功能障碍，或者颈部疼痛、压痛等，而是基于致伤机制。
- 固定颈椎是在怀疑损伤时，而不是确定损伤后。没有运动、感觉功能障碍的伤员固定颈椎获益最大。而一旦出现了颈髓损伤，则获益很小。
- 软颈托没有固定颈椎的作用。
- 颈椎固定应包括身体和头部的固定。
- 有气道风险时，控制气道优于颈椎固定。
- 除了选择合适大小的颈托，对于不同体位的颈椎损伤或者颈椎可能损伤的伤员安置颈托的方式也不同。
- 需要颈托固定，高能量损伤，有胸、腰部疼痛，或沿胸、腰椎中线棘突有压痛的伤员，都应使用脊柱板进行固定及转运。
- 熟练地掌握安置颈托、上脊柱板可以帮助伤员得到良好的处置，减少二次伤害。

一、颈托固定技术

颈托是约束、限制和保护颈椎的辅助治疗器具，常用于严重创伤现场、院前和急诊救治中。

颈椎可能因压迫、撞击、拉扯、过度旋转、弯曲等致伤，是脊椎中最容易受伤的部分，临床上需通过X线、CT和临床检查等除外颈椎损伤，所有高能量损伤应高度怀疑颈椎损伤。在颈部，脊髓占据约50%的

椎管，所以可能出现颈椎损伤或椎管狭窄而没有神经损害的情况。如果没有固定，搬运和复苏时可能导致进一步的狭窄和损伤，切记未出现神经症状的伤员通过在现场、院前转运途中和急诊医学科内的快速颈椎固定可以获得最大收益。一旦出现了颈髓损伤，则获益很小。

【适应证】

颈托固定术适应证不是基于已经出现的四肢运动、感觉功能障碍，或者颈部疼痛、压痛等，而是基于致伤机制。不论伤员有无颈部疼痛、压痛及其他可疑颈椎受伤征象，院前救治时都应包括颈托固定。固定颈椎是在怀疑损伤时，而不是确定损伤后。尤其应注意以下几种情况应固定颈椎：①伤员神志改变；②伤员有中毒的可能或直接依据；③同时发生了其他部位的发散性损伤，如四肢骨骨折、严重烧伤等；④其他原因的神经功能障碍。

【禁忌证】

颈托使用没有绝对禁忌证，但在使用过程中需要注意颈托质地(软、硬)、颈托大小、佩戴方式等。

有气道风险时，控制气道优于颈椎固定。

【操作步骤】

软颈托没有固定颈椎的作用。颈椎固定应包括身体和头部的固定。除了选择合适大小的颈托，对于不同体位的颈椎损伤或者颈椎可能损伤的伤员安置颈托的方式也不同。

1. 颈托大小的选择 颈托种类大同小异，需要为伤员选择大小合适的颈托，其方法就是用操作者的拇指外四指并拢来测量下颏至肩的距离，也就是颈部高度，比对后调整颈托宽度或选择颈托大小(图 21-1)。

2. 安置颈托规范操作

（1）伤员处于坐位：操作者以胸骨前额颈椎保护法（“头胸锁”）固定并轻柔调整使得伤员头、颈椎处于中轴线，助手从伤员后方用双手穿过伤员腋窝下用头部颈椎保护法固定伤员头部，操作者测量伤员颈部高度调整颈托大小后，先安置颈托后方固定，再安置颈托前方固定，颈托凹槽处套在伤员下颌中线处(图 21-2)。

（2）伤员处于仰卧位：操作者以头部颈椎保护法（“头锁”）固定并轻柔调整使得伤员头、颈椎处于中轴线，助手将合适的颈托后方固定轻柔戴上后，再安置颈托前方固定，颈托凹槽处套在伤员下颌中线处(图 21-3)。

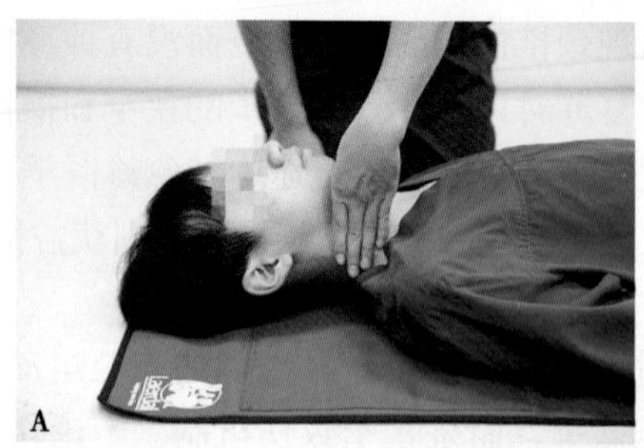

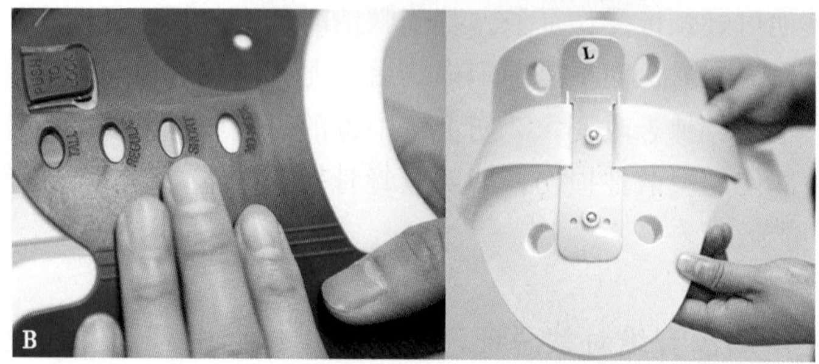

图 21-1　测量颈部高度后调整颈托宽度

A. 测量颈部高度；B. 调整颈托宽度。

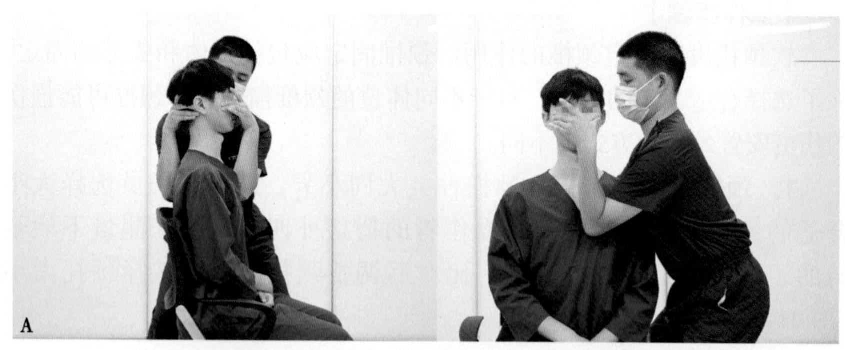

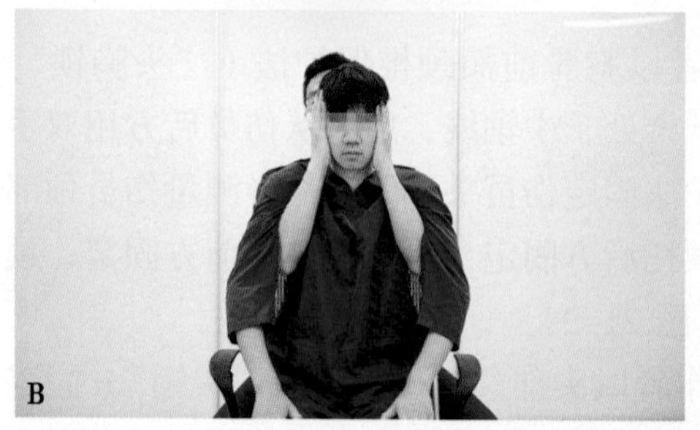

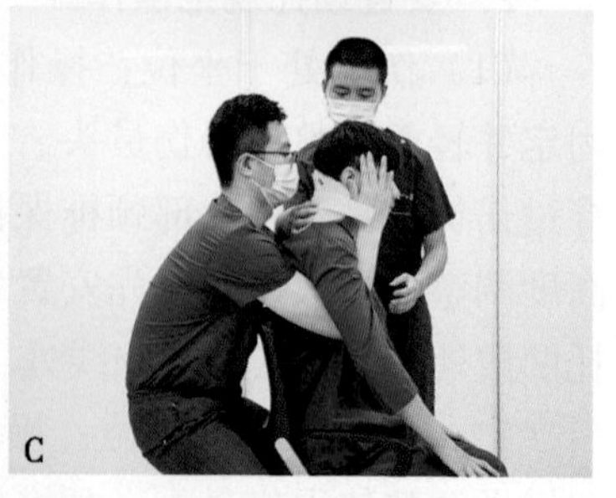

图 21-2　坐位安置颈托

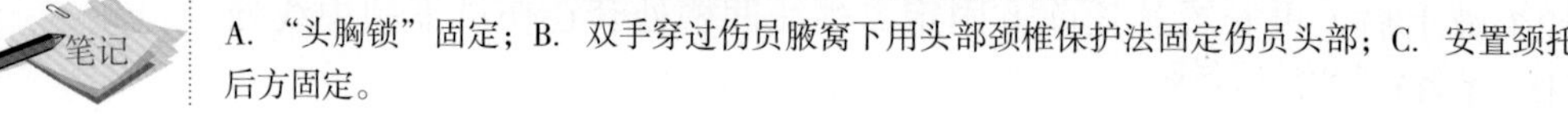

A. “头胸锁”固定；B. 双手穿过伤员腋窝下用头部颈椎保护法固定伤员头部；C. 安置颈托后方固定。

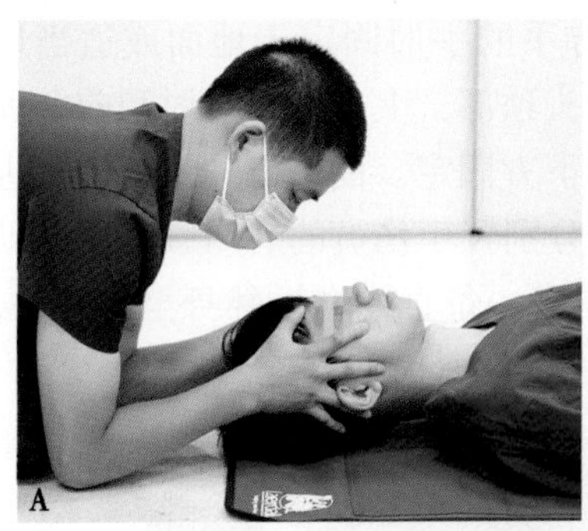

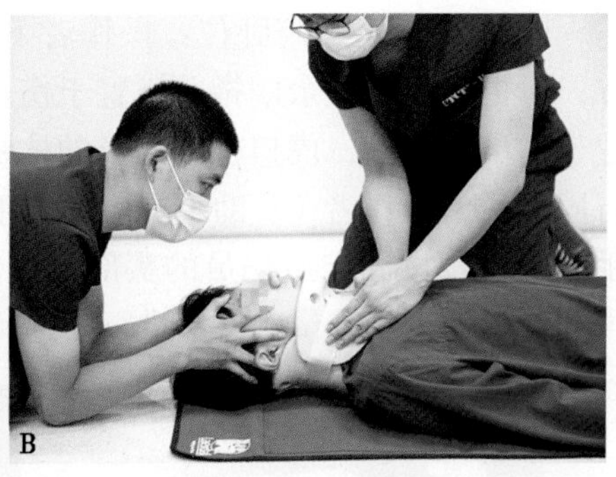

图 21-3 仰卧位安置颈托

A. “头锁”固定；B. 安置颈托后方固定及颈托前方固定。

（3）伤员处于侧卧位：操作者位于伤员背侧，前方手穿过伤员侧卧时上方腋窝，手肘固定于伤员胸骨，以胸骨枕骨颈椎保护法（“胸背锁”）固定并轻柔调整使得伤员头、颈椎处于中轴线，后方手的手肘和前臂固定于伤员的脊柱，虎口位于伤员的枕骨下方，维持头颈、身体成一条直线；助手下方手手臂贴于伤员颞部，手掌虎口固定于伤员肩部，以“头肩锁”进行固定；操作者发出指令，与助手一起将颈椎固定后伤员的头部与身体成一条直线进行翻身至仰卧位，再同伤员处于仰卧位的方法进行安置颈托操作（图 21-4）。

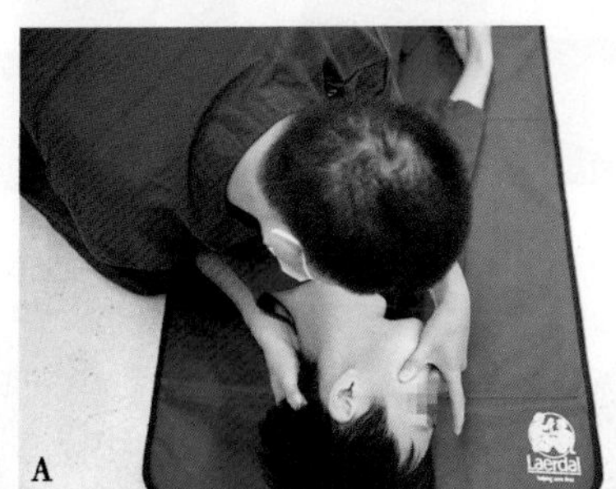

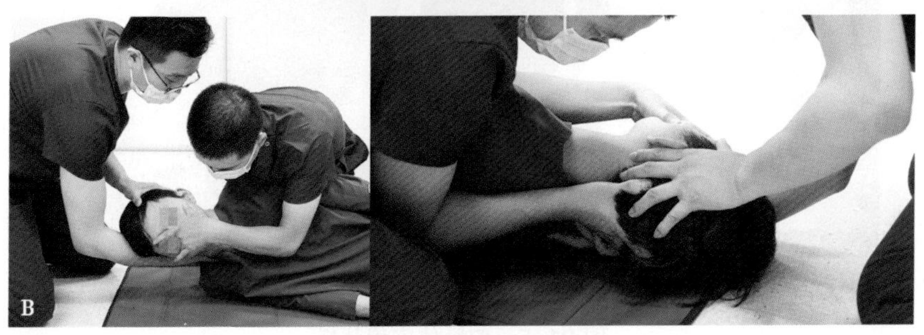

图 21-4 侧卧位安置颈托

A. 操作者“胸背锁”固定，维持伤员头颈、身体成一条直线；B. 助手“头肩锁”固定。

（4）伤员处于俯卧位：操作者下方手的手肘固定于地面或适当地方，拇指张开，其余四指并拢置于伤员头顶部，上方手的手肘和前臂固定于伤员的脊柱，虎口位于伤员的枕骨下方固定。助手以“头肩锁”进行固定后，操作者（及助手二）将双手分别置于伤员的肩与腰部，与助手一起将颈椎固定后伤员的头部与身体成一条直线进行翻身至侧卧位，再同伤员处于侧卧位的方法进行安置颈托操作（图 21-5）。

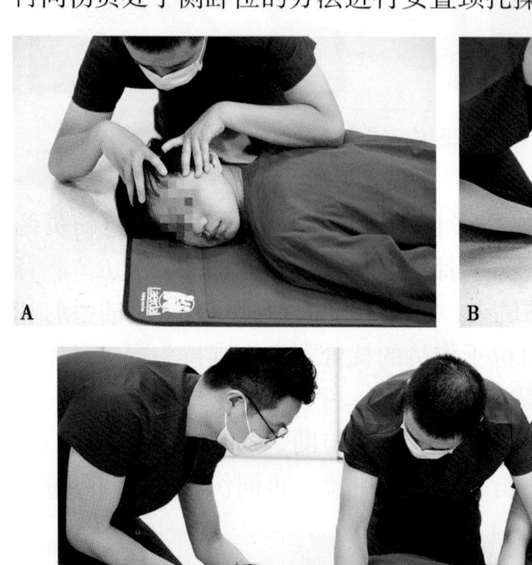

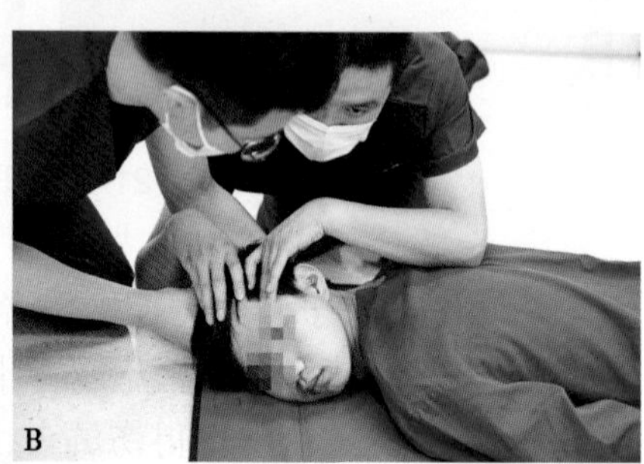

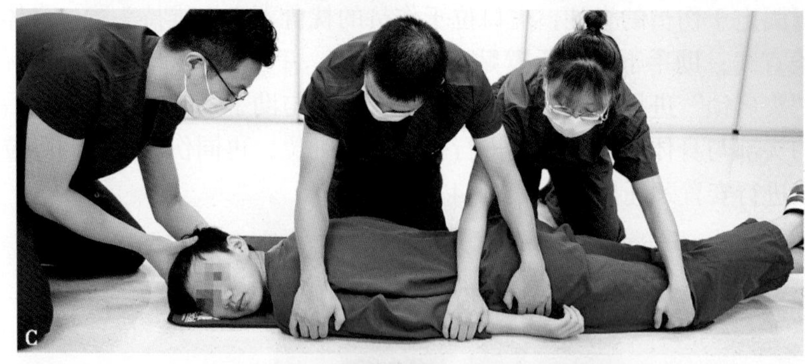

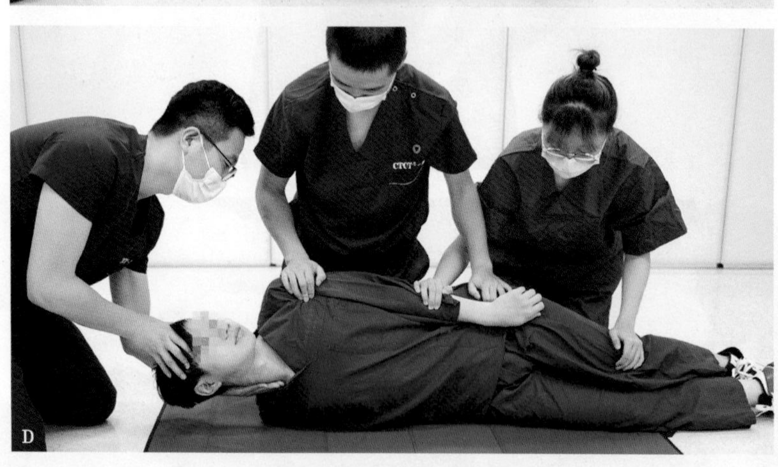

图 21-5　俯卧位安置颈托

A. 操作者固定俯卧位伤员；B. 助手以“头肩锁”固定；C、D. 将双手分别置于伤员的肩与腰部，与助手一起将颈椎固定后伤员的头部与身体成一条直线进行翻身至侧卧位。

如头盔有面罩，应先打开伤员头盔面罩评估伤员气道和呼吸情况。助手位于伤员头端，双手手掌各置于头盔两侧，手指置于下颌部以防止头部移动；操作者位于伤员侧方，解开头盔带，一只手扶下颌角，另一只手扶枕颈部，紧贴头盔下缘，并保持轴线制动；助手逐渐将头盔取至一半，操作者也随之从后颈部紧贴头盔下缘移至枕部，以防止伤员头部后仰；完全取下头盔，安置颈托。

二、脊柱板使用

脊椎板为扁平的全身支撑物，大小约 84cm×40cm，空载重量约为 7kg，能透过 X 线，通常由塑料或木材制成。沿着脊柱板的边缘有带子用于约束、固定伤员，目的是限制可能或确定脊柱损伤的伤员。

【适应证】

对于伤员，尤其是发生机动车碰撞、遭受攻击、从高处坠落或运动相关损伤时，都应警惕脊柱损伤。经充分评估后，需要颈托固定或者沿胸、腰椎中线棘突有压痛的伤员原则上都应该使用脊柱板进行固定及转运。

【操作步骤】

操作者位于伤员相对损伤较大一侧，并将脊柱板平行放置于伤员另一侧；助手位于伤员头侧，并以“头肩锁”固定伤员颈椎；操作者及助手两双手分别置于伤员对侧肩部及腰部，做翻转准备；确认准备完毕后，助手下达口令“1、2、3”后，与操作者一起将伤员的头部及身体成一条直线轴向翻向操作者方向，使伤员呈侧卧位；助手继续“头肩锁”保持颈椎固定，操作者一只手固定伤员躯干，另一只手检查腰背部、臀部后，将脊柱板拉向伤员，并调整位置，使脊柱板头端头部固定器下缘与伤员肩齐平；操作者及助手两双手再次分别置于伤员对侧肩部及腰部，与助手确认，并由助手下达口令“1、2、3”后，将伤员翻转上脊柱板；操作者改“头胸锁”固定伤员颈椎后，助手改“双肩锁”固定颈椎；操作者一只手抓住脊柱板中间把手，另一只手抓住手腕部，用双手前手臂贴于伤员身体，并下达口令“1、2、3”后，与助手一起，平移调整伤员位置；操作者改“头胸锁”固定伤员颈椎；助手用头部固定器固定伤员头部两侧，使得头部固定器紧贴于伤员头部两侧并保持；固定头部固定带；固定脊柱板的固定带，将伤员双手用三角巾交叉固定于胸前，将伤员双足用三角巾 8 字固定(图 21-6)。

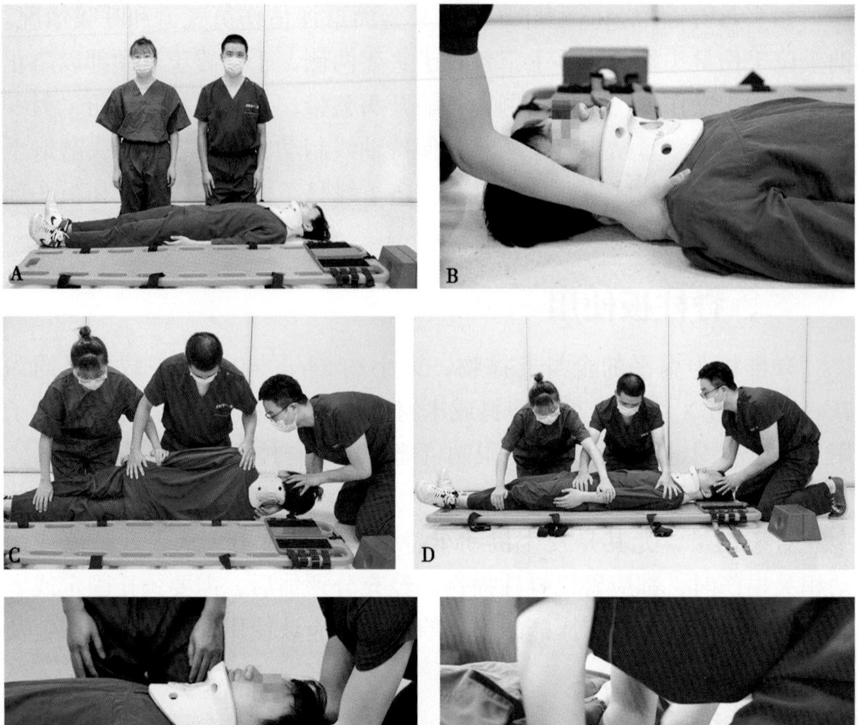

图 21-6　脊柱板使用

A. 操作者位于伤员相对损伤较大一侧，并将脊柱板平行放置于伤员另一侧；B. “头肩锁”固定伤员颈椎；C. 将伤员的头部及身体成一条直线轴向翻向操作者方向，使伤员呈侧卧位；D. 继续“头肩锁”固定，将伤员翻转上脊柱板；E. 操作者“头胸锁”固定后，助手改“双肩锁”固定；F. 平移调整伤员位置；G. 操作者“头胸锁”固定，助手用头部固定器固定于两侧并保持，操作者固定头部固定带；H. 双手及双足 8 字固定。

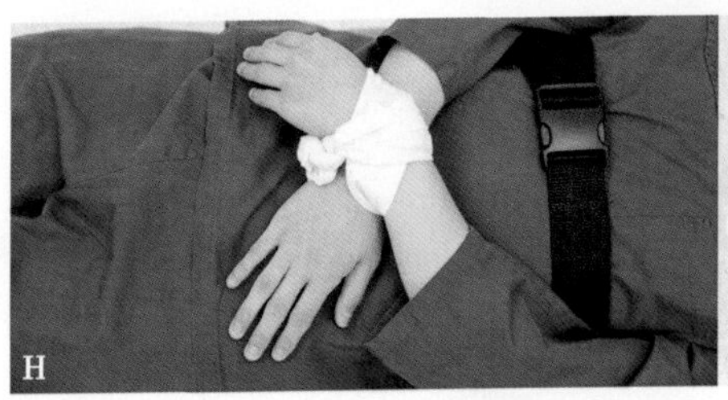

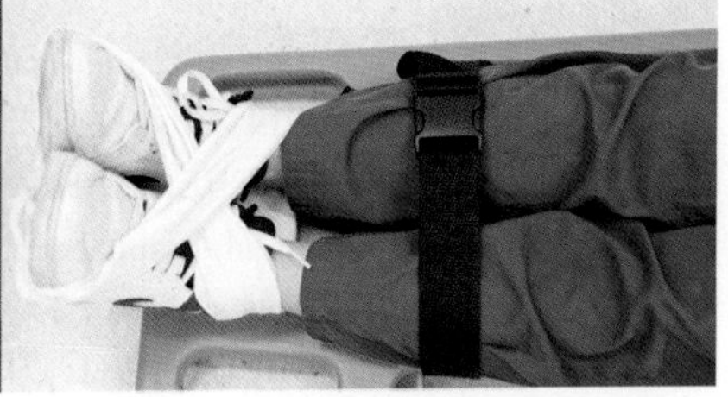

图 21-6（续）

详细操作过程参考视频 9。

视频 9 颈托及脊柱固定术

Kendrick 急救装置（Kendrick extrication device，KED），也叫背板，是由一系列纵行排列的夹板捆绑在一起类似防护背心的装置，常用于从事故车中解救出伤员。它不能使全部脊柱稳定，因此对于成人不能替代硬脊柱板，目前也没有高质量的证据可以证实背板可预防脊柱损伤或改善结局。因此，在这里我们不再对背板的使用做详细的介绍。另外，观察性的证据表明，背板可能会引起压疮、呼吸功能受损等并发症，因此，如使用了背板建议尽快撤掉。

【常见错误】

- 操作者未做好自我保护或自身固定、支撑而导致伤员受伤。
- 未告知伤员切勿移动身体，无论伤员意识是否清醒。
- 移动伤员过程中未确认做好伤员头颈部保护。
- 操作人员动作不一致而导致伤员头颈部过度移动。
- 在固定过程中忽略对伤员生命体征、意识等方面的评估。

（周晟昂）

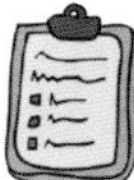

推荐扩展阅读文献及书籍

[1] SHERIDAN R L. 麻省总医院创伤手册[M]. 刘中民，译. 北京：人民卫生出版社，2008.

[2] 张红金，蔡文伟，廖训祯. 院前医疗急救知识与技能培训教材[M]. 杭州：浙江科学技术出版社，2020.

[3] OTEIR A O，SMITH K，STOELWINDER J U，et al. Should suspected cervical spinal cord injury be immobilised?：a systematic review[J]. Injury，2015，46(4)：528-535.

[4] HAM W，SCHOONHOVEN L，SCHUURMANS M J，et al. Pressure ulcers from

spinal immobilization in trauma patients: a systematic review [J]. J Trauma Acute Care Surg, 2014, 76 (4): 1131.

[5] DOMEIER R M, FREDERIKSEN S M, WELCH K. Prospective performance assessment of an out-of-hospital protocol for selective spine immobilization using clinical spine clearance criteria [J]. Ann Emerg Med, 2005, 46 (2): 123.

[6] DEL ROSSI G, HORODYSKI M, CONRAD B P, et al. Transferring patients with thoracolumbar spinal instability: are there alternatives to the log roll maneuver? [J]. Spine (Phila Pa 1976), 2008, 33 (14): 1611.

第二十二章　四肢骨折紧急固定技术

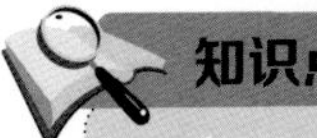

- 骨折是指骨的完整性破坏或连续性中断。当骨骼承受的力量超过自身能承受的最大强度时，就会发生骨折。
- 骨折是由创伤或骨骼疾病所导致，常由直接或间接暴力引起，其中跌倒、撞击、交通事故等多见。积累性劳损及骨骼疾病会增加骨折发生概率。
- 根据骨折是否与外界相通，分为闭合性骨折和开放性骨折；根据骨折的程度分为不完全骨折和完全骨折；根据骨折整复后稳定性分为稳定骨折和不稳定骨折。
- 畸形、异常活动和骨擦音（感）为骨折特有表现，大部分骨折只引起局部疼痛、肿胀及功能障碍，严重骨折和多发性骨折可伴随休克等全身症状。
- 妥善固定骨折是重要急救措施，可避免骨折端再次损伤血管、神经和内脏等，并可以止痛、减少出血，便于运送伤员。
- 骨折固定分为临时和最终固定，分别用于骨折的急救和确定性治疗。
- 钢板、螺钉、髓内钉等内固定治疗常为最终固定方法；夹板、石膏、外固定架等外固定治疗通常作为临时固定，有时也作为最终固定方法。
- 根据肢体形状用专门制作的小夹板、充气夹板等制式夹板，或纸板等非制式夹板，通过绷带使其保持骨折复位后的位置，即为夹板固定。
- 石膏固定通过对骨折断端的两个邻近关节的固定来维持骨折复位后的位置。固定力弱、易导致邻近关节僵硬，多用于术后的辅助固定或将肢体关节临时固定于某种限定位置。
- 外固定技术是在骨折近侧与远侧的骨段上，经皮安置钢针或螺钉，通过连接杆和固定夹将其裸露在皮肤外面的部分彼此连接起来，构成一个新的空间力学稳定体系，用以固定骨折。

一、小夹板固定技术

小夹板固定治疗骨折在我国已经有几千年历史，是中医治疗骨折的传统疗法。小夹板固定具有取材方便、费用低廉、骨折愈合快等优点，被称为中国接骨术（Chinese osteosynthesis，CO）学派，为弹性固定理念的经典代表。所谓弹性固定，就是在骨折愈合过程中，允许骨折端之间有微动现象，这样对骨折的愈合有利，小夹板固定治疗骨折原理，一是通过布带的约束力、夹板的杠杆力及纸压垫的效应力来平衡引起骨折再移位的倾向力，使骨折远近端处于相对静止，即小夹板局部外固定不是企图将骨折断端绝对固定，只是保持骨折断端的相应解剖关系；二是肌肉的收缩活动使骨折断端产生纵向压力，纵向压力使骨折断端保持紧密接触，这是一种生理性刺激，有利于骨折愈合。

【适应证】

适用于肱骨、尺骨、桡骨、胫骨、腓骨等四肢长管骨闭合性骨折，在复位后能用小夹板固定、维持对位者。

【禁忌证】

包括：①不能按时观察的伤员；②开放性骨折；③骨折部位皮肤广泛擦伤；④伤肢严重肿胀，末端已有血液循环障碍者；⑤骨折严重移位，整复对位不佳者；⑥骨折肢体有神经损伤症状，局部加垫可加重神经损伤者；⑦伤肢肥胖，皮下脂肪多，因固定不牢易发生延迟连接或不连接者。

【术前准备】

包括：①术前拍摄 X 线明确诊断；②检查伤肢末端血液循环、毛细血管充盈时间，感觉和运动功能；③术前测血压、查血糖、做心电图；④清洁伤肢，皮肤有擦伤、水疱者，应先换药或抽空水疱；⑤根据伤员情况，备好夹板、鞋带、纸垫；⑥如需复位，则要在骨折处行血肿内麻醉；⑦向伤员及家属交代小夹板固定后注意事项。

【操作步骤】

1. 伤肢复位及放置衬垫　伤肢牵引复位后，外包一层或两层棉纸，以免压坏伤肢；选择大小合适纸垫，放好位置，用胶布固定，以免滑动。

2. 放置夹板　选用大小型号合适的夹板，先放后侧板，再放前侧的两侧板，助手扶持固定骨折端，以免移位。

3. 捆扎布带　用四条或三条布带捆扎夹板，先捆中间两道，近端一道最后捆扎，捆扎时两手平均用力（图 22-1）。

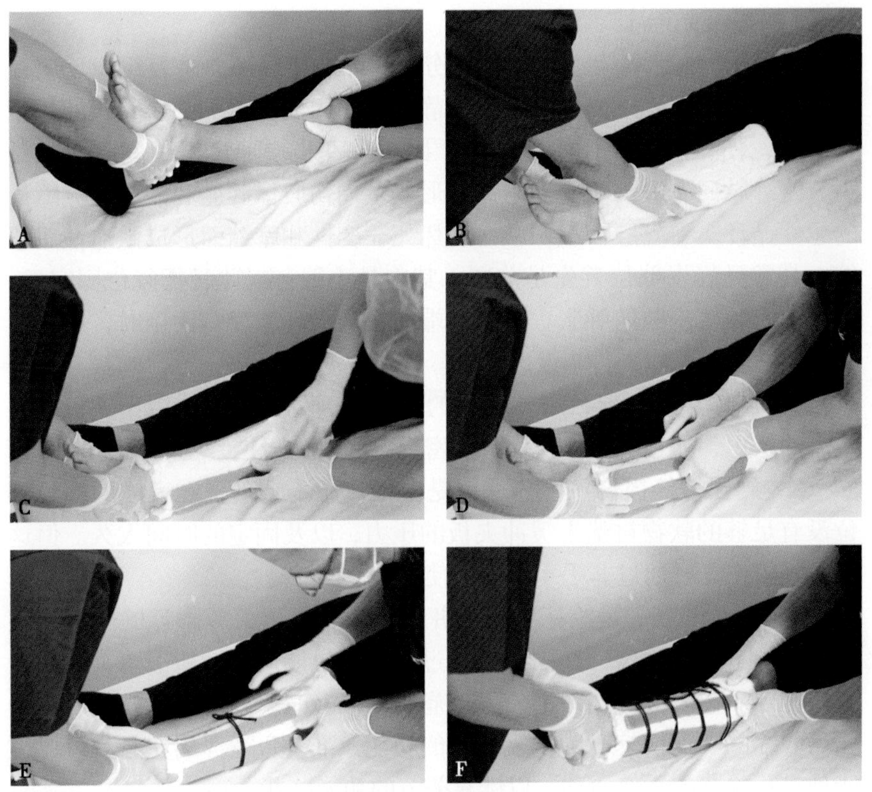

图 22-1　小夹板固定

A. 牵拉复位；B. 外包棉纸；C. 放置外侧夹板；D. 放置内侧和前侧夹板；E. 捆扎布带；F. 完成固定。

【注意事项】

1. 布带松紧以布带能横向上下移动各 1cm 为准。

2. 布带捆扎完毕后，应检查伤肢末端的血液循环及感觉情况，如一般情况良好，再行 X 线检查骨折端对位情况。

3. 在伤肢固定后 1 ～ 3 天需要特别注意伤肢末梢血液循环及感觉情况，并随时酌情调整捆扎布带的松紧度，每周行 X 线检查及调整布带松紧度 1 ～ 2 次，直至骨折愈合。

4. 在夹板固定期，每天鼓励和指导伤员定时定量进行伤肢功能锻炼。

【术后处理】

抬高伤肢，密切观察伤肢血液循环情况。如有剧痛、严重肿胀、青紫、麻木、水疱等，应随时报告医生及时处理，并逐渐开始功能锻炼。

【并发症防治】

1. **缺血性肌挛缩** 肢体在创伤后，可出现局部血肿及组织反应性水肿，使组织间隔压力增加，影响静脉血的回流，再加上小夹板的过紧外固定，使得肿胀肢体不能扩张，因而进一步增加了组织间隔内的压力，使静脉回流进一步受到阻碍，形成了创伤肢体肿胀和静脉回流障碍的恶性循环，引起肢体组织缺血、坏死、变性和挛缩而形成缺血性肌挛缩，其常见好发部位首先是前臂，其次是小腿；因此骨折复位固定后，必须严密观察伤肢的肿胀程度与肢端的血液循环情况；固定时，布带的松紧要适宜；如有条件应及时复查。

2. **肢体坏死** 导致肢体坏死的主要原因是医生对使用小夹板缺乏应有的认识，缺乏对多发伤伤员严密观察和对夹板松紧度的及时调整。

3. **周围神经损伤** 主要原因是夹板使用不合理，在表浅的神经部位没有足够的软物衬垫来缓冲夹板的压力，以及固定的时间太久。但这类神经损伤，可通过非手术疗法促使其恢复。

4. **关节僵直** 是临床常见的并发症，不靠近关节附近的骨折不宜使用超关节夹板固定，在固定治疗过程中应早期进行功能锻炼，一般在复位固定后，麻醉药药效消失、疼痛略有减轻时，即可开始进行肌肉舒张与收缩的功能锻炼，为恢复关节的功能做准备，待3周左右就可以逐步地进行关节的屈伸活动，以恢复关节的功能。

5. **压迫性溃疡** 形成压迫性溃疡的常见部位是纸压垫放置处，骨折复位后固定时，在骨折的适当部位放置压垫，可以纠正骨折的残余移位，但压垫制作和放置不当会使皮肤被压坏，产生压迫性溃疡。因压垫放置于皮肤与夹板之间，其放置后所产生的压力要能使局部软组织可以承受，否则压力过大会阻碍局部血液循环；制作压垫时，选材最好要柔软而富有弹性，大小厚薄要适当，厚的压垫产生的压力大，薄的压垫产生的压力小，压垫产生的压力大小与压垫厚薄程度是成正比的；因此压垫不能制作得太厚，以免产生的压力超过了局部软组织的承受范围而阻碍血液循环，引起压迫性溃疡。

6. **骨筋膜隔室综合征** 如出现骨筋膜隔室综合征应立即切开深筋膜，解除室内高压，阻断缺血 - 水肿恶性循环，以避免肢体坏死。

二、石膏固定技术

石膏固定技术是常用外固定方法之一。医用石膏是天然硫酸钙石经过粉碎、加热、脱水而形成的非结晶粉末，将这种石膏粉末与吸水纱布制成的石膏绷带在温水中浸泡后缠绕于肢体，干燥后即变成坚硬的固

体，可达到塑形、固定的目的。能够根据肢体的形状而塑形，固定作用确实可靠。但其无弹性，又不能随时调整松紧度，也不适于使用固定垫，故固定范围较大，一般须超过骨折部的上下关节，使这些关节在骨折固定期内无法进行活动锻炼。如不注意加强被固定肢体的舒缩活动，拆除石膏绷带后，可产生关节僵硬等后遗症，妨碍伤肢功能迅速恢复。

【适应证】

适用于：①小夹板难以固定的某些部位骨折，如脊柱骨折；②开放性骨折清创缝合术后；③病理性骨折；④关节融合术等骨关节术后，须较长时间固定于特定位置；⑤维持畸形矫正术后的位置；⑥化脓性骨髓炎、关节炎，用以固定伤肢，减轻疼痛，控制炎症；⑦某些软组织损伤，如肌腱损伤等。

【禁忌证】

包括：①全身情况比较差，不能耐受石膏固定的；②创面和创口比较大的开放性骨折；③合并大块皮肤挫伤或骨缺损者；④不稳定骨折、陈旧性骨折、骨折延迟愈合或骨不连者；⑤年龄大、体质弱或骨质疏松伤员；⑥胸腰椎骨折，伴肺心病、哮喘、支气管炎或怀孕者；⑦儿童伤员；⑧伤口发生厌氧菌感染者。

【术前准备】

1. 材料设备准备　做石膏条需用的长桌（干净整洁），盛冷水的盆或桶；石膏剪、石膏刀、剪刀、棉卷、绷带、纱布块及有色铅笔。

2. 局部准备　用肥皂水及水清理石膏固定部位的皮肤，有伤口者应更换敷料，套上纱套，摆好肢体功能位或特殊位置。

3. 人员分工　一人负责体位和伤肢位置，一人准备石膏绷带卷、条带；两人一起缠绑及抹制石膏。

【操作步骤】

1. 体位　将伤员伤肢置于功能位（表 22-1），可借助器具维持。

表 22-1　石膏固定时各关节功能位

关节	伤肢功能位置
肩关节	上臂下垂
肘关节	屈肘 90°
腕关节	①背伸 15°；②第三掌骨与前臂成一直线
膝关节	屈曲 15°
踝关节	①足与小腿间成 90°；②无内外翻

2. 衬垫　在骨骼隆起部位先垫棉纸或棉垫，以免皮肤受压坏死，

形成压疮。

3. 铺石膏　上肢石膏托需用10cm宽的石膏绷带10～12层，下肢石膏托需用15cm宽的石膏绷带12～14层；宽度以包绕肢体2/3为宜（表22-2、图22-2）。

表22-2　石膏固定层数

石膏类型	层数
石膏绷带	按照测量长度选择符合肢体适宜规格的石膏
石膏托	10～14层
单托固定	上肢10～12层，下肢12～14层
双托固定	上肢8～10层，下肢10～12层
石膏夹板	夹板层数10～12层
石膏管型	单纯石膏管型10～14层，管型+托5～8层

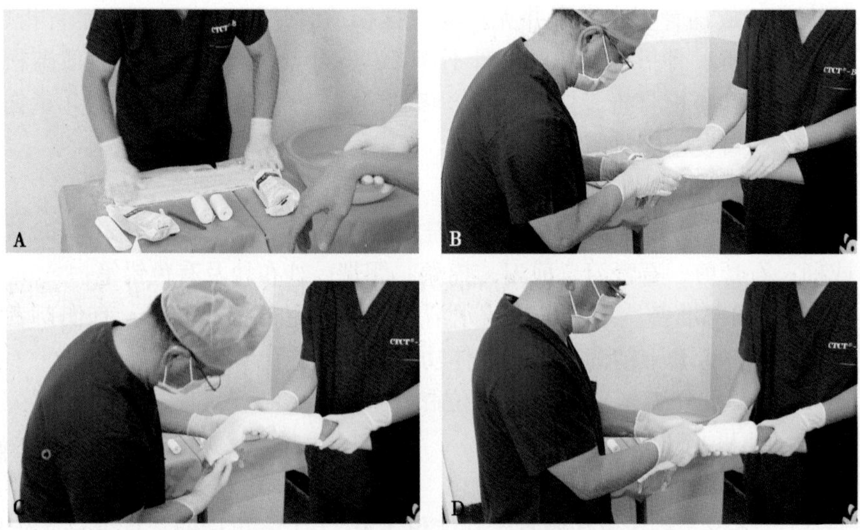

图22-2　桡骨远端骨折石膏固定术

A. 均匀铺平石膏；B. 托放在前臂背侧；C. 缠绕绷带固定石膏；D. 石膏塑形。

4. 浸泡石膏　石膏绷带卷要轻轻地横放到水桶底部，以防石膏粉散失。等到气泡出完，两手握住石膏绷带卷的两端取出，用两手掌部轻轻对齐，除去多余的水分，即可使用。

5. 石膏包扎塑形　步骤以桡骨远端石膏绷带固定为例说明。

（1）石膏铺平：以手掌或手指均匀用力将石膏铺平后托放在前臂掌侧及背侧，不能以指尖按压石膏（见图22-2）。

（2）绷带缠绕：绷带由远端向近端缠绕，每层绷带覆盖上一层的

1/3 或 1/2，绷带缠绕过程中不能拉紧再绷，绷带缠绕过程中不能翻转（见图 22–2）。

由于肢体粗细不等，又有隆起或凹陷部位。缠包石膏绷带时应注意将石膏绷带的经纬线对正。以防松紧不一，压迫肢体。在肢体粗细不等的部位，可将石膏绷带折叠在后侧石膏托上，并用手将它抹平，保持全部石膏的坚实、光洁。

（3）石膏塑形：石膏干固前应注意保护，防止变形或折断（见图 22–2）。

（4）详细操作过程参考视频 10。

视频 10　四肢与骨折固定技术

【注意事项】

1. 确保石膏硬固在位移位骨折复位后的石膏固定，应在石膏硬固前用手掌加压塑形，以维持骨折复位后的对位。石膏未干固以前，注意凸出部位勿受压，以免凹陷压迫皮肤，引起压迫性溃疡。确保肢体位置正确，右手握住石膏绷带卷，左手将石膏绷带卷的开端部位抚贴在伤员肢体上，两手交替，右手将石膏绷带卷围绕肢体迅速包扎，从肢体近侧向远侧，缠绕绷带时每圈卷有下一圈的一半，在踝、肘、膝关节以 8 字缠绕，使绷带保持平整；与肢体外形贴敷，在缠绕最后一层时，将弹力护套顶端反折，确保树脂石膏没有夹角和硬的边缘，避免造成皮肤损伤。石膏固定应包括骨折部位的远近端两个关节；肢体应露出指（趾）端以便于观察。

2. 伤口处开窗石膏绷带固定后，如有伤口需要进行观察或更换敷料，可在创口的相应部位开窗，以便及时检查和治疗。

3. 术后应密切观察尤其最初六个小时。如有下列情况，应及时切开或拆除石膏：①肢体明显肿胀或剧痛；②肢体有循环障碍或神经受压；③不明原因的高热；④肢体肿胀消退后，如石膏固定过松，失去固定作用，应及时更换石膏。

【术后处理】

1. 石膏固定时间　为便于计算治疗时间和判断治疗情况，可在石膏上用红铅笔写明：诊断、受伤日期（或手术日期）、石膏绷带固定日期和医院名称等；可能时画出骨折端的部位和形状，以利于术后观察。各部位石膏固定范围和时间见表 22–3。

2. 石膏松紧度　伤员进行石膏固定术之后，由于当时石膏未完全晾干，极易变形，所以石膏固定术后一定要观察石膏固定的松紧度，过松会导致骨骼愈合畸形，过紧则会造成伤肢的末梢血液循环障碍。

笔记

表 22-3　石膏固定范围和时间

骨折部位	手指	手掌	腕关节	前臂	肘关节	上臂	肩关节	胸椎	腰椎	骨盆	髋关节	大腿	膝关节	小腿	踝关节	足掌	足趾	固定时间
手指	▲	—	—	—														4～5周
手掌	—	▲	—	—	—													4～6周
腕关节	—	—	▲	—	·	·												4～6周
前臂		—	—	▲	—	—												8～12周
肘关节		—	—	—	▲	—	·	·										
上臂		—	—	—	—	▲	—	—	—	·								8～12周
肩关节			·	—	—	—	▲	—	—	—								
胸椎							—	▲	—	—	—							10～12周
腰椎							—	—	▲	—	—	—						10～12周
骨盆								—	—	▲	—	—						6～8周
髋关节								—	—	—	▲	—	—	—	—	—	—	
大腿									—	—	—	▲	—	—	—	—	—	10～12周
膝关节										·	·	—	▲	—	—	—	—	
小腿												—	—	▲	—	—	—	10～12周
踝关节														—	▲	—	—	6～8周
足部														—	—	▲	—	6～8周
足趾														—	—	—	▲	6～8周

注：▲代表骨折部位；—代表固定范围；·代表必要时增加固定的部位。

3. 肢体末梢血液循环状况 定时观察伤肢足背动脉搏动情况，并注意伤员的皮肤是否出现发绀、苍白或者是伤员的脚趾是否出现发凉、麻木等现象。一旦出现以上现象说明石膏包扎太紧，压迫了伤肢的末梢血液循环，要及时拆除或者松解石膏，避免伤员发生趾端坏死和缺血性肌挛缩症状。观察伤肢肿胀程度，评估伤肢是否存在石膏压迫症状。

4. 肢体观察 密切留意伤员的石膏内是否出现异常的气味，一旦出现，就说明伤员石膏内的伤口可能发生了感染或者是发生了皮肤压疮，要立即打开石膏进行检查及治疗。注意伤员的石膏是否有血迹，如果有，要对血迹做标记，观察其是否出现进一步扩大。溢出的血液是伤员伤口还在出血的证明，如果出现继续扩大，要及时地采取措施进行处理。

【并发症防治】

常见并发症有坏疽及缺血性挛缩、压疮、化脓性皮炎、坠积性肺炎、失用性骨质疏松。

1. 压疮 多由石膏塑形不佳，衬垫放置不当引起。防止伤员发生压疮，主要是要协助伤员进行规律翻身，避免在局部石膏上留有凹陷；石膏边缘应修剪光滑、整洁；告知伤员不可随意将物品伸至石膏内抓痒，以免损伤皮肤。

2. 缺血性挛缩 在外固定后 24 小时内应严密观察肢体末端血液循环情况。如发现肢端皮肤青紫，表示静脉回流障碍，如发现肢端高度肿胀，皮温低（正常应比健侧高 1 ～ 2℃），指（趾）甲苍白，肢端不能自主活动，伴有剧烈疼痛，表示动脉供血障碍。此时应立即给予紧急处理，必要时先解除外固定。

3. 关节僵硬和四肢肌肉萎缩 原因是石膏固定时间较长，使得被固定部位的关节得不到运动，纤维蛋白出现沉积导致关节僵硬，进而四肢肌肉萎缩。避免该并发症发生的有效方式是适当地进行关节的功能锻炼。例如，下肢的踝泵运动及背伸趾屈运动，上肢的抓握功能锻炼等。

4. 化脓性皮炎 因伤员石膏包扎部位长期得不到清洁，皮肤的软组织在骨折过程中出现损伤，可引起水疱，水疱破裂化脓。一旦发生化脓性皮炎，要及时拆开石膏进行处理。

5. 神经损伤 多由石膏塑形不佳，隆突部衬垫放置不当引起，以腓总神经、桡神经损伤多见，应合理放置衬垫，发现损伤及时解除固定。

6. 坠积性肺炎 主要原因是下肢骨折石膏固定伤员长期卧床而导致呼吸道引流不畅，使分泌物积累在呼吸道内引发的。因此，为了避免

其发生要指导伤员深呼吸、咳嗽，排出呼吸道的分泌物。

三、外固定架技术

外固定架是在骨折近侧与远侧的骨段上，经皮安置钢针或螺钉，通过连接杆和固定夹将其裸露在皮肤外面的部分彼此连接起来，构成一个新的空间力学稳定体系，用以固定骨折。

外固定架技术的固有优势是固定钉系安置在远离骨折的正常骨骼上，固定的同时不会进一步扰乱骨折部位的生物学环境，有利于骨折愈合；并建立骨折的稳定结构，为开放性骨折创面的处理提供方便。固定的操作简便省时，在合并胸、腹内脏或颅脑等致命损伤时，能迅速实施对骨折的制动，有利于挽救生命和稳定全身情况的各种处置。外固定器的稳定装置都在体外，术后随时可以进行调整，根据骨折愈合的需要对骨折端施加挤压力、牵伸力或中和力，还可以矫正残余畸形，提高复位的准确性。外固定架分为：单平面半针外固定器（针仅穿透对侧皮质），单平面全针外固定器（针贯穿肢体）和多平面外固定器（半环、全环、三角、四角）。

【适应证】

包括：①开放性骨折；②感染性骨折；③骨不连；④肢体延长；⑤多处骨折；⑥烧伤合并骨折；⑦关节融合术；⑧因种种原因不能手术治疗的不稳定骨折；⑨作为非坚强内固定的补充。

【禁忌证】

包括：①伤肢有广泛的皮肤病；②因年龄及其他因素不能配合术后管理者；③严重骨质疏松伤员。

【术前准备】

1. 物品准备 包括：①根据伤员影像学检查，选择合适外固定架；②骨科术前常规。

2. 医护准备 包括：①熟悉血管、神经的解剖位置，以避免损伤大血管与神经；②严格遵守无菌操作；③签署知情同意书，告知风险及并发症。

3. 伤员准备 包括：心理、饮食、胃肠、卫生准备及完善相关化验。

【操作步骤】

1. 骨折复位 对骨折端已外露的开放性骨折，彻底清创后可在直视下复位。

2. 穿针 穿半针和粗直径全针时，钢针的进、出口用尖刀作

0.5 ～ 1cm 的皮肤切口；穿半针时用止血钳将肌肉分离后放置套管再钻孔。钻孔或直接穿针时不要用高速动力钻，穿好钢针后，应活动关节检查钢针处皮肤有无张力，有张力时应切开减张并缝合。钢针尽可能少或不穿越肌肉，或者选在肌间隙穿针：单平面穿针时，骨折段上钢针之间的距离不少于 6cm。多平面穿针时，骨折段上钢针之间的距离也应尽可能大些。钢针与骨折线或关节面的距离不少于 2cm。多平面穿针时钢针的交叉角度：全针为 25° ～ 80°、半针与全针为 60° ～ 80°（图 22-3）。

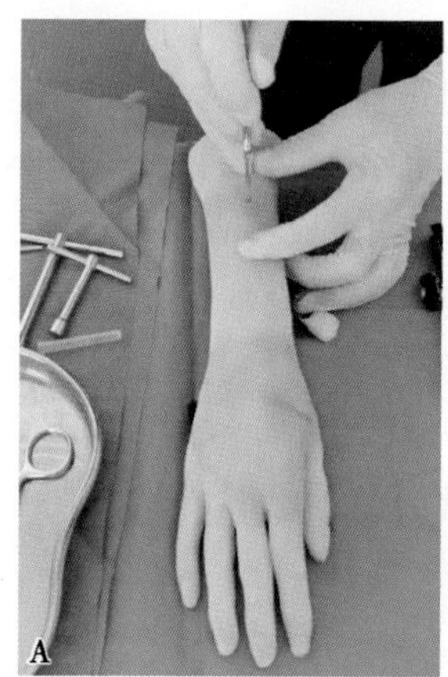
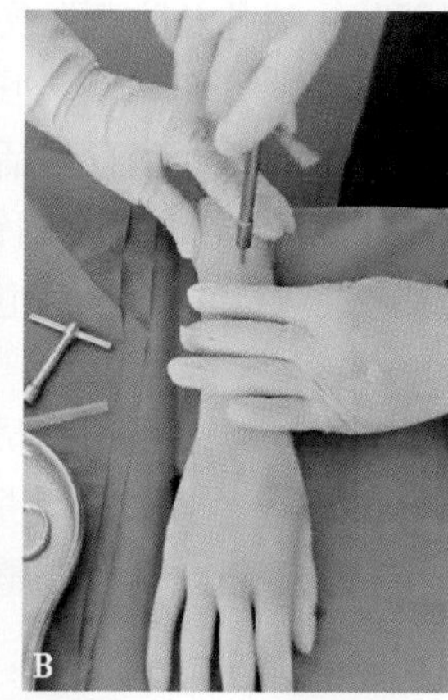
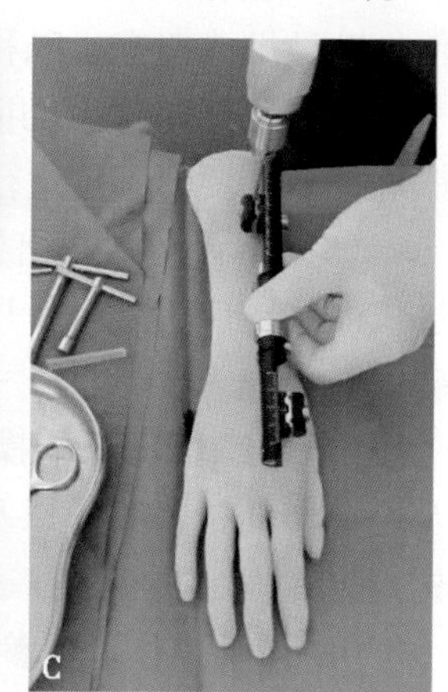
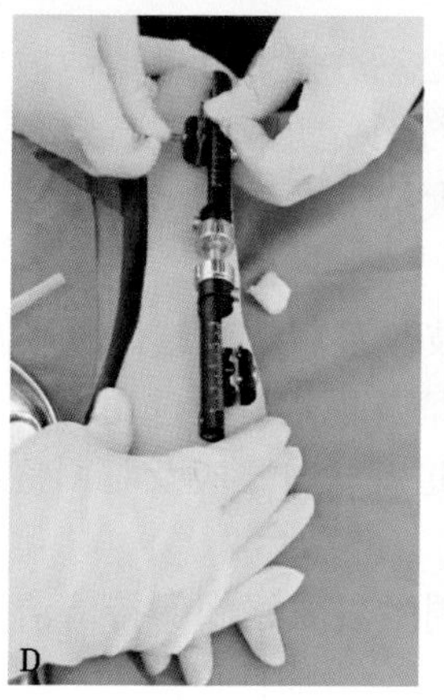
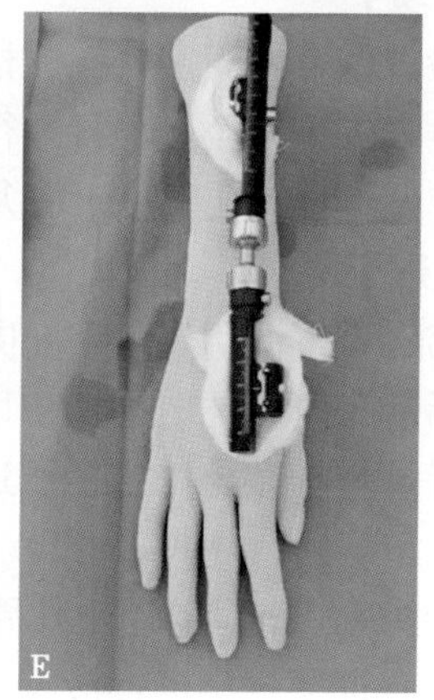

图 22-3 外固定架固定术

A. 进针口用刀尖作 0.5cm 皮肤切口；B. 用电钻钻孔；C. 穿入半针；D. 安装并且固定；E. 纱布包扎。

3. 安装与固定 多数情况下骨折复位、穿针、固定是交替进行的，当穿完预定钢针后按要求完成固定。对稳定骨折实施加压固定（但加压的力量不宜过大，否则会发生成角畸形），粉碎性骨折行中和位固定，骨缺损时用牵伸位固定。进行整体固定时尚需注意以下问题。

（1）检验固定的牢稳性：方法是手法活动关节、纵向牵拉或侧向推挤骨折端。固定牢稳的骨折端应无活动或仅有微量弹性活动。牢稳性不足时可酌情采取相应措施增加总体刚度。

（2）骨外固定器至皮肤的距离：上肢为 2 ～ 3cm，下肢为 3 ～ 5cm。为防止皮肤受压和便于创面处理，肿胀严重或创面较大时，早期距离可留大些，肿胀消退、创面修复后再将距离缩小。

（3）使伤肢悬吊或架空：伴有严重软组织损伤时，可加配某些部件使伤肢悬吊或架空，以利于肢体消肿及防止压伤。

（4）不影响关节功能锻炼：骨干部的骨外固定器应不影响关节功能锻炼，下肢要便于负重行走，上肢要便于日常活动和生活自理。

（5）钢针尾端露出处理：钢针尾端露出钢针固定夹 1cm 左右即可，过长的针尾应剪除。针尾用塑料帽套封或胶布包缠，以免刺伤皮肤或划破皮肤。

4. 特殊情况下的操作步骤　对多发伤伤员，因伤情严重或者有危及生命伤的抢救时，以及野外现场急救或有批量伤员等急诊情况下，可先行穿针固定，然后在适当时机重新整复、调整、固定。

5. 详细操作过程参考视频 10。

【注意事项】

每天应检查钢针在固定处有无松动并做好针道清洁护理。在拔针前应用 2 天抗生素较为安全。早日进行无负重或负重行走。若有感染不要急于拔针，应先扩大针孔引流，加大抗生素剂量。

【术后处理】

1. 一般治疗　术后应抬高伤肢，密切观察肢体肿胀及末端血液循环、感觉和活动恢复情况。根据伤情及手术种类选用抗生素。若因肢体肿胀或体位等原因导致外固定架压迫皮肤时，应及时调整外固定架或改变体位。

2. 针道护理　使固定针与其周围皮肤之间保持清洁能有效地减少针道感染，实践证明化学消毒液反而会增加针道感染率。各种消毒剂均不如普通的肥皂和清水有效。当伤口愈合且无针道感染征象时，可让伤员进行淋浴。针道皮肤切口过大、固定针与皮肤间的过度活动有助于细菌在针道内滋生。为此，应该用无菌敷料包扎固定，直至固定针周围有纤维包裹。

3. 外固定架管理　除保持外固定架各组成部分清洁外，还要检查连接器是否松动，外固定架的连杆是否影响邻近关节的活动，必要时做出相应调整。

【并发症防治】

1. 针道感染 防治对策为：①保持钢针 – 皮肤界面无张力和针道稳定不变。②术中充分切开皮肤，保证钢针进出口无张力，采用低速钻穿针，准确在骨干处定位，保持针孔处皮肤干燥。③临床如出现针道分泌物增多，针孔周围皮肤发红、皮温升高、肿痛等感染征象时，应停止肢体活动，抬高伤肢，及时清除分泌物，全身或局部应用抗生素，取分泌物行药物敏感试验，定时外用 75% 乙醇消毒针孔，并保持针孔处皮肤清洁与干燥。④若钢针出现松动但需继续固定时，应去除钢针，选择在距原针道位置至少 3cm 处穿针固定。若骨折愈合时间超过 3 周，可考虑去除松动钢针，单针固定并辅以石膏、高分子材料支具固定。⑤桡骨近腕关节侧和远侧钢针可 15° ～ 20° 安放，由单平面骨外固定变为多平面骨外固定，以加强半针的稳定性。最好选用螺纹钉全部拧入，可有效减少固定针松动的可能。⑥对部分高龄或伴严重骨质疏松伤员进行固定时，切口应选择在骨量较为丰富的骨近端。

2. 神经损伤 防治对策为：①术中安置外固定架时应避免极度掌曲尺偏位，以免术后因腕管容积急剧减少而出现正中神经的压迫症状。② Barton 骨折及 AO 分型为 C2/C3 型骨折伤员多伴有桡骨远端关节面掌侧骨块的移位，复位程度也将影响到腕管容积的改变，应注意避免过度曲腕导致腕管内压力升高。③术前 CT 检查对于 C3 型复杂桡骨远端骨折掌侧面移位骨块的位置、大小评估有重要作用，有利于复位预判。④对于桡神经浅支损伤伤员，术中难以发现。因桡神经感觉支在桡侧腕长伸肌和肱桡肌肌间隔中走行，在前臂桡骨缘处放置外固定针时应注意此间隔的解剖位置，以免伤及此神经。⑤插入固定针前，应充分暴露肌腱及神经以避免损伤。

3. 关节面不平整、关节僵硬及创伤性关节炎 防治对策为：①对于 C2/C3 型不稳定骨折，因碎裂程度较重，干骺端不能有效提供稳定的支撑，多采取降力性固定。若复查 X 线发现骨折处骨痂生长不理想，可以适当松动螺帽改变牵引力或改变为腕部的功能位固定，以适当增加腕关节的压应力，由降力性固定转变为半动力性固定，持续 8 ～ 10 周，然后去除外固定架行腕关节功能锻炼，彻底改变为动力性固定。②定期复查 X 线，待骨痂生成后尽早行腕关节功能锻炼。③临床上常遇到高能创伤造成 C2/C3 型骨折等复杂类型的桡骨远端骨折，单一固定方式很难达到满意的治疗效果，我们采用 X 线透视下经皮克氏针撬拨复位，在关节面恢复平整和移位骨块复位满意后，以空心螺钉或 1 ～ 1.5mm 克氏针交叉或斜行固定移位的腕关节面及其他移位的较大骨块，也可用外固定

架的半针直接固定较大骨块，挤压，拉旋复位，并将半针针尾固定于外固定架上。

4. **骨折再移位** 防治对策为：①采用外固定架。外固定架治疗原则是根据韧带牵张间接复位的力学原理，在牵引状态下既可间接复位韧带附着骨折块，又可保持复位效果。即使在手术麻醉失效、肌肉收缩活动后外固定架仍然可使相关韧带保持原来的张力和长度，较好地维持骨折复位效果。②尽量减少或避免对外固定架有影响的功能锻炼和日常活动，以防止出现影响固定的生物力学因素，导致外固定架的松动、移位等情况。③注意术后定期复查X线，发现复位丢失时应及时调整。④足量的植骨填充对于骨缺损者具有重要的治疗意义，皮质骨缺损较多者使用自体骨移植；皮质骨无缺损或缺损较少，仅为松质骨压缩形成的缺损者，可以选择人工骨材料充填。⑤在复位过程中，我们认为主要是恢复肢体的轴线、长度，纠正旋转，勿过度追求解剖复位。

【常见错误】

- 小夹板使用加重软组织损伤，引起感染。案例：男性，60岁，因左小腿被木杠打伤，左下肢功能丧失6天。入院前在当地诊断为左胫骨骨折，行手法复位、小夹板外固定，固定后一直未查看。伤员感觉伤肢肿胀、疼痛，且日趋加重，故转来我院。检查发现左小腿中下部有约10cm×40cm大小的一段皮肤青紫，有大小水疱数个，有些已溃破流水。外踝上约10cm处有2cm×2cm的水疱，已溃破流水。局部体温增高，皮肤发红肿胀，压痛明显。出现明显的局部感染性炎症反应。本例伤员除左胫骨骨折外，小腿的软组织也有广泛的挫伤。当地医务人员在处理时，只注意到骨折，没有注意到软组织损伤，复位后用小夹板外固定数日，致使受伤的软组织进一步受压，加重了损伤，影响局部血液循环，引起局部的感染。
- 小夹板使用过紧导致缺血性肌挛缩。案例：男性，13岁，因跌伤右肘部，在当地一骨伤科就诊，诊断为右肱骨髁上骨折。复位后屈肘位小夹板外固定并用布带紧扎。该医生嘱伤员及其家属不要随便松解布带，有点肿胀疼痛关系不大，否则骨接不好。伤员回家后，伤肢肿胀增加，疼痛加剧，复诊仍未予以处理。伤肢肿胀疼痛一直持续半月余，后肿胀及疼痛逐渐消退。在我院就诊时，见右前臂出现鹰爪畸形，形成了右前臂缺血性肌挛缩。骨折复位固定后，必须严密观察伤肢的肿胀程度与肢端的血液循环情况。固定时，布带的松紧要适宜，如有条件应及时复查。

- 常见石膏使用的错误包括：肢体肿胀严重情况下，应用了管型石膏固定；未解放拇指，石膏边缘未修整；石膏型有皱褶、凹陷形成；长度不够，足与小腿未成 90° 角，有内翻畸形，且对小趾造成卡压；使用石膏时石膏绷带在热水中软化，关节固定不当或关节固定错误；石膏材料过厚等。
- 外支架断裂。案例：男性，43 岁，右胫腓骨双骨折，环形外固定架固定后，支架断裂，除固定架本身质量因素外，考虑与术中固定针不平行，强行调整有关。因此，术中一定要注意进针部位与骨折线的距离，一般为 4 ～ 5cm，上下两端钢针各自平行。
- 使用外支架时固定针打在骨折线上而失败。案例：男性，43 岁，右胫腓骨双骨折，环形外固定架固定后，因术前估计不足，固定针打在骨折线上，导致固定针松动，外固定失败而拆除。

（任前贵　秦宇星）

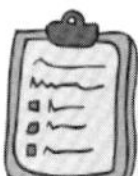

推荐扩展阅读文献及书籍

[1] 欧梁，卢敏，张永辉，等. 手法复位小夹板固定治疗老年桡骨远端骨折临床疗效 Meta 分析［J］. 中国中西医结合杂志，2019，39(1)：57-62.

[2] 张容超，徐卫国，万春友，等. 手法整复小夹板固定治疗桡骨远端骨折 168 例［J］. 中医正骨，2015，27(11)：61-64.

[3] 朱贺. 严重创伤骨折 120 院前急救的措施及效果［J］. 江苏科技信息，2021，38(6)：78-80.

[4] 陈俊英. 四肢骨折石膏固定术后常见并发症预防护理分析［J］. 按摩与康复医学，2016，7(4)：75-76.

[5] 韩文玉. 骨科急诊石膏固定伤员护理需求及护理干预效果［J］. 临床医药文献电子杂志，2018，5(56)：98-99.

[6] 曾荣东，张钰，孙炜俊，等. 改良石膏外固定治疗老年人桡骨远端粉碎性骨折［J］. 中华老年医学杂志，2016，35(10)：1107-1110.

[7] 于文建. 外固定架在创伤骨科四肢骨折中的疗效观察［J］. 世界最新医学信息文摘，2018，18(47)：59.

[8] 刘枫，曾雪松. 关于外固定架在创伤骨科四肢骨折中的疗效分析［J］. 中国社区医师，2018，34(26)：20-22.

第二十三章　抢救室常用创伤救治药物及使用

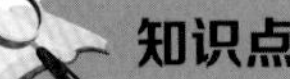

知识点

- 伤员早期规范、高效的伤情评估，缩短急诊室停留时间是创伤早期救治的关键，抢救室用药应符合此原则。
- 对于出血伤员，应在使用填塞、止血带、骨盆带等方法有效控制出血的前提下，合理选择和使用复苏液体。
- 创伤后休克伤员在液体复苏基础上，合理选用血管活性药物，可提高复苏效率，减少复苏液体使用总量。
- 血管活性药物通过对心泵功能及血管状态的调节发挥作用，充分评估伤员病理生理状态，熟悉各种血管活性药物的特点是合理选择药物品种，确定给药时间、剂量的关键。
- 肾上腺素作为复苏用药，主要通过静脉给药，紧急情况下亦可经骨髓腔穿刺给药。
- 去甲肾上腺素需在有效液体复苏的前提下使用，避免表面上血压“正常”、实际上组织持续低灌注的情况。
- 异丙肾上腺素可提高心率，对高位脊髓损伤等导致的慢速心律失常有效。
- 液体复苏早期，由于各种原因在短时间内无法获得血液制品的情况下，羟乙基淀粉仍是可选择的胶体溶液，建议小剂量使用，并密切监测生命体征、凝血功能、肾功能变化。
- 识别成人创伤大出血或伴大出血风险者，应尽早使用氨甲环酸（首剂在伤后 1 小时内输注最佳），首剂静脉注射氨甲环酸 1g（至少 10 分钟），后续缓慢静脉给药氨甲环酸 1g（维持 8 小时）。
- 良好的伤口处理是预防破伤风的关键，在此基础上根据伤员的免疫状态及伤口的暴露风险，合理选择一、二级预防可有效预防破伤风的发生。

抢救室是创伤院内救治第一站，创伤早期评估及处置中，药物治疗的作用不容忽视。合理用药的基础是对伤员规范、高效的伤情评估，同时也要认识到药物治疗不能取代手术、介入等治疗手段，不可因为药物

治疗延长抢救室停留时间。

一、复苏用药

创伤急救中利用各种血管活性药物作用位点、作用强度的不同，主要对心泵功能和血管进行调节，用于心脏停搏后的心肺复苏及各种类型休克。充分了解常用血管活性药物的特性，结合伤员病情不同阶段特点，选用合适的药物品种及给药剂量，可提升复苏效果，降低副作用，对预后影响较大。

（一）血管活性药物

1. 盐酸肾上腺素注射液

【常用剂型】

常用剂型为 1mg/1ml（1∶1 000）。

【适应证】

①外科急诊用作心脏停搏时的首选复苏用药；②严重过敏（药物过敏及节肢动物咬蜇伤引发严重过敏）休克的急救用药。

【禁忌证】

当肾上腺素作为心肺复苏或严重过敏性休克抢救用药时，无绝对禁忌证。

【具体用法】

①用于心肺复苏，心脏停搏及无脉电活动伤员须尽早使用，室颤及无脉室性心动过速伤员第一次电击失败后使用，静脉或骨髓腔注射 1mg（1∶1 000 原液无需稀释），每次从周围静脉给药后应该使用 20ml 生理盐水冲管，以保证药物能够到达心脏。肾上腺素半衰期为 2 分钟，故每 3 ～ 5 分钟可重复一次，最大剂量 0.1 ～ 0.2mg/kg。如无法及时建立静脉及骨髓腔通道，可经气管内给药，起始剂量 2mg，滴入后 3 ～ 5ml 生理盐水冲洗，并球囊正压通气数次（美国心脏协会指南推荐）。因心内注射可增加发生冠状动脉损伤、心脏压塞和气胸的危险，同时也会延误胸外按压和肺通气开始的时间，因此，仅在开胸或其他给药方法失败或困难时才考虑心内注射。②抢救过敏性休克，首选肌内注射或皮下注射 0.01mg/kg（1∶1 000 原液注射，最大剂量 1mg），可重复给药。在肌内注射肾上腺素及充分容量复苏的基础上，如低血压难以纠正，可考虑缓慢静脉注射 0.05 ～ 0.1mg（10 倍稀释成 1∶10 000），或 4mg 静脉滴注（溶于 5% 葡萄糖注射液 500ml）。

【注意要点】

①使用期间需密切监护血流动力学指标，特别是用于抢救过敏性休克伤员时，需警惕血压急剧升高，导致脑出血风险；②皮下注射或肌

内注射，要更换注射部位以免引起组织坏死，注射时必须回抽无回血后再注射，以免误入静脉，注射时密切观察血压和脉搏变化，以免引起血压骤升和心动过速；③用本药可增加心肌和全身耗氧量，故必须充分给氧，防止酸中毒发生。

2. 重酒石酸去甲肾上腺素注射液

【常用剂型】

常用剂型为 2mg/1ml。

【适应证】

去甲肾上腺素是 α 受体激动剂，有很强的血管收缩作用。①用于创伤急救时作为补充血容量的辅助治疗，以使血压回升，暂时维持脑与冠状动脉灌注，直到补充血容量治疗发生作用；②用于心脏停搏复苏后血压维持；③去甲肾上腺素可迅速改善感染性休克伤员血流动力学状态，显著增加尿量和肌酐的清除率，进而改善肾功能。

【禁忌证】

①未经有效液体复苏的休克伤员；②严重缺氧及高碳酸血症伤员；③输液部位外渗；④同时使用环丙烷或氟烷麻醉药的伤员。

【具体用法】

5% 葡萄糖注射液或葡萄糖氯化钠注射液稀释后静脉滴注（含有葡萄糖的液体可防止药物氧化导致的能效下降，不建议仅在盐溶液中给药)，初始剂量 8 ～ 12μg/min，维持剂量 2 ～ 4μg/min。

【注意要点】

①对血容量不足、低血压的伤员使用去甲肾上腺素可导致严重的外周和内脏血管收缩、肾脏灌注减少、尿量减少、组织缺氧、乳酸酸中毒，尽管表观血压“正常”，但全身血流减少。因此需在充分扩容的前提下使用去甲肾上腺素。②肠系膜血管损伤或周围血管损伤血栓形成的伤员，应避免使用重酒石酸去甲肾上腺素注射液，因为这可能会增加局部缺血并扩大梗死面积。③注射外渗时用酚妥拉明对抗（5 ～ 10mg 局部注射)。④突然停止输注可能导致明显的低血压，故需逐渐降低去甲肾上腺素输注速度，同时通过静脉输液扩大血容量。

3. 盐酸多巴胺注射液

【常用剂型】

常用剂型为 20mg/2ml，常温保存，避免与碱性药物、氧化剂或铁盐接触，如注射剂深于浅黄色或以其他任何方式变色时请勿使用。

【适应证】

①用于严重创伤失血、严重脓毒症引起的休克综合征；②在补充

血容量后休克仍不能纠正者，尤其有少尿及周围血管阻力正常或较低的休克。

【禁忌证】

嗜铬细胞瘤伤员。

【具体用法】

5% 葡萄糖注射液配置后微量泵静脉给药，2 ～ 5μg/（kg·min）起始，然后以每次 5 ～ 10μg/（kg·min）递增至 20 ～ 50μg/（kg·min），以达到满意效果。20mg 加入 5% 葡萄糖注射液 200 ～ 300ml 中静脉滴注，开始时按 75 ～ 100μg/min 速度滴入，以后根据血压情况，可加快速度和加大浓度，但最大剂量不超过 500μg/min。

【注意要点】

①使用前应补充血容量及纠正酸中毒；②大剂量可使呼吸加速、心律失常，过量可致快速型心律失常，应严密监护。

4. 盐酸多巴酚丁胺

【常用剂型】

常用剂型为 20mg/2ml，常温避光保存。

【适应证】

①心输出量不能满足机体循环要求而出现低灌注状态，需要采用强心剂治疗者；②左心室充盈压异常升高，导致出现肺充血和肺水肿的危险，需要进行强心治疗的伤员。

【禁忌证】

特发性、肥厚性主动脉瓣狭窄者禁用。

【具体用法】

5% 葡萄糖溶液或 0.9% 氯化钠注射液稀释后静脉给药，剂量 2～20μg/（kg·min）静脉滴注。需要注意的是当剂量超过 15μg/（kg·min）时可能引起心率增快并产生心律失常。

【注意要点】

①低血容量时单独应用本品可加重病情，故用前须先纠正低血容量或联合用药；②大量使用本品可能使心肌耗氧量增加而加重缺血，应用时应注意；③用药期间定时或连续监测血流动力学指标，及时调整给药速度；④房颤伤员使用时可能出现房颤合并快速心室率，应在给药期间密切观察。

5. 盐酸异丙肾上腺素注射液

【常用剂型】

常用剂型为 1mg/2ml，常温避光保存。

【适应证】

①急性症状性心动过缓；②心源性或感染性休克辅助用药；③心脏传导阻滞、心脏停搏。

【禁忌证】

①快速性心律失常；②心绞痛；③洋地黄引起的心动过缓或心脏传导阻滞。

【具体用法】

通常将 1mg 异丙肾上腺素加入 50ml 5% 葡萄糖溶液或葡萄糖盐水（在含有葡萄糖的溶液中异丙肾上腺素能保持更好的稳定性），注射泵维持 0.05 ～ 0.5μg/（kg·min）速度，并根据心率调整给药速度。

【注意要点】

①异丙肾上腺素可增加心肌耗氧量，使用时需要密切监测避免出现心肌缺氧；②异丙肾上腺素可降低外周阻力，应在充分液体复苏的基础上使用。

6. 重酒石酸间羟胺注射液

【常用剂型】

常用剂型为 10mg/1ml，25℃常温避光保存。

【适应证】

①创伤失血、药物过敏、手术并发症及脑外伤或脑肿瘤合并休克时低血压辅助用药；②防治椎管内阻滞麻醉时发生的急性低血压；③用于心源性休克或败血症所致的低血压。

【禁忌证】

避免将间羟胺与环丙烷或氟烷麻醉药一起使用。

【具体用法】

肌内或皮下注射时，2 ～ 10mg/ 次，重复用药前对初始量效应至少观察 10 分钟。重度休克时静脉给药，初始量 0.5 ～ 5mg 后继而静脉滴注维持；将间羟胺 15 ～ 100mg 加入 5% 葡萄糖溶液或氯化钠注射液 500ml 中滴注，调节滴速以维持合适的血压。成人单次极量为 100mg。

【注意要点】

①药物过量时，伤员可表现为抽搐、严重高血压、严重心律失常，应立即停药，血压过高者可用 5 ～ 10mg 酚妥拉明静脉注射；②静脉滴注时如发生药液外溢，可引起局部血管严重收缩，导致组织坏死糜烂或红肿硬结形成脓肿，给药时应选用较粗大静脉，并避免药液外溢；③本品有蓄积作用，如用药后血压上升不明显，须观察 10 分钟以上再决定是否增加剂量，以免贸然增量致使血压上升过高。

7. 硫酸阿托品注射液

【常用剂型】

常用剂型为 0.5mg/1ml。

【适应证】

迷走神经过度兴奋引起的窦房传导阻滞、房室传导阻滞等导致的心动过缓（可见于高位截瘫及严重颅脑损伤伤员）。

【禁忌证】

①青光眼；②心动过速；③哮喘。

【具体用法】

用于纠正心律失常，成人静脉注射 0.5 ～ 1mg，1 ～ 2 小时可重复，最多不超过 2mg；用于辅助抗休克，一般按 0.02 ～ 0.05mg/kg 配入葡萄糖注射液静脉滴注。

【注意要点】

①前列腺肥大伤员使用本品时可出现尿潴留，应密切观察，必要时留置导尿管；②本品可影响汗腺分泌，体温高者使用本品需监测体温变化。

（二）复苏液体

复苏液体包括晶体溶液和胶体溶液，晶体溶液主要包括生理盐水、林格液、高渗盐水等。胶体溶液分为天然胶体和人工胶体，天然胶体主要包括白蛋白、血浆和各种血液制品；人工胶体主要包括明胶类、羟乙基淀粉类和右旋糖酐等。复苏液体的种类与剂量选择应严格把握个体差异，复苏期间严密监控生命体征及相关血液指标变化，避免复苏不足或过度复苏导致相应并发症。

除了以下药品，还需要 5% 葡萄糖溶液和 10% 葡萄糖溶液等。

1. 0.9% 氯化钠溶液

【常用剂型】

500ml 和 250ml。

【适应证】

各种原因导致的失水，纠正失水及高渗状态；低氯性碱中毒；伤员开放静脉通路、常规补液。

【禁忌证】

急诊限量输注，无绝对禁忌。

【具体用法】

0.9% 氯化钠溶液一般作为严重伤员的初始复苏液体及多种治疗性药物的溶媒。由于生理盐水价格较低且容易获取，严重多发伤伤员初始复

苏阶段可给予 0.9% 氯化钠溶液 1 000ml，快速静脉滴注（通常为两条静脉通路同时输注）。

【注意要点】

①大量生理盐水输入可能加重创伤后低体温，应予以预温到 37℃或使用加温输液器输注；②应用生理盐水作为复苏液体，有导致酸碱及电解质失衡、凝血功能障碍、组织水肿等风险，特别是颅脑损伤伤员，可加重脑水肿，应严格遵循损害控制液体复苏策略，控制总量或由更为优质的复苏液体替代。

2. 平衡盐溶液 包括：①林格液的电解质浓度、酸碱度、渗透压以及缓冲碱均与细胞外液相当，因此也称为平衡液，是较生理盐水更优的晶体复苏溶液；②醋酸林格液，醋酸代替乳酸能够减轻乳酸酸中毒的风险，推荐用于失血性休克早期复苏治疗，常用剂型为 500ml（含氯化钠 3.0g，醋酸钠 1.9g，氯化钾 0.15g，氯化钙 0.1g）；其他复方制剂具体配方需结合药品说明书。

【适应证】

补充体液，调节电解质平衡，纠正酸中毒。

【禁忌证】

限量使用无绝对禁忌。

【具体用法】

急诊复苏阶段配合生理盐水，静脉滴注 500 ～ 1 000ml。

【注意要点】

①液体复苏阶段注意动态监测血流动力学指标，避免过量输注，以免导致脑水肿、凝血功能障碍等不良反应；②关注伤员酸碱平衡及电解质平衡。

3. 7.5% 氯化钠溶液 静脉注射可以迅速扩充血容量，升高血压，增加心排血量。70ml 10% 氯化钠注射液 +30ml 0.9% 氯化钠注射液可配制 100ml 近似 7.5% 氯化钠溶液，可按此比例根据总使用量快速配制。

【适应证】

对于存在闭合性颅脑损伤的创伤失血性休克伤员，高渗盐水复苏可以减轻脑水肿、降低颅内压。

【禁忌证】

高钠血症及其他高渗状态；高氯性酸中毒。

【具体用法】

通常小剂量静脉给药，100 ～ 250ml。

【注意要点】

需注意高张盐溶液升压作用持续时间短，可以引起高钠血症、高氯性酸中毒和肾功能损害，应避免大量使用。

4. 羟乙基淀粉 血浆渗透压由晶体渗透压与胶体渗透压共同组成，严重伤员大量失血后，单纯的晶体溶液补充有时难以维持血压，需要同时补充胶体溶液，在短时间内无法获取血液制品的情况下，人工胶体是不错的选择。同时也要认识到人工胶体对凝血功能及肾功能的潜在风险，必须严格控制用量并严密监测相关指标。

羟乙基淀粉为最常用的人工胶体溶液。羟乙基淀粉作为复苏液体，一直以来争议不断，特别是2013年*BMJ*曝光Boldt教授论文造假后，更是被视为“洪水猛兽”。客观地讲，羟乙基淀粉在急性失血性休克早期复苏中作用可靠，尤其是在短时间内无法获得血液制品时。新一代羟乙基淀粉溶液为浓度6%的羟乙基淀粉130/0.4，扩容效果较理想，少量使用对凝血机制影响小。当然我们仍应该充分认识到羟乙基淀粉对凝血和肾功能的影响，严格控制其用量。

【常用剂型】

羟乙基淀粉130/0.4（分子量：130 000Da，羟乙基化取代度40%），500ml，分为等渗、高渗及平衡液溶媒配制，使用前应充分了解。

【适应证】

用于严重创伤后低血容量扩容，有维持血液胶体渗透压作用。

【禁忌证】

活动性出血未控制者；已明确的创伤性凝血功能障碍；危重症成人伤员（包括脓毒症），接受肾脏替代治疗和死亡的风险增高。

【具体用法】

250ml/500ml静脉滴注。

【注意要点】

①观察血流动力学指标变化，避免短时间内大剂量使用增加出血及肾损伤风险；②大量输入可致钾排泄增多，应适当补钾。

5. 碳酸氢钠溶液

【常用剂型】

5%碳酸氢钠溶液。

【适应证】

①用于纠正心脏停搏或严重休克时，组织无氧代谢导致的急性代谢性酸中毒；②当pH值小于7.20时，容易发生顽固性室颤，故心脏停搏后，经过心肺复苏初步处理后若仍无反应，应及时判断是否存在严重的

代谢性酸中毒或高钾血症，使用碱性液体及时予以纠正。

【禁忌证】

①呼吸性酸中毒，通气尚未改善；②代谢性碱中毒。

【具体用法】

根据血气分析结果，确定使用量，通常 150 ～ 250ml 静脉滴注。

【注意要点】

①使用前应进行动脉血气分析，证实代谢性酸中毒的存在，且使用期间应保证充分的通气；②应遵循“宁酸勿碱”的原则，补碱应慎重，以免导致医源性碱血症，因其对机体危害更大。

二、其他用药

除了以上药品，还需要氨甲环酸、普鲁卡因、利多卡因、胺碘酮、纳洛酮、地塞米松或类似药物、昂丹司琼或类似药物、抗生素、抗生素软膏、硝酸甘油片等。

（一）氨甲环酸

氨甲环酸是赖氨酸合成衍生物，是一种具有止血特性的抗纤溶药物，被广泛用于严重创伤急性失血的伤员。大量证据显示早期应用氨甲环酸能有效改善严重多发伤伤员生存率，减少出血量及后续输血量。

【常用剂型】

氨甲环酸注射液（1g/10ml）。

【具体用法】

成人创伤大出血或有大出血风险者，应尽早使用氨甲环酸（首剂在伤后 1 小时内输注为最佳，3 小时以上输注无效甚至增加出血风险），首剂静脉注射氨甲环酸 1g（至少 10 分钟），后续缓慢静脉给药氨甲环酸 1g（维持 8 小时）。对于儿童伤员，根据 2012 年英国皇家儿科学及健康学院提出的专家共识，12 岁以上同成人，12 岁以下，初始剂量 15mg/kg（最高为 1g），维持剂量 2mg/（kg·h）（维持 8 小时）。

【注意要点】

①氨甲环酸需在伤后早期使用，《柳叶刀》杂志的一篇 meta 分析文章指出，每延迟 15 分钟使用氨甲环酸，生存率获益降低 10%。一般认为首剂在伤后 1 小时内输注为最佳，伤后 1 ～ 3 小时随时间延长收益递减，3 小时以上输注无效或甚至增加出血风险。②对于胃肠道出血，目前证据尚不足以支持常规使用氨甲环酸进行止血。

（二）20% 甘露醇

甘露醇是渗透性利尿剂，临床上作为脱水降颅内压首选药物，主要是利用其静脉滴注后升高血液渗透压的特点，使脑组织的水分被吸收入血随尿液排出，从而达到减轻脑水肿、降低颅内压的目的。

【具体用法】

常规剂量 0.25 ～ 0.5g/kg，换算成 20% 甘露醇即 1.25 ～ 2.5ml/kg 静脉快速滴注，起效时间为 20 分钟，可维持 4 ～ 6 小时。临床上应根据伤员的临床表现、颅内压监测值等确定用药时机和剂量。

【注意要点】

①对于严重多发伤伤员，早期血流动力学不稳定，重要组织灌注不足，甘露醇可能无法有效降低颅内压，相反可能加重休克，使脑灌注进一步受损，使病情恶化；②甘露醇脱水降颅内压依赖完整的血 – 脑屏障，因此甘露醇对病损的脑组织不仅没有脱水作用，而且由于血 – 脑屏障破坏，甘露醇可通过破裂的血管进入病灶区脑组织内，造成病灶内脑水肿形成速度加快，程度加重；③颅脑损伤早期，颅内出血处于活动期，此时如使用甘露醇可能导致血肿与脑组织间的压力梯度迅速加大，脑组织支撑力下降，增加再出血风险；④基于上述事实，甘露醇一般只作为脱水降颅内压使用，而不推荐用于预防颅内压增高，且使用期间需严密监护伤员生命体征及意识、瞳孔变化，有条件者应行颅内压监测；⑤使用时间一般 5 ～ 7 天，大剂量、长期使用可引起电解质紊乱、肾衰竭、酸中毒等；⑥临床使用的 20% 甘露醇溶液为过饱和溶液，应单独滴注，不可与其他药物合用，如地塞米松等。

（三）破伤风预防制剂

良好的伤口处理是预防破伤风的关键，在此基础上根据伤员的免疫状态及伤口的暴露风险，合理选择一、二级预防可有效预防破伤风的发生。

【具体用法】

破伤风的一级预防通常在预防门诊接种，急诊室常用的二级预防（即被动免疫）药品包括：①破伤风免疫球蛋白，成人剂量 250 ～ 500U，三角肌肌内注射，通常无需皮试；②破伤风抗毒素，成人（儿童同成人量）单次用量 1 500 ～ 3 000U，肌内注射，伤后尽早使用，5 ～ 6 日后如破伤风感染风险仍未消除者应重复注射（破伤风抗毒素半衰期为 5 ～ 7 天）。由于破伤风抗毒素为马血清制剂，使用前需进行过敏试验。0.9% 氯化钠溶液 10 倍稀释破伤风抗毒素注射液，皮内注射 0.05ml，观察 30 分钟。

对于破伤风抗毒素过敏又无条件使用破伤风免疫球蛋白的伤员，可考虑脱敏注射法。将破伤风抗毒素 10 倍稀释后，第 1 次注射稀释后的注射液 0.2ml，观察无过敏反应后，第二次注射稀释后的注射液 0.4ml，

继续观察，第三次注射稀释后的注射液 0.8ml，继续观察仍无反应即可将剩余未经稀释的破伤风抗毒素全量注射，期间需密切观察，做好抗过敏性休克治疗准备，如当次注射后出现轻微过敏反应，下一次注射时应减少递增量，增加注射次数，以免发生剧烈反应。

【注意要点】

①破伤风被动免疫需在伤后对伤员免疫状态及暴露风险充分评估后进行，如有适应证应尽早使用，但对于各种原因导致的早期未使用者，只要未发病，即使伤后 2 周内使用破伤风抗毒素均视为有预防作用；②破伤风梭菌大量存在于人的肠道内，空腔脏器损伤后造成腹腔和手术切口污染的机会大大增加。对于未行破伤风主动免疫并罹患该类损伤性疾病的伤员，应使用破伤风抗毒素或破伤风免疫球蛋白。

（四）利多卡因

主要用于急诊室有创操作的麻醉及抗心律失常。

【常用剂型】

盐酸利多卡因注射液 0.1g/5ml。

【适应证】

①用于浸润麻醉、硬膜外麻醉、表面麻醉及神经阻滞；②用于抗心律失常，用于急性心肌梗死后室性早搏及室性心动过速，亦可用于心导管操作引起的室性心律失常。

【禁忌证】

①局部麻醉药过敏；②预激综合征、严重心脏传导阻滞伤员禁用；③本品对室上性心律失常无效。

【具体用法】

①用于浸润麻醉或静脉注射区域阻滞。0.25% ～ 0.5% 溶液，50 ～ 300mg。一次限量，不加肾上腺素溶液为 200mg（4mg/kg），加肾上腺素溶液为 300 ～ 350mg（6mg/kg）。②用于心律失常。1 ～ 1.5mg/kg（一般用 50 ～ 100mg）作为第一次负荷量静脉注射 2 ～ 3 分钟，必要时每 5 分钟重复静脉注射 1 ～ 2 次，但 1 小时之内的总量不得超过 300mg。

【注意要点】

①用于浸润麻醉时应谨防误入血管，注意局部麻醉药中毒症状的诊治；②严格掌握本品浓度和用药总量，且因利多卡因在体内代谢较慢，有蓄积作用，超量可引起惊厥及心脏停搏；③用药期间应注意检查血压、监测心电图，并备有抢救设备，心电图 P-R 间期延长或 QRS 波增宽、出现其他心律失常或原有心律失常加重者应马上停药。

（五）纳洛酮

【常用剂型】

盐酸纳洛酮注射液 0.4mg/1ml。

【适应证】

①用于阿片类药物过量急救，逆转阿片类药物引起的呼吸抑制；②解救急性乙醇中毒。

【禁忌证】

禁用于已知对盐酸纳洛酮或任何其他成分过敏的伤员。

【具体用法】

①用于解救阿片类药物过量时，首剂静脉注射本品 0.4 ～ 2mg，如未获得呼吸功能改善作用，可隔 2 ～ 3 分钟重复注射给药。如果注射 10mg 后还未见反应，就应考虑此诊断问题。②用于解救重度乙醇中毒时，给予 0.8 ～ 1.2mg，一小时后重复给药 0.4 ～ 0.8mg。

【注意要点】

注意反复出现呼吸抑制的风险，由于大多数阿片类药物的作用持续时间超过纳洛酮代谢的持续时间，可导致症状初步改善后再次出现呼吸和 / 或中枢神经系统抑制现象。

（六）地塞米松

【常用剂型】

地塞米松磷酸钠注射液 5mg/1ml。

【适应证】

主要用于缓解急诊外伤伤员严重颅脑损伤后的脑水肿。

【禁忌证】

急诊小剂量使用无明确禁忌。

【具体用法】

首剂静脉注射 10mg，对高颅压伤员，如保守治疗无效，应早期手术处理。

【注意要点】

完善相关检查，明确手术指征，尽早手术。

【常见错误】

- 对于严重多发伤、血流动力学不稳定伤员，在未能充分止血的情况下，通过液体复苏及血管活性药物维持有效血压，往往导致病情进一步恶化。
- 将复苏终点设定过高，不理解“允许性低血压”，导致大量液体输注及大量血管活性药物使用，引起凝血功能障碍等一系列并发

症，同时延误后续治疗时机。

- 应用血管活性药物过程中，发现效果欠佳，未对病情进行动态评估，随意加大药物剂量。
- 严重休克伤员，未进行血气分析了解电解质及酸碱平衡情况，未纠正电解质紊乱状态，此时使用血管活性药物效果欠佳。
- 颅脑损伤伤员，在未进行充分复苏情况下使用甘露醇等药物脱水，可能进一步影响脑灌注，加重脑水肿。

（陈驾君）

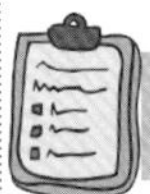

推荐扩展阅读文献及书籍

[1] 张连阳,白祥军,张茂. 中国创伤救治培训[M]. 北京:人民卫生出版社,2019.
[2] DEMETRIADES D. 创伤急救评估与治疗手册[M]. 张连阳,简立建,译. 北京:科学出版社,2018.
[3] 李家泰. 临床药理学[M]. 北京:人民卫生出版社,2008.
[4] 刘大为. 实用重症医学[M]. 北京:人民卫生出版社,2017.

第二十四章　抢救室镇痛镇静技术

知识点

- 疼痛是机体遭受各种伤害性刺激而产生的一种复杂感觉，通过疼痛传入通路而被人体感知。
- 大部分伤员都有疼痛，疼痛会引起呼吸系统、心血管系统、神经内分泌调节等多系统病理生理改变，剧烈疼痛未控制可显著影响伤员预后。
- 镇痛治疗的总体目标是使伤员感到舒适。
- 为了更好地达到镇痛目标，应采用适宜的方法动态评估疼痛。
- 对于可交流的伤员，疼痛评估可采用连续视觉模拟评分法、数字评定量表及口诉言词评分法等方法。
- 对于不可交流的伤员（如半清醒或气管插管伤员），当疼痛体征矛盾或不容易与其他问题区分时，应假定疼痛存在并进行治疗。对于无法用语言交流的危重伤员，可采用疼痛行为量表和重症监护疼痛观察工具评估。
- 不同致伤机制、不同临床情境和伤员个体背景，应采用不同的镇痛治疗方案。
- 控制疼痛方法包括药物治疗、神经阻滞或注射治疗、微创治疗、物理治疗、康复治疗和心理治疗等。
- 多模式镇痛能够减少单一使用阿片类或非阿片类镇痛药所致的副作用，并能减少药物使用量，起到更好的镇痛作用。
- 常用镇痛药包括阿片类、非甾体抗炎药、氯胺酮等，常用镇静药包括地西泮、咪达唑仑、右美托咪定和丙泊酚等。

一、疼痛全身影响

疼痛是机体遭受各种伤害性刺激而产生的一种复杂感觉，常伴有不愉快的情绪活动和防御反应。剧烈的疼痛不仅使伤员处于一种难以忍

受的痛苦状态，而且常伴有包括机体内稳态失衡在内的多种病理生理改变。因此，抢救阶段用合适有效的镇痛治疗来缓解疼痛，对伤员早期治疗和后续康复非常重要。

（一）呼吸系统

疼痛常导致伤员呼吸功能减退，伤员惧怕伤口和内脏疼痛而制约了咳嗽功能，影响呼吸道分泌物排出，导致伤员易发生肺部感染和肺不张；疼痛引起水钠潴留致血管外肺水增多，通气 / 血流比值异常。在高危和呼吸功能障碍伤员中，疼痛常导致缺氧和二氧化碳蓄积。

（二）心血管系统

疼痛触发交感神经兴奋，导致心动过速、每搏输出量增加、心脏做功和氧耗量增加，进而使心肌血氧供需失衡。原有冠心病伤员可致心肌缺血和心绞痛发作。

（三）胃肠道和泌尿系统

内脏和躯体的疼痛引起交感神经系统兴奋反射性地抑制胃肠道功能，导致肠麻痹、恶心、呕吐，甚至肠道菌群移位和毒素进入血液循环。疼痛同时可导致尿道和膀胱平滑肌张力下降，引起尿潴留。

（四）神经内分泌和代谢

疼痛同时伴有显著神经内分泌反应，多种分解代谢类激素释放增加，导致机体处于高分解代谢状态，长时间可引起负氮平衡，不利于伤口愈合，影响康复。

（五）免疫系统

疼痛应激反应可导致淋巴细胞减少、白细胞吞噬功能下降、网状内皮系统（单核吞噬细胞系统）处于抑制状态、单核细胞活性下降。伤员的细胞免疫功能亦受到抑制。

（六）血液系统

疼痛应激反应引起血液黏度、血小板功能、凝血系统、抗凝系统和纤溶系统发生改变。主要表现为血小板黏附能力增强、纤溶系统活性下降，机体处于高凝状态，易发生静脉血栓形成。

（七）心理和行为

疼痛所致的精神状态改变主要有恐惧、焦虑、紧张不安、易怒、失眠等。

二、疼痛控制目标

镇痛的主要目标是让伤员感到舒适、轻松。实现这一目标应区别伤员的临床情况、对疼痛的耐受情况，以及镇痛治疗的副作用等。部分伤员可能宁愿忍受一定程度的疼痛以保持觉醒度。

镇痛的次要目标包括：①缓解疼痛所造成的不良生理反应，如代谢亢进、氧消耗增加、高凝状态和免疫功能的变化。②预防慢性疼痛综合征，对急性疼痛的控制不够充分，可引起中枢神经系统和外周神经系统的变化，导致随后发生慢性疼痛。充分的疼痛控制可降低长期疼痛的可能性。③控制焦虑和激越状态，尤其是针对接受插管的伤员。

三、疼痛评估

为了将伤员的疼痛限制在其可接受的水平，有必要动态进行系统性疼痛评估，包括记录疼痛程度、药物镇痛效果和是否发生任何副作用。这种系统性疼痛评估可改善结局。

对疼痛的低估和治疗不足在急诊医学科很常见，但并非所有危重伤员都存在疼痛。接受插管的半清醒伤员可能无法交流来表达疼痛。即使是清醒的可交流伤员，对控制疼痛需求的表达能力也各不相同。

（一）镇痛评估量表

1. 可交流的伤员 对于可交流的伤员，疼痛评估方法有以下 4 种，每种量表都有效且可靠。

（1）视觉模拟评分法（visual analogue scale，VAS）：该量表为一条直线，最小值代表无疼痛、最大值代表可能最严重疼痛，伤员选取其中任意一点表示疼痛的程度（图 24-1A）。

（2）数字分级评分法（numerical rating scale，NRS）：伤员在一条标有 0 ～ 10 的线段上选择一个整数表示疼痛的程度（图 24-1B）。

（3）口诉言词评分法（verbal rating scales，VRS）：伤员可从所描述的疼痛强度逐渐增加的几个词语或短语中选择一个表示疼痛的程度（图 24-1C）。

（4）面部表情疼痛量表（faces pain rating scale）：将面部表情分为无疼痛、有一点点疼痛、有点疼痛、疼痛有点重、比较严重疼痛和最严重疼痛 6 级（图 24-1D）。

2. 不可交流的伤员 对于不能参与评估的半清醒或无法交流（比如气管插管）的伤员，当疼痛体征矛盾或不容易与其他问题区分时，应假定疼痛存在并进行治疗。

对于无法用语言交流的危重伤员，经验证的评估工具包括疼痛行为量表（pain behavioral scale，PBS）和重症监护疼痛观察工具（critical care pain observation tool，CPOT），这些工具兼顾了疼痛相关行为和生理指标。恰当情况下，伤员家属可参与疼痛评估过程。如果伤员出现面

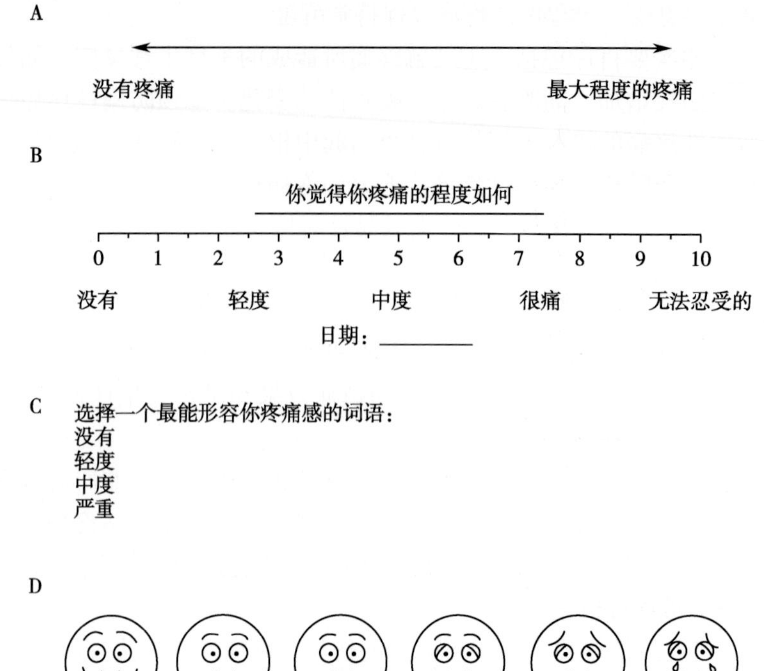

图 24-1 可交流伤员疼痛评估的方法

A. 视觉模拟评分法；B. 数字分级评分法；C. 口诉言词评分法；D. 面部表情疼痛量表。

部扭曲、扭动身体和交感神经兴奋体征（如心动过速、高血压、呼吸过速、出汗或竖毛），则怀疑疼痛。在危重成人中，仅有生命体征波动并不是疼痛的有效指标，只能将其当成线索，通过经验证的恰当方法启动进一步评估。虽然单纯根据上述行为和生理指标判断可能高估了疼痛水平，但这些体征可对根据客观疼痛分级工具得到的信息进行补充。

（二）镇静评估量表

目前有很多有效、可靠的评分系统可评估机械通气的危重病成人伤员的镇静深度。目前指南支持使用镇静程度评估表（Richmondagitation-sedationscale，RASS）和 Riker 镇静躁动评分（sedation-agitation scale，SAS）。其他评分系统包括：肌肉活动评分法（motor activity assessment scale，MAAS）、明尼苏达镇静评估工具（Minnesota sedation assessment tool，MSAT）、Ramsay 镇静量表、Bizek 躁动量表、Sheffield 量表和 COMFORT 量表。常用镇静评分表见表 24-1 和表 24-2。

表 24-1 Riker 镇静躁动评分（SAS）

分值	描述	定义
7	危险躁动	拉拽气管导管，试图拔除各种导管、翻越床栏，攻击医务人员，在床上辗转挣扎
6	非常躁动	需要保护性束缚并需反复语言提示劝阻，咬气管导管
5	躁动	焦虑或身体躁动，经言语提示劝阻可安静
4	安静合作	安静，容易唤醒，服从指令
3	镇静	嗜睡，语言刺激或轻轻摇动可唤醒，并能服从简单指令，但又迅速入睡
2	非常镇静	对躯体刺激有反应，不能交流及服从指令，有自主运动
1	不能唤醒	对恶性刺激无或仅有轻微反应，不能交流及服从指令

表 24-2 镇静程度评估表

分值	描述	定义
+4	有攻击性	有暴力行为
+3	非常躁动	试着拔除呼吸管、胃管或静脉输液管
+2	躁动焦虑	身体激烈移动，无法配合呼吸机
+1	不安焦虑	焦虑紧张但身体只有轻微的移动
0	清醒平静	清醒自然状态
−1	昏昏欲睡	没有完全清醒，但可保持清醒超过十秒
−2	轻度镇静	无法维持清醒超过十秒
−3	中度镇静	对声音有反应
−4	重度镇静	对身体刺激有反应
−5	昏迷	对声音及身体刺激都无反应

四、镇痛方法

伤员因为疼痛刺激、颅脑损伤等原因出现烦躁，不能配合诊疗，甚至造成二次伤害；部分诊疗操作也可能加重伤员的疼痛程度，此时需要适当地给予镇静镇痛治疗，以稳定伤员病情，提高操作安全性。控制疼痛方法包括药物治疗、神经阻滞或注射治疗、微创治疗、物理治疗、康复治疗和心理治疗等。

（一）多模式镇痛

主要通过改变中枢神经系统作用机制的镇痛药来缓解疼痛。理想的药物应起效快，恢复快，无药物蓄积，无触诱发痛、痛觉过敏或依赖倾向，且无副作用和毒性。但尚无任何一种药物具有以上所有特征。

阿片类药物仍然是许多危重伤员的主要镇痛药。因阿片类药物存在一些安全性问题，包括意识水平和呼吸驱动下降、谵妄、低血压、肠梗阻、恶心和呕吐、尿潴留、瘙痒、免疫抑制和出现耐受等，临床上建议采用阿片类药物的最低有效剂量。因此通常采用多模式镇痛，即联合应用镇痛药和镇痛技术，每种都通过不同的机制作用于中枢神经系统或周围神经系统。可根据伤员疼痛的来源和严重程度，个体化制订具体镇痛方案。多模式镇痛的潜在优点包括：改善镇痛效果，减少有效镇痛所需阿片类药物剂量，以及降低阿片类药物相关副作用风险。

虽然多模式镇痛可改善围手术期伤员的结局，但关于其对危重伤员结局（如 ICU 中住院时长或机械通气时长）的影响，现有数据有限。

（二）常用镇静镇痛药选择

1. 镇静用药

（1）地西泮：苯二氮䓬类药品，静脉给药后可快速进入中枢神经系统，具有镇静、催眠、抗惊厥及中枢性肌松作用。

1）常用剂型：地西泮注射液 10mg/2ml。

2）适应证：①用于抗癫痫和抗惊厥，是治疗癫痫持续状态的首选药，对破伤风轻度阵发性惊厥也有效；②用于全身麻醉的诱导和麻醉前给药，急诊室对伤员进行气管插管。

3）禁忌证：由于地西泮有呼吸及中枢神经系统抑制作用，故严重休克、急性酒精中毒并伴有生命体征下降的伤员，不应注射地西泮。

4）具体用法：急诊室用于伤员镇静或气管插管前准备可采用静脉给药，首剂 10mg 缓慢静脉注射（2 分钟），静脉注射后一般 1 ～ 3 分钟起效；此后如有必要每隔 3 ～ 4 小时追加 5 ～ 10mg，24 小时最大给药量不超过 40mg。

5）注意要点：静脉给药过快可能抑制呼吸和循环功能，应在密切监护及有呼吸支持的基础上使用。

（2）右美托咪定：是高选择性中枢 α_2 受体激动剂，具有镇静及一定的镇痛作用。伤员在镇静期间可唤醒，无明显的呼吸抑制作用。可用于气管插管和机械通气时的镇静。

1）常用剂型：右美托咪定注射液 200μg/2ml。

2）适应证：①非气管插管伤员的麻醉前用药；②清醒伤员支气管镜插管；③机械通气伤员的镇静。

3）禁忌证：晚期心脏传导阻滞和严重心功能不全伤员。

4）用法用量：首先给予负荷剂量 1μg/kg，通常用 0.9% 氯化钠溶液配制成 4μg/ml 缓慢静脉注射（10 分钟以上），随后静脉泵入维持剂量

0.2 ～ 0.7μg/（kg·h）。

5）注意要点：①负荷剂量给药时可能会导致心动过缓及低血压；②连续用药超过 24 小时者，可能发生耐受及快速抗药反应，国内部分药品说明书提示不建议连续使用超过 24 小时。

（3）咪达唑仑：为苯二氮䓬类药物，有明显的镇静、抗焦虑、干扰记忆、抗惊厥及肌肉松弛作用。可用于麻醉诱导、气管插管及机械通气时的镇静。静脉给药起效快（30 ～ 60 秒起效），13 分钟可达最大效应，其作用时间长于丙泊酚（20 ～ 80 分钟）。

1）常用剂型：咪达唑仑注射液 5mg/1ml。

2）适应证：①术前镇静抗焦虑；②麻醉诱导；③重症伤员持续镇静；④用于有创操作提高耐受度。

3）禁忌证：①对本品过敏者；②急性闭角型青光眼；③不适合鞘内注射或硬膜外给药。

4）具体用法：全身麻醉诱导及气管插管静脉给药 5 ～ 10mg（0.1 ～ 0.15mg/kg）；用于镇静时，首剂静脉给药 2 ～ 3mg，随后以 0.05mg/（kg·h）静脉泵入维持。

5）注意要点：①咪达唑仑没有镇痛效果，通常与阿片类药物联合使用，但此时引起呼吸、循环功能障碍的风险将增加，需密切监测生命体征变化；②药物过量可产生中枢抑制，导致伤员出现过度镇静、昏迷，通常停药后即逐渐改善，但需严密监测生命体征变化，药物过量引起的严重反应可使用氟马西尼等苯二氮䓬类受体拮抗剂救治。

（4）丙泊酚：丙泊酚是一种迅速起效的短效全身麻醉药，静脉用药后 30 秒即可起效。

1）常规剂型：丙泊酚注射液 500mg/50ml。

2）适应证：①麻醉诱导及维持；②重症镇静；③有创操作时清醒镇静。

3）禁忌证：①对本品过敏者禁用；②因本品含有大豆油成分，对大豆过敏者禁用。

4）具体用法：①用于诊疗过程中的“清醒镇静”。应根据伤员的临床反应逐步给药，通常先给予 0.5 ～ 1mg/kg，数分钟即可初步镇静，进而维持 1.5 ～ 4.5mg/（kg·h）的速度泵入，如需快速加深镇静可一次性加注 10 ～ 20mg。老年伤员及 ASA 分级 3 到 4 级的伤员应适当减少剂量。②用于重症监护期间镇静。即对于机械通气状态下的重症伤员进行镇静，建议持续静脉滴注，以 0.3 ～ 4mg/（kg·h）的速率给药。剂量范围较大，应根据伤员病情状态调整，以维持目标镇静状态时的最小剂

量为宜，一般情况下不建议超过 4mg/（kg·h）。

5）注意要点：①丙泊酚没有镇痛作用，所以在中度疼痛的治疗中不能单一用药，而是通常与阿片类药物联合使用；②丙泊酚用药期间伤员应始终处于监护之中，备有保持呼吸道畅通、人工通气、供氧和其他复苏的设备；③丙泊酚用于清醒镇静时，应密切观察低血压、气道梗阻及氧不饱和的早期迹象。

2. 镇痛用药

（1）吗啡：是纯粹的阿片受体激动剂，为强效镇痛药，可用于创伤、烧伤等导致的剧烈疼痛。

1）常规剂型：吗啡注射液 10mg/1ml。

2）适应证：本品为强效镇痛药，适用于其他镇痛药无效的急性锐痛，如严重创伤、战伤、烧伤、晚期癌症等引起的疼痛。

3）禁忌证：呼吸抑制已显示发绀、颅内压增高和颅脑损伤、支气管哮喘、肺源性心脏病代偿失调、甲状腺功能减退、皮质功能不全、前列腺肥大、排尿困难及严重肝功能不全、休克尚未纠正控制前、炎性肠梗阻等伤员禁用。

4）具体用法：皮下注射单次 5 ～ 15mg（单次极量 20mg），一日 10 ～ 40mg（单日极量 60mg）；静脉注射用于镇痛时一次 5 ～ 10mg。

5）注意要点：①属国家特殊管理的麻醉药，急诊室储备和使用需严格遵守国家麻醉药品管理相关规定。②因本品对平滑肌的兴奋作用较强，故不能单独用于内脏绞痛（如胆、肾绞痛），而应与阿托品等有效的解痉药合用，单独使用反使绞痛加剧。③药物过量时伤员可出现嗜睡，不同程度的呼吸抑制，瞳孔针尖样改变等，并出现心动过缓、血压下降，甚至出现呼吸循环衰竭致死。救治时需给予吸氧、机械通气和对症治疗，补充液体促进排泄，静脉注射拮抗剂纳洛酮 0.005mg ～ 0.01mg/kg，成人 0.4mg。

（2）芬太尼：本品为强效镇痛药，适用于麻醉前、中、后的镇静与镇痛，是目前复合全身麻醉中常用的药物。

1）常规剂型：芬太尼注射液 0.1mg/2ml。

2）适应证：①麻醉前给药及诱导麻醉，并作为辅助用药与全身麻醉药及局部麻醉药合用于各种手术；②用于术前、术后及术中等各种剧烈疼痛；③机械通气伤员的镇痛。

3）禁忌证：①支气管哮喘、呼吸抑制、对本品过敏以及重症肌无力伤员禁用；②禁止与单胺氧化酶抑制药（如苯乙肼、帕吉林等）合用。

4）具体用法：静脉连续给药，负荷剂量为 0.35 ～ 0.5μg/kg，维持剂量为 0.7 ～ 10μg/（kg·h）；或间歇静脉给药，0.35 ～ 1.5μg/kg，每 0.5 ～ 1 小时 1 次。

5）注意要点：①伤员既往如有应用单胺氧化酶抑制药（如呋喃唑酮、丙卡巴肼等），需停用 14 天以上方可使用本药，而且应先试用小剂量（1/4 常用量），避免发生难以预料的、严重的并发症，临床可表现为多汗、肌肉僵直、血压先升高后剧降、呼吸抑制、发绀、昏迷、高热、惊厥，甚至循环衰竭而死亡；②胸部创伤等呼吸储备力降低、脑损伤昏迷、颅内压增高等易导致呼吸抑制的伤员慎用；③本品非静脉全身麻醉药，大量快速静脉注射能使意识消失，但伤员的应激反应依然存在，常伴有术中知晓；④快速静脉注射本品可引起胸壁、腹壁肌肉僵硬而影响通气；⑤本品使用期间需密切监护生命体征。

芬太尼的衍生物包括：①舒芬太尼，效价约是芬太尼的 10 倍，起效迅速（2 ～ 3 分钟），消除半衰期较短（约 90 分钟），常用作麻醉的辅助药物和急诊室即时镇痛的选择。比芬太尼更少引起血流动力学不稳定、呼吸抑制和胸壁僵直。②瑞芬太尼，为超短效的芬太尼衍生物，起效迅速（<3 分钟）、作用持续时间短（停止静脉滴注后持续 5 ～ 10 分钟）、镇痛效价基本与芬太尼相同。对于部分伤员可考虑将瑞芬太尼作为主要的镇静镇痛药，如预期进入 ICU 后不久就可拔管的伤员或需要频繁进行神经系统评估的伤员。瑞芬太尼经非特异性血浆酯酶代谢为无活性产物，其潜在优势包括迅速起效和失效，并且肾和 / 或肝功能障碍伤员用药后不会蓄积。虽然瑞芬太尼存在这些优势，但 2009 年一项纳入 1 067 例危重成年伤员的 meta 分析显示，与其他镇痛药相比，瑞芬太尼并不能降低不良结局（如激越状态、机械通气持续时间、ICU 住院时长或死亡风险）的发生率；本品为非静脉全身麻醉药，大量快速静脉注射能使伤员意识消失，但其应激反应依然存在，常伴有术中知晓；快速静脉注射本品可引起胸壁、腹壁肌肉僵硬而影响通气。

（3）非甾体抗炎药（NSAIDs）：NSAIDs 抑制炎症和损伤部位的环氧合酶活性，使前列腺素和血栓烷形成减少，因而具有镇痛、抗炎和解热效应，对外伤、术后及妇产科术后疼痛的减轻较为明显，适用于急诊伤员的疼痛，但具有“封顶效应”，与其他镇痛药联用可提高镇痛效果，减少相互副作用。

NSAIDs 主要的副作用包括：①胃肠道反应，口服刺激胃黏膜，引起上腹部不适、恶心、呕吐，严重的会导致消化道出血、溃疡；②干扰凝血功能，抑制血小板聚集，延长出血时间；③影响肝肾功能，表现为

转氨酶升高，甚至肝细胞坏死；肾血流量减少，出现肾功能损害。

常用的口服 NSAIDs 和注射用 NSAIDs 的使用方法见表 24-3 和表 24-4。

表 24-3 常用的口服 NSAIDs

药物	每日最大剂量 /mg	每次剂量 /mg	每日服用次数 / 次
布洛芬	1 200 ～ 1 800	400 ～ 600	1 ～ 3
双氯芬酸	75 ～ 150	25 ～ 50	1 ～ 2
美洛昔康	7.5 ～ 15	7.5 ～ 15	1
塞来昔布	200 ～ 400	100 ～ 200	1 ～ 2

表 24-4 常用的注射用 NSAIDs

药物	剂量 /mg	起效时间 /min	维持时间 /h
氯诺昔康	8 ～ 24	20	3 ～ 6
酮咯酸	30 ～ 120	50	4 ～ 6
氟比洛芬	50 ～ 200	15	8
帕瑞昔布	40 ～ 80	7 ～ 13	12

（4）氯胺酮：通过阻断 N- 甲基 -D- 天冬氨酸受体（N-methyl-D-aspartic acid receptor，NMDA）受体减少谷氨酸盐释放，并通过与 σ 阿片受体结合，发挥较强的镇痛作用。氯胺酮在特定术后伤员中用作替代或辅助药物，以减少阿片类药物用量，偶尔也可用于辅助处理阿片类药物耐受、戒断症状、痛觉过敏或神经病理性疼痛。

通常情况下，氯胺酮产生镇痛效应所需的血药浓度低于产生拟精神病效应（如幻觉、意识模糊和梦魇）所需的血浆浓度。

【常见错误】

- 使用芬太尼剂量过大导致呼吸抑制。芬太尼是高效阿片类镇痛药，除镇痛作用外还有降低心率、抑制呼吸、减少平滑肌蠕动等作用，过量使用会引起呼吸抑制，严重可导致死亡。
- 未采用多模式镇痛，导致吗啡等镇痛药剂量过大而出现严重并发症。如联合应用芬太尼和右美托咪定等不同作用机制的镇痛药，可以减少每种药物的剂量，相应就降低了其副作用，而镇痛作用叠加或协同，从而达到最大效应。
- 颅脑创伤后病情变化快，院前又无法及时行辅助检查者，临床医生主要通过相关监护设备及伤员意识、瞳孔变化判断颅内情况，由于担心影响意识评估及判断，加之镇静镇痛药对心血管系统、

呼吸系统有不同程度的抑制作用而使得在急救时没有应用镇静镇痛治疗，导致应激加重和脑耗氧增加，甚至颅内压升高等。

- 在院前或抢救室首先应用镇静药。应认识到镇痛先于镇静，首先实施有效的镇痛，从而减轻或消除机体对痛觉刺激的应激，再进行适当的镇静治疗，可取得满意效果。
- 依赖肌内注射曲马多、哌替啶等止痛，效果差，而影响诊疗措施的顺利实施。有条件，应在监护下应用清醒镇静镇痛技术。

（戴均儒　陈驾君　洪玉才）

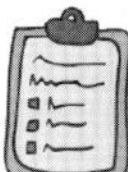

推荐扩展阅读文献及书籍

[1] 张连阳,白祥军,张茂. 中国创伤救治培训[M]. 北京:人民卫生出版社,2019.
[2] DEMETRIADES D. 创伤急救评估与治疗手册[M]. 张连阳,简立建,译. 北京:科学出版社,2018.

第二十五章 创伤紧急止血技术

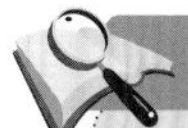

知识点

- 出血是导致伤员死亡的第二位原因；大出血未能得到及时有效控制是伤员可预防性死亡的首位原因。
- 时效救治是创伤大出血伤员救治的基本原则，越早采取合理的救治措施，伤员伤死率就越低。
- 从创伤后发生失血性休克到死亡的中位时间仅2小时，早期识别失血性休克和迅速采取有效措施控制出血是拯救生命的关键。
- 大出血占潜在可预防性死亡的90%，而大出血中胸腹部及交界部位等躯干创伤所致出血由于不能使用止血带实现院前控制，称为不可压迫性出血。
- 伤员止血起始于院前，贯穿于整个治疗过程。
- 现场急救和急诊室救治时，紧急止血技术有加压包扎止血法、指压止血法、止血带止血法、填塞止血法等。这些方法为临时性止血技术，多需要进一步施行确定性止血技术。
- 严重创伤伴大出血伤员应尽量在伤后3小时内使用氨甲环酸。
- 对严重创伤出血伤员，应采用损害控制性复苏策略，限制晶体溶液输注，早期使用血制品（包括血浆和血小板）。
- 对于存在持续出血的伤员，必须手术，若出血的“龙头”不关闭，复苏就到达不了终点。
- 腹腔大出血伤员救治是创伤中心建设面临的主要挑战和核心能力。

伤员死亡的主要原因包括颅脑损伤、大出血和感染所致多器官功能衰竭。其中，大出血居全部创伤死亡原因第二位。大出血占潜在可预防性死亡的90%，而大出血中胸腹部及交界部位等躯干创伤所致出血由于不能使用止血带实现院前控制，称为不可压迫性出血（NCH）。及时有效控制出血是提高伤员救治效果的关键；大出血未能得到及时有效控制是伤员可预防性死亡的首位原因。因此，熟练掌握创伤紧急止血技术，

及时、有效地控制创伤出血，是减少创伤相关死亡、提高伤员救治效果的关键环节。

创伤出血的危害与失血量密切相关。正常成人血液约占体重的7% ～ 8%，当创伤导致失血量超过总血量的20% 时，伤员可出现休克症状；如失血量超过总血量的40% 时，体内各组织器官就会发生供血不足和缺氧。如不能及时补充血容量，这些组织器官就会发生不可逆转的损害，进而导致伤员的死亡。

创伤出血的危险性还与破裂的血管类型有关。一般而言，动脉出血速度快，常表现为喷射性出血，失血量大，所以危险性更大。静脉血液主要表现为血液不停地向外流出，失血量较动脉出血小，危险性相对较小。但这并非绝对，如颈部大静脉破裂时由于负压吸引，易发生空气栓塞而致生命危险。

时效救治是创伤大出血伤员救治的基本原则，越早采取合理的救治措施，伤员伤死率就越低。从创伤后发生失血性休克到死亡的中位时间仅 2 小时，早期识别失血性休克和迅速采取有效措施控制出血是拯救生命的关键。伤员止血起始于院前，贯穿于整个治疗过程。救治阶梯中关键是现场和院前阶段、院内紧急救治阶段，救治策略包括损害控制外科和损害控制性复苏措施。从事创伤救治的医务人员应熟悉各种创伤紧急止血的操作要点及其优缺点，灵活运用，做到既能有效地止血，又尽可能减少并发症的发生。

一、物理压迫止血技术

现场急救和急诊室救治时，紧急止血技术有加压包扎止血法、指压止血法、止血带止血法、填塞止血法等。这些方法为临时性止血技术，多需要进一步施行确定性止血技术。止血带、交接部位止血装置和骨盆带应用技术详见本书第十六、十七和十八章。

（一）加压包扎止血法

是一种临时止血技术，主要用于现场急救或急诊室对伤口进行临时止血，如四肢、头面部、表浅伤口由小动脉、静脉及毛细血管等损伤所致的四肢、头面部、表浅伤口出血。

操作时先用消毒纱布垫或干净的毛巾、布块、帽子等折叠成比伤口略大的垫子，放在伤口上，然后用三角巾或绷带或能找到的替代品加压包扎。包扎的压力应适宜，以既能止血又不影响远端血液循环为宜（远端能摸到动脉搏动且颜色正常）。本法包扎时严禁将所谓的止血中草药、泥土或其他粉末撒在伤口上，以免加重伤口污染，为以后的清创处理造

成困难。

（二）指压止血法

用于急救现场较急剧的动脉出血，而暂时缺乏包扎材料或止血带时。

操作时用手指放在伤口近心端的动脉压迫点上，然后用力将动脉压在骨骼上，通过压迫中断血流达到止血的目的。该方法迅速有效，其缺点为不宜持久，在止住出血后，需立即换用其他止血方法。

1. 颞动脉或颌外动脉压迫点　脸下部及口腔一侧出血可通过按压颞动脉或颌外动脉止血。按压颞动脉时可将拇指与示指在耳屏前稍上方对下颌关节处用力压；按压颌外动脉时用拇指或示指在下颌角前约1.7cm处，将颌外动脉压在下颌骨上。

2. 锁骨下动脉压迫点　肩部、腋部及上肢出血主要是压迫锁骨下动脉。操作时先用拇指在锁骨上凹处摸到动脉搏动，其余四指放在伤员颈后，用拇指向凹处下压，将动脉血管压向第一肋骨。

3. 肱动脉止血压迫点　上臂下端、前臂和手部出血可压迫肱动脉止血。在肱二头肌触到动脉搏动后，将此动脉用力压在肱骨干上。

（三）止血带止血法

现场急救时，严重的上下肢动脉出血用其他止血方法无效时可采用止血带止血法。可就地取材，用宽皮条、三角巾或毛巾等代替。

1. 适应证　使用止血带易引起多种并发症，故必须严格掌握适应证。压力要合适，上肢不应超过300mmHg（40kPa），下肢不能超过600mmHg（80kPa）。简易止血带不能测量压力时，以上止血带后伤口不出血、远端肢体动脉搏动刚摸不到为宜。

2. 注意事项　包括：①止血带不能直接缠在皮肤上，必须用毛巾、三角巾等做成平整的垫子垫于之间；②止血带要在伤口的近心端靠近伤口处；③为避免止血带损伤神经，上肢应扎在上1/3处，下肢应扎在大腿中部；④为防止远端肢体缺血坏死，止血带使用时间原则不应超过2小时，然而，在院前急救时，止血带一旦使用则不建议松开，除非得到可以替代的彻底止血的救治；⑤上止血带后应做好标记，注明时间；⑥严禁用铁丝、电线、绳索等代替止血带。

（四）填塞止血法

用于四肢无明确大血管损伤的较深创面、四肢躯干交界部位、颈部、口、鼻等部位的较大创腔。操作时，将急救包、棉垫或消毒的纱布填塞在伤口内，再用加压包扎止血法进行包扎。填塞止血时，应记录具体填塞物使用数量并做好详细交接，谨防取出时遗漏。此法止血不够彻

底，且有增加伤口感染的风险。同时，取出填塞物时，可能再次导致较多出血。

二、止血药应用

严重创伤后，部分伤员出现高纤溶状态，血栓内分解速度快于合成速度，这种变化可能加剧失血并导致死亡。氨甲环酸是一种抗纤维蛋白溶解的药物，目前被广泛应用于治疗或预防伤员的高纤溶状态。

氨甲环酸的推荐治疗方法为 1g 静脉注射，持续至少 10 分钟，随后至少 8 小时静脉滴注 1g，伤后 3 小时内第一次给药，对严重伤员有显著效果。

近年来，还研发了多种止血药，如高岭土、止血纤维素、沸石、蒙脱石颗粒、壳聚糖和纤维蛋白凝胶等，可直接作用于创面止血，取得一定效果。

三、骨盆带和外固定支架技术

骨盆环损伤造成骨盆环不稳定，增加其容积，尤其是“开书样”损伤，可伴随软组织和血管破坏，导致大量出血，严重影响血流动力学。骨盆骨折出血 80% ～ 90% 为静脉和骨折断端来源，10% ～ 20% 为动脉来源。血流动力学不稳定的骨盆骨折均为严重损伤，控制出血是其治疗的关键环节。

严重骨盆骨折的止血治疗中，需要优先考虑并保证骨盆环的完整性和稳定性，为实施介入栓塞或腹膜外填塞奠定基础。稳定骨盆环的措施包括骨盆带和外固定架。在院前急救和急诊室，对于血流动力学不稳定而临床怀疑骨盆骨折的伤员，应尽早使用骨盆带固定。X 线片提示耻骨联合分离或骨盆后环增宽，可先行无创性的骨盆带固定，后续根据实际条件再考虑支架外固定。对侧方挤压型损伤或耻骨支骨折，骨盆带固定有可能加重损伤。骨盆带固定要以大转子为中心并包裹臀部，髋关节内收内旋，双膝靠拢并固定。骨盆带固定后应及时复查 X 线片，避免过度包扎导致骨折端移位。

伤员进入创伤复苏单元或手术室后，如果手术有指征，应尽早更换为骨盆支架外固定或更彻底的骨盆内固定手术治疗。外固定支架包括前环外固定架和 C 形钳两类，前者用于骨盆前环的不稳定，常见的有耻骨联合分离、耻骨支骨折；后者适用于固定骨盆后环的不稳定，常见的有骶髂关节分离、骶骨骨折。

四、数字减影血管造影与动脉栓塞

数字减影血管造影（digital subtraction angiography，DSA）是通过电子计算机进行辅助成像的血管造影方法，是 1970 年以来应用于临床的一种崭新的 X 线检查技术。在注入造影剂之前，首先进行第一次成像，并用计算机将图像转换成数字信号储存起来。注入造影剂后，再次成像并转换成数字信号。两次数字相减，消除相同的信号，得知一个只有造影剂的血管图像。这种图像较以往所用的常规血管造影所显示的图像更清晰和直观。DSA 可以观察出血部位，同时可以进行动脉栓塞控制出血，在各个部位的创伤出血的诊治中发挥了巨大作用。

在骨盆骨折合并血流动力学不稳定时，如果 CT 扫描发现造影剂有外渗，就应该以最快的速度推进介入栓塞手术的实施。若伤员处于失血性休克，收缩压很低时，需要操作者能在最短的时间内尽可能完成抵近栓塞或跨越栓塞的操作，伤员处于极端休克状态时，也可以直接考虑进行双侧髂内动脉栓塞以达到控制腹盆腔后腹膜出血的目的。

在肝脏、脾脏、肾脏、肠道等脏器出血的诊治中，血管造影与动脉栓塞技术同样能发挥重要作用。对颅底骨折合并大出血，目前缺乏其他有效的止血方法，动脉栓塞技术往往是最后的可能有效的止血技术。

五、填塞止血技术

填塞止血法是现场急救和急诊室中常用的创伤紧急止血技术，术中也常采用填塞止血法。最常用的是肝脏填塞术和盆腔填塞术。严重肝脏损伤手术时采用填塞止血技术是腹部创伤中最早使用的损害控制外科（damage controlsurgery，DCS）技术。若伤员出现致命三联征，难以耐受复杂的手术，或限于手术人员技术条件等因素，预计短时间内难以完成手术，应果断采用填塞止血法控制出血。应注意，有效的肝脏填塞需要利用腹壁提供有效的压迫，另外，需要对出血来源进行有效的压迫，而不仅仅压迫出血部位表面。

对于骨盆骨折骨盆环毁损的伤员，在施行骨盆带加压包扎或支架外固定并行液体复苏后血流动力学仍不稳定时，如能快速施行动脉造影介入栓塞的则建议优先选择造影介入栓塞止血。如果不具备血管造影介入栓塞条件，或在施行了血管造影介入栓塞后仍持续出血时，应考虑进行盆腔填塞。盆腔填塞是一种有效的外科早期止血策略，应与其他骨盆稳定策略结合起来使用，以期最大化控制出血。盆腔填塞可在急诊室床旁或手术室进行。对于剖腹探查伤员，可以直接进行填塞，使填塞物压迫

髂内动脉分支与骶前静脉丛。对于非剖腹探查伤员，可在耻骨联合上方做切口，用牵开器向对侧拉开膀胱，探查骨盆缘并小心分离，沿骨盆边缘尽可能深地向后方依次填入棉垫或纱布条，并确认填塞紧实有效。填塞用棉垫或纱条务必是自带显影线的，其尾线应依次置于骨盆缘较浅位置，便于取出时查找。

六、复苏性主动脉球囊阻断

复苏性主动脉球囊阻断（resuscitative endovascular ballonocclusion of the aorta，REBOA）可以有效替代开胸钳闭主动脉。《严重创伤出血与凝血病处理》欧洲指南建议，血流动力学极端不稳定骨盆骨折，积极采用其他方法仍不能控制出血时，可采用主动脉球囊阻断，减少远侧血管出血，并维持心脑供血，以便为合适的止血措施赢得时间。世界急诊外科学会建议对于血流动力学不稳定而可疑为骨盆出血的伤员，当收缩压 <90mmHg 且对直接输注血制品无反应时，应考虑实施 REBOA，为后续的确定性治疗创造机会。对严重创伤可疑为骨盆损伤的伤员，经股动脉建立动脉通路可作为实施 REBOA 的第一步。在考虑减少阻断时间和缺血性损伤时，可使用部分 REBOA 和 / 或间断 REBOA。

七、损害控制性复苏

损害控制性复苏（damage control resuscitation，DCR）是损害控制手术原则的延伸与协同，尽可能减少创伤和出血带来的并发症和死亡。对于存在持续出血的伤员，必须手术，若出血的“龙头”不关闭，复苏就到达不了终点。

DCR 的基本原则是恢复内环境稳态，防止或减轻组织缺氧以及创伤性凝血功能障碍的进展，其重点措施包括：允许性低血压复苏，输注能提供全血功能的血制品，限制晶体溶液使用以避免稀释性凝血功能障碍，预防酸中毒和低体温。建议在初始复苏期间输注的晶体溶液量应限制在 1L 以内，早期使用血制品包括血浆和血小板。

【常见错误】

- 单纯强调损害控制性复苏的重要性，忽视了出血源头的外科控制。导致更多的血液制品或晶体溶液输注，甚至无法到达复苏终点，增加并发症发生率和死亡率。
- 采取各种紧急止血技术后没有动态评估止血效果。采用任何止血技术后，都要切记应反复评估、再评估，观察止血效果，直到确认出血得到有效控制、伤员血流动力学稳定。

- 止血带、骨盆带或交界部位压迫止血装置使用时间过长，或REBOA经股浅动脉置入等，导致组织坏死等并发症。
- 肝损伤等所致出血，腹部手术时采取解剖性或清创性肝切除止血。导致更多的出血和时间消耗等，降低救治成功率。此时应采用填塞止血法等损害控制外科技术。
- 低估头皮及软组织撕裂伤、腹膜后出血以及Morel-Lavallee损伤等造成失血的严重程度。显著的出血，多会受到重视，但上述损伤所致失血量难以准确评估，往往被低估，如未得到及时处理，易造成严重后果。

（李占飞）

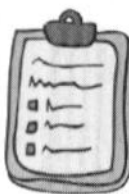

推荐扩展阅读文献及书籍

[1] CANNON J W. Hemorrhagic shock [J]. N Engl J Med,2018,378(4):1850-1853.

[2] SPAHN D R,BOUILLON B,CERNY V,et al. The European guideline on management of major bleeding and coagulopathy following trauma:fifth edition [J]. Crit Care,2019,23(1):98.

[3] TRAN A,YATES J,LAU A,et al. Permissive hypotension versus conventional resuscitation strategies in adult trauma patients with hemorrhagic shock:a systematic review and meta-analysis of randomized controlled trials [J]. J Trauma Acute Care Surg,2018,84(5):802-808.

[4] CANTLE P M,COTTON B A. Balanced resuscitation intraumamanagement [J]. Surg Clin North Am,2017,97(5):999-1014.

[5] TREMOLEDA J L,WATTS S A,REYNOLDS P S,et al. Modeling acute traumatic hemorrhagic shock injury:challenges and guidelines for preclinical studies [J]. Shock,2017,48(6):610-623.

[6] VISHWANATHAN K,CHHAJWANI S,GUPTA A,et al. Evaluation and management of haemorrhagicshockinpolytrauma:clinical practice guidelines [J]. J Clin Orthop Trauma,2020,13 :106-115.

[7] HARFOUCHE M,INABA K,CANNON J,et al. Patterns and outcomes of zone 3 REBOA use in the management of severepelvicfractures:Results from the AAST Aortic Occlusion for Resuscitation inTraumaand Acute Care Surgery database [J]. J Trauma Acute Care Surg,2021,90(4):659-665.

[8] DAGHMOURI M A,BEN ISMAIL I,OUESLETI M,et al. Morel-Lavallee lesion as an unusual cause ofhemorrhagicshock:case report and review of literature [J]. Int J Surg Case Rep,2020,77 :759-761.

[9] FLOAN G,MARTIN M J. Refractorypelvicfracture-associated hemorrhage after

preperitoneal packing: now what? [J]. Trauma Surg Acute Care Open, 2020, 5(1): e000629.

[10] FRASSINI S, GUPTA S, GRANIERI S, et al. Extraperitoneal packing in unstable blunt pelvic trauma: A single-center study [J]. J Trauma Acute Care Surg, 2020, 88(5): 597-606.

[11] MAGEE G A, FOX C J, MOORE E E. Resuscitative endovascular balloon occlusion of the aorta inpelvicring fractures: the Denver Health protocol [J]. Injury, 2021, 52(10): 2702-2706.

[12] KINSLOW K, SHEPHERD A, MCKENNEY M, et al. Resuscitative endovascular balloon occlusion of aorta: a systematic review [J]. Am Surg, 2022, 88(2): 289-296.

[13] SUTHERLAND M, SHEPHERD A, KINSLOW K, et al. REBOAuse, practices, characteristics, and implementations across various US trauma centers [J]. Am Surg, 2021: 3134820988813.

第二十六章　创伤紧急输血技术

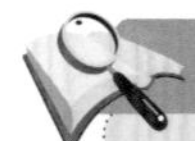

知识点

- 创伤大出血是伤员早期死亡的主要原因，同时也是伤员在受伤后短时间内最主要的可预防性死因。
- 凝血参数、血栓弹力图（TEG）均能评估伤员凝血功能障碍状况，指导输注血液制品的成分、比例。TEG 能更全面准确反映凝血因子、血小板和纤维蛋白原等凝血成分的数量和功能状态，更准确指导血液成分治疗。
- 输注红细胞的目的是改善血液携氧能力。严重失血（血容量丢失 30% ～ 40% 时）、血流动力学不稳定及血红蛋白<70g/L 的伤员，需输注红细胞。
- 凝血酶原时间（PT）及活化部分凝血活酶时间（APTT）>1.5 倍参考值，国际标准化比值（INR）>1.5 或 TEG 参数 R 值延长时，应及时输注新鲜冰冻血浆；对于预测有大量输血需求伤员，应尽早申请输注血浆。
- 当血小板$<50\times10^9$/L 时，应输注血小板；严重创伤需大量输血伤员，应尽早输注血小板。
- 回收式自体输血，可避免异体血输注并发症，且回收的红细胞回输后，氧传递的生理作用更强。
- 通用型红细胞即 O 型红细胞，抗 -A、抗 -B 效价≤256，仅适用于紧急救治伤员。
- 特别紧急情况下，尤其是救治 RhD 阴性伤员时，可遵循配合性（相容性）输血原则，暂时选用 ABO 和 RhD 血型相容的非同型血液，以挽救伤员生命。
- 大量输血（MT）指 24 小时内成人输注红细胞超过 20U；或输注血液制品超过伤员自身血容量的 1 ～ 1.5 倍；或 1 小时内输注血液制品>50% 自身血容量；或输血速度>1.5ml/（kg・min）。

- **大量输血方案（MTP）按照既定比例快速输入血液制品，多推荐红细胞、新鲜冰冻血浆、血小板按1∶1∶1输注。**

创伤性大出血是创伤后早期死亡的主要原因，占伤员死亡总数的30%以上。急性大失血是伤员在受伤后短时间内最主要的可预防性死因。对于急性大失血危及生命的伤员，快速控制出血，纠正失血性休克对于成功救治至关重要。及时且规范输血不仅有助于解决容量需求和组织氧合，还有利于减轻酸中毒，防止稀释性凝血功能障碍的发生，可有效减少多器官功能障碍综合征发生率，降低伤员死亡率。

一、输血治疗

严重伤员在送至创伤中心或急诊科时（甚至在急救车上时），应该立即采血进行血型和交叉匹配的检测，争取在最短时间明确伤员的血型，为配血输血做好准备，以便血库可以开始处理可能需要输注的任何血液制品。凝血参数，如凝血酶原时间（prothrombin time，PT）、活化的部分凝血活酶时间（activated partial thromboplastin time，APTT）、国际标准化比值（international normalized ratio，INR）、纤维蛋白原（fibrinogen，FIG）和血小板，能够估计伤员失血严重程度，预测指导血液制品输注的成分、比例。血栓弹力图（thromboelastography，TEG）作为测量血液黏弹性的新型测定方法，是反映血液凝固动态变化的指标，能全面准确反映凝血因子、血小板和纤维蛋白原等凝血成分的数量和功能状态，自动提供凝血状态分析结果，指导血液成分治疗。

（一）成分输血

成分输血是指用物理或化学的方法把全血分离制备成纯度高、容量小的血液成分，根据病情需要输注给伤员。严重伤员常需要输注以下血液成分。1单位血液成分通常由200ml全血制备得来。

1. 红细胞 输注红细胞的目的是改善氧输送，保证组织氧供。血红蛋白>100g/L时无需输血；血红蛋白<70g/L时可输注浓缩红细胞；血红蛋白为70～100g/L时，根据伤员病情结合其他检验指标来决定是否输血。对于严重失血（血容量丢失30%～40%时）和血流动力学不稳定的伤员，需要输注红细胞。而当血容量丢失超过40%时应当立即输注红细胞，否则会危及生命。严重伤员血红蛋白维持在70～90g/L即可。大量输注者，推荐输注储存时间少于14天的红细胞，可以减少相关并发症的发生。

2. 新鲜冰冻血浆（fresh frozen plasma，FFP）　是全血采集后6小时内分离并立即置于-30～-20℃条件下保存的血浆，包含了全部的凝血因子，用于补充凝血因子以止血和预防出血，减少创伤后稀释性凝血功能障碍的发生。根据凝血指标的改变，当PT、ATPP>1.5倍参考值、INR>1.5或TEG参数R值延长时，应及时输注FFP。对于预测有大量输血需求的伤员，检验结果出来前，应尽早申请输注FFP。

3. 血小板　伤员血小板$<50\times10^9$/L时，应该输注血小板。血小板为50×10^9～100×10^9/L时，应根据是否有自发性出血或伤口渗血情况决定。血小板$>100\times10^9$/L时，不需输注。对于一般急性出血的伤员，血小板$>50\times10^9$/L即可，而对于创伤性颅脑损伤或严重大出血多发伤的伤员，血小板应维持在100×10^9/L以上。严重创伤需大量输血的伤员，应尽早积极输注血小板。需要注意的是，不建议与输注红细胞的输液器共用，因此每次输注血小板悬液前均应更换输血器。

4. 冷沉淀　其主要作用是补充纤维蛋白原和凝血因子Ⅷ等，用以治疗严重出血。1U的冷沉淀为20～30ml，可提供纤维蛋白原至少150mg、凝血因子Ⅷ 80～120U。当失血量较大且TEG测定参数K值明显缩短、Angle角明显延长时或纤维蛋白原低于1.5g/L时，均应及时输注冷沉淀。

（二）回收式自体输血

回收式自体输血是收集创伤后体腔内积血或者手术过程中的出血，经抗凝、过滤后再回输给伤员。对于严重胸腹部创伤内出血伤员，尤其是创伤性肝、脾破裂，或手术过程中失血较多者，可回收失血量的70%，经血液回收机自动处理除去大部分血浆成分、血小板以及细胞碎屑等有害物质后，得到血细胞比容50%～65%的浓缩红细胞。由于回输的红细胞去除了几乎全部的血小板及血浆凝血因子成分，需要根据回输红细胞的量和血常规及凝血指标的结果，适量补充新鲜冰冻血浆及血小板。对于严重创伤大量失血的伤员，在条件允许的情况下，应积极使用回收式自体输血。回收式自体输血不仅副作用小、避免异体血输注的并发症，而且回收的洗涤红细胞的变形能力和携氧能力也要远强于库存血，回输后可以发挥更好的生理作用。

当存在以下情况之一时，严禁自体输血：①对于胸腹腔开放性创伤超过4小时，或非开放性创伤在体腔内存留超过6小时的积血；②血液已受到胃肠道内容物、消化液或尿液等污染；③合并全身情况不良，如肝、肾功能不全及血液可能混有癌细胞的严重伤员；④存在脓毒血症或者菌血症者。

二、大量输血及大量输血方案

严重创伤常常导致快速、大量失血。通常认为24小时内丢失一个自身血容量，或3小时内丢失50%自身血容量，或成人出血速度达到150ml/min或出血速度达到1.5ml/（kg·min）并超过20分钟，称为大量失血。

大量输血（massive transfusion，MT）的定义，在临床上还存在一些争议。严重创伤中，24小时内给成人输注红细胞超过20U，或输注血液制品超过伤员自身血容量的1～1.5倍，或1小时内输注血液制品>50%自身血容量，或输血速度>1.5ml/（kg·min），均被认为是大量输血。

大量输血方案（massive transfusion protocol，MTP）由早期输血、进一步输血需求预测和实验室监测3个部分组成。根据既定比例快速输入血液制品，多推荐红细胞、新鲜冰冻血浆、血小板按1∶1∶1输注，即相当于1U红细胞∶100ml新鲜冰冻血浆∶1U血小板。近年来也有研究推荐按2∶1∶1输注。但MTP最佳比例仍有待更多前瞻性的临床研究证实。临床应用中，应根据实验室检查结果及时调整输注的血液成分。在MTP实施过程中，临床医生应根据伤员临床改善与实验室实时监测情况及时调整MTP既定比例，既要让伤员得到最佳输血治疗，又要有效避免血液资源浪费。

大量输血可以有效降低严重伤员的死亡率。当伤员送达创伤复苏单元时，血液制品做到随时可用，复苏速度越快，复苏效果越好。

尽管大多数的创伤中心都制订了MTP，但何时激活和启动MTP仍然是临床上亟待解决的问题。尽早识别或确定需要大量输血的伤员，及时启动MTP对于提高救治成功率至关重要。对伤员最初的生命体征的主观临床判断和单一测量，已被证实是MTP启动的无效因素。简单、快捷、指标易获取，且尽可能无遗漏，是理想的MT预测方法，临床上也为之做了很多研究，不同的学者也提出了很多的预测评分。用血量估算评分（assessment of blood consumption score，ABC）是其中一项被广泛认可的评分方法。其对伤员到达医院后容易获得的4项指标进行评分：包括穿透伤，FAST，收缩压≤90mmHg，心率≥120次/min。每项指标阳性为1分，总分4分。当ABC≥2分时，启动MTP。该评分方法快速、简单易得，易于记忆和使用，无需等待实验室检验结果即可得到评分结果，在伤员入院数分钟内就可完成。

有些学者结合检验结果，提出了其他一些预测MT评分方法，随着即时检验（point-of-caretesting，POCT）普及，也可以快速进行评

分。如创伤相关严重出血评分法（trauma associated severe hemorrhage score，TASH），加上了血红蛋白和碱剩余的数值；创伤出血严重性评分（trauma bleeding severity score，TBSS）及改良的TBSS评分，加上了血乳酸值。此外，紧急输血评分（emergency transfusion score，ETS）、McLaughlin评分、大量输血评分（massive transfusion score，MTS）及改良的MTS等诸多评分法也应用于临床。评分系统包含的指标数量越多，准确性越高，但是计算起来也就越麻烦，在争分夺秒紧急抢救时的适用性就越差。

MTP启动后，具体实施需要临床医生或麻醉医生和输血科主治及以上级别医生共同参与。方案的具体实施可按以下预案：首先加温输注红细胞4～6U，同时准备新鲜冰冻血浆、血小板，其中新鲜冰冻血浆的输注不用等待检验结果，应尽早使用；继续4～6U红细胞，新鲜冰冻血浆总量800ml（10～15ml/kg），并根据实验室结果决定血小板、冷沉淀的输注；输注完毕，重复实验室检查，根据血常规、凝血功能和TEG结果，决定血制品成分的输注。在整个MTP实施中，控制活动性出血是不可或缺的一环。在活动性出血停止、实验室检查结果恢复正常时，可停止MTP。

MTP实施中，应尽早识别并采取积极措施防治低体温，电解质、酸碱平衡紊乱，创伤性凝血功能障碍等并发症。

三、紧急抢救输血

红细胞等血液制品对于严重失血性休克伤员的复苏至关重要，尤其是对于创伤大出血危及生命的伤员进行紧急抢救时。输血科接到紧急配血样本后，应立即进行ABO、RhD血型鉴定和交叉配血，15～30分钟内提供第一袋（2U）同型相合性的红细胞。当伤员情况危急，来不及等待交叉匹配的结果，由于外周血管条件不允许而无法获得血样或者受客观条件限制血库无法提供合格血液的情况下，可及时输注通用型红细胞（O型红细胞）。欧美发达国家自1980年以来已经开始对危重伤员使用未配血O型血。中国医师协会急诊医师分会2015年发表的《特殊情况紧急输血专家共识》指出，对于急性大出血危及生命的伤员，血型不明时，可紧急输注O型红细胞。2014年中国医师协会输血科医师分会和中华医学会临床输血学分会共同制定并发布了《特殊情况紧急抢救输血推荐方案》，提出由各种原因导致患者失血性休克或严重贫血，不立即输血将危及其生命，且在紧急输（备）血过程中出现下列情况之一者，本着抢救生命为第一要义的原则，立即启动《推荐方案》程序。包括采

取各种措施，输血科（血库）血液储备仍无法满足患者紧急抢救输血的需要；输血科（血库）在30分钟内无法确定患者ABO或RhD血型或/和交叉配血试验不合时。血液输注首选O型红细胞，须进行主侧交叉配血；血浆输注应选用AB型。抢救输血过程中由经治科室医护人员负责监控，一旦发现患者出现输血不良反应，应立即停止输血并予以紧急处置，病历中须详细记录。必要时请输血科紧急会诊。输血完毕，经治科室医护人员应继续观察30分钟，详细填写输血病程记录和护理记录。在患者紧急抢救输血过程中，输血科（血库）应继续对患者ABO血型做进一步鉴定，尽快确定患者ABO血型。

（一）通用型红细胞

1. 通用型红细胞定义 通用型红细胞即O型红细胞，目前对于通用型红细胞尚无统一的定义。钱宝华等发表于《中国输血杂志》2017年第7期的《创伤紧急救治通用型红细胞输注专家共识》中定义通用型红细胞是指O型悬浮红细胞，抗-A、抗-B效价≤256。此悬浮红细胞仅适用于紧急救治伤员。

2. 通用型红细胞输注适应证 ①伤员抵达急诊科时已出现失血性休克，血红蛋白<30g/L，并有进一步下降趋势；②伤员发生无法迅速控制的急性大量出血（如大血管出血、胸腹盆腔内大血管破裂）、脏器严重损伤（如多发伤、宫外孕和脏器破裂出血）等可能立即危及生命；③无法采集伤员血液标本；④无法确认伤员ABO、RhD血型；⑤不立即输血将危及伤员生命的其他因素。

3. 通用型红细胞输注禁忌证 ①明确已知伤员为RhD阴性，且有抗-D检测阳性史；②已知伤员有不规则抗体，且有溶血性输血反应史。

4. 通用型红细胞停止输注指征 ①伤员出血情况得到有效控制或伤员死亡；②输血科已完成伤员血型鉴定、交叉配血工作，可以提供相同血型（ABO、RhD）且交叉配血相容的红细胞、血型相同的血浆、血小板、冷沉淀等；③在输血过程中，伤员出现急性溶血性输血反应等严重并发症。

需要注意的是，急救结束后，若该伤员后续治疗需继续输血，应重新抽取伤员血标本做交叉配血试验，并遵循以下原则输血：①交叉配血试验相容者，可输注于伤员ABO同型红细胞；②交叉配血试验不相容者，应继续输注O型红细胞；③尽早输注于伤员ABO/RhD血型同型血小板。

（二）RhD阴性伤员的紧急输血

RhD阴性伤员输血，无论有无抗-D抗体，在无法满足供应ABO同型RhD阴性红细胞的紧急情况下，可根据“血液相容性输注”原则实

施救治：①首选与伤员 ABO 相容 RhD 阴性红细胞输注；②次选与伤员 ABO 同型 RhD 阳性红细胞输注；③三选 O 型 RhD 阳性红细胞输注。上述三种情况均须在与伤员主侧交叉配血阴性情况下进行输注。

而对于 RhD 阴性，且检测到有抗 -D 抗体的伤员，若不立即输血就会危及生命的情况下，即使存在抗 -D，也应先输注 RhD 阳性血进行抢救。输注 RhD 阳性红细胞≤2U 者，应在输注后 72 小时内肌内注射 RhD 免疫球蛋白；输注 RhD 阳性红细胞>2U 者，应争取在 72 小时内使用 RhD 阴性红细胞进行血液置换，之后肌内注射 RhD 免疫球蛋白对抗残留的 RhD 阳性红细胞。

对于需要输注血浆、机采血小板和冷沉淀的所有 RhD 阴性伤员，可输注于伤员 ABO 同型的 RhD 阴性和 RhD 阳性血浆；无法满足供应时可选择 AB 型 RhD 阴性和阳性血浆。

所有非同型输血须征得伤员和 / 或其家属的签名同意，还需在《输血治疗同意书》上注明将来再次输血的注意事项及可能出现的不良反应，并报医务科备案。

四、输血并发症

输血是挽救危重症伤员生命的重要手段之一，在此过程中可发生各种并发症，严重者甚至危及生命。及时、合理地处置及预防至关重要。

（一）非溶血性发热反应

是输血早期最常见的并发症之一，多见于反复输血的受血者，主要是由伤员机体的免疫反应所致。常发生于输血开始后 15 分钟到 2 小时内。伤员主要表现为畏寒、寒战和高热，体温上升（39 ～ 40℃），伴出汗、恶心呕吐等症状，严重者还可能出现呼吸困难、抽搐等反应。对于症状轻微的发热反应，可酌情减慢输血速度，严重者应立即停止输血。出现发热时可给予药物治疗。

（二）溶血反应

是最严重的并发症，发生率低，但死亡率高。典型的表现为：伤员输入 10 ～ 20ml 后，立即出现头痛、胸痛、心前区压迫感、全身不适、疼痛，寒战、高热、呼吸困难、血压下降等一系列反应，甚至休克。随之出现血红蛋白尿、异常出血和溶血性黄疸。术中出现溶血反应的最早征象是不明原因的血压下降及术野渗血。当怀疑出现溶血反应时应立即停止输血，及时核对输血信息、抽血检验的同时，对伤员采取相应对症治疗，包括抗休克、保护肾功能、防治弥散性血管内凝血和必要时血浆置换治疗。

（三）循环超负荷

为抢救伤员生命，纠正失血状态，血液常常快速或多路输注，由于输血速度过快导致循环血量短时间内急剧增加，超出了心脏的负荷能力，从而导致急性肺水肿和心力衰竭，表现为输血中或输血后呼吸急促、心率加快、咯血性泡沫痰及颈静脉怒张等，听诊可闻及大量湿啰音。处置措施包括：吸氧、强心利尿、纠正心律失常等。预防是关键，尤其面对老年、心脏病及低蛋白血症等伤员时，控制好输血速度及输血量尤为重要。

（四）输血相关性急性肺损伤

输血相关性急性肺损伤（transfusion-related acute lung injury，TRALI）因供血者血浆中存在白细胞凝集素或人类白细胞抗原（human leucocyte antigen，HLA）特异性抗体所致。血液制剂大量输注，尤其是血浆输注可增加 TRALI 的发生风险。伤员可表现出急性呼吸衰竭、严重的双侧肺水肿及低氧血症，可伴有发热和低血压，有时与 ARDS 难于区别。禁用多次妊娠供血者的血浆作为血液制品，可减少 TRALI 的发生率。

（五）输血相关性移植物抗宿主病

是一种发病率低但致命的并发症。其由存在于血制品中含免疫功能的异体淋巴细胞所介导。患有免疫缺陷、白血病或服用细胞毒或免疫抑制剂者均为高危人群。

（六）疾病传播

病毒和细菌性疾病可经血液传播，输血后肝炎和疟疾最为常见。

【常见错误】

- 未严格掌握输血指征，导致血液制品浪费。
- 没有构建适合本院的严重创伤院内紧急救治中的输血流程，或没有持续改进流程，导致血液标本滞后、伤员信息未录入医院信息系统等问题，进而影响及时输血。
- 输血时未双人、同时、逐项严格核对等，导致错误输血。
- 在没有监控的条件下加温血液制品，导致溶血。血液加温必须有专人负责操作并严密观察，最好在专用血液加温器中进行。如无此条件，可将血袋置于 35 ～ 38℃温水中，轻轻摇动血袋，并不断测试水温，15 分钟左右取出。
- 输注通用型红细胞超过 4U 后没有及时交叉配型，而导致严重溶血反应。

（高　伟）

笔记

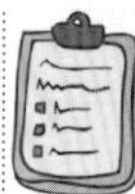

推荐扩展阅读文献及书籍

[1] BRITT L B, PEITZMAN A B, BARIE P S, et al. 急诊外科学[M]. 张连阳,白祥军,赵晓东,译. 北京:人民军医出版社,2015.

[2] 文爱清,张连阳,蒋东坡,等. 严重创伤输血专家共识[J]. 中华创伤杂志,2013,29(8):706-710.

[3] 尚玮,张凯. 预测创伤患者启动大量输血方案的评分系统[J]. 中国输血杂志,2017,30(12):1417-1422.

[4] 中国医师协会输血科医师分会. 特殊情况紧急抢救输血推荐方案[J]. 中国输血杂志,2014,27(1):1-3.

[5] 钱宝华,顾海慧,查占山. 创伤紧急救治通用型红细胞输注专家共识[J]. 中国输血杂志,2017,30(7):668-669.

[6] EVANDER M, DESSY B, MARK M, et al. Massive transfusion protocol in adult trauma population[J]. Am J Emerg Med, 2020, 38(12):2661-2666.

第二十七章 清 创 术

知识点

- 清创前应根据致伤机制、受伤时间、伤口检查和探查全面评估伤口，注意有无脱套或潜行剥离、隐匿伤口等。
- 评估伤口时，黑色部分为坏死区；紫色部分为停滞区，是黑色区周围有潜在生机的部分；蓝色部分为充血区，是紫色区周围有生机、轻微受损的部分。清创术应清除坏死区，保护充血区，观察停滞区。
- Gustilo-Anderson 分型是根据创面大小、软组织损伤程度、污染程度及骨折类型将伤口分为 3 型，简单易懂，可靠性较高，应用广泛。
- 开放伤开通绿色通道紧急手术的指征包括伤口严重污染、骨筋膜隔室综合征、肢体缺血和严重多发伤等。
- 关于清创术的时机，传统认为在 6 小时，细菌尚未定植，可以做到彻底清创。2009 年后逐渐放弃了 6 小时法则。认为由清创经验丰富的高年资医生手术，比强调 6 小时内进行清创对预后更重要。
- 高能量伤建议 12 小时内尽早清创；低能量者建议 24 小时内尽早清创。最长等待时间不超过 24 小时。
- 通常沿肢体纵轴切开扩大伤口，切开的范围以能获得充分显露为度；充分切开深筋膜，必要时可加横切口，以利于筋膜腔减压，避免术后肢体水肿发生骨筋膜隔室综合征。
- 尽可能全部切除失去生机的组织，不能确定生机时可先保留，留待二期处理。
- 冲洗液量要充足，损伤越严重，需要量越多。四肢开放性损伤 Gustilo Ⅰ、Ⅱ、Ⅲ型骨折分别需使用 3L、6L、9L 生理盐水。不推荐将肥皂水、消毒剂溶液或抗生素溶液用于开放性伤口等的冲洗。

- **伤后 1～3 小时使用β- 内酰胺类抗生素（一代头孢），超过 3 小时则有感染率增加可能。基于 Gustilo-Anderson 分型的抗生素使用方案，一代头孢（过敏者用克林霉素）作为基础用药，后期如感染则根据药敏结果及时调整用药。手术时间>3 小时者可追加 1 剂，有推荐使用至创面闭合（无张力缝合、植皮、皮瓣等覆盖）后 48～72 小时。**

清创术（debridement）是对新鲜开放性污染伤口进行清洗去污，清除血块和异物，切除坏死组织，缝合伤口，使之尽量减少污染，甚至变成清洁伤口，达到一期愈合，有利于受伤部位的功能和形态恢复的手术。清创前应根据致伤机制、受伤时间、伤口检查和探查全面评估伤口，并注意有无脱套或潜行剥离、隐匿伤口等。肢体伤口应明确有无血管神经损伤。伤口探查时，黑色部分为坏死区；紫色部分为停滞区，是黑色区周围有潜在生机的部分；蓝色部分为充血区，是紫色区周围有生机、轻微受损的部分。清创术应清除坏死区，保护充血区，观察停滞区。

Gustilo-Anderson 分型是根据创面大小、软组织损伤程度、污染程度及骨折类型将伤口分为 3 型，简单易懂，可靠性较高，应用广泛（表 27-1）。

表 27-1 伤口 Gustilo-Anderson 分型

分类	描述	感染率 /%
Ⅰ型	刺伤伤口≤1cm	0～2
Ⅱ型	撕裂伤伤口≥1cm；中等软组织损伤和毁损；骨表面覆盖可、粉碎程度轻	2～5
Ⅲ型		
A	广泛软组织损伤，严重毁损，足够的骨表面覆盖	5～10
B	骨膜损伤伴严重污染的骨暴露、骨粉碎，需要组织瓣修复	10～50
C	动脉损伤需要修补	25～50

清创术的目的是尽早清除伤口杂质、异物、坏死组织，由浅而深清除异物、污染失活组织，减少伤口细菌载荷，使污染伤口变为清洁伤口；控制伤口处炎症，解除水肿所致的局部血液循环障碍，尽可能保留机体的功能。

清创术术前及术后不需要常规行细菌培养。

关于清创术的时机，传统认为在 6 小时内，细菌尚未定植，可以做到彻底清创。2009 年后逐渐放弃了 6 小时法则。清创术并不是简单手术，应由经验丰富的高年资外科医生进行，手术医生的经验对预后有显著影响，这一点比强调 6 小时内进行清创对预后更重要。高能量伤建议 12 小时内尽早清创；低能量伤建议 24 小时内尽早清创。最长等待时间不超过 24 小时。对于被严重污染（水产、农业、污水等）、有骨筋膜隔室综合征、合并血管损伤或严重多发伤等的伤员应立即清创。强调在 72 小时内实现明确软组织覆盖。

【适应证】

适用于：①污染的开放性伤口；②感染伤口。

【禁忌证】

禁用于：①全身状况危重，处于低体温、酸中毒、凝血功能障碍致命三联征状态；②其他麻醉禁忌情况。

【术前准备】

术前应充分准备，调整伤员全身情况。

1. 物品准备 包括碘附、过氧化氢溶液；无菌的刷子、镊子、手套、棉球、纱布、敷料；止血带、水壶、橡皮球、清创机等。

2. 皮肤和伤口准备 用无菌纱布覆盖伤口，清洗伤口周围皮肤。如有油污，可先用汽油或乙醚擦去。

3. 冲洗液准备 加温的生理盐水，特殊情况下可用瓶装矿泉水或自来水等。

4. 预防性使用抗生素 伤后 1～3 小时使用β-内酰胺类抗生素（一代头孢），超过 3 小时则有感染率增加可能。

【操作步骤】

1. 止血带使用 如果需要在清创过程中使用止血带，应避免驱血，尽量缩短止血带使用时间。单次使用<1.5 小时，压力值收缩压 +100mmHg；超过 1.5 小时应间隔 15 分钟后再使用；术毕释放止血带，判断组织活力并彻底止血。

2. 术野消毒 消毒范围要够大，注意防止消毒剂流入伤口内；不建议用消毒剂冲洗伤口。

3. 扩大创口 通常沿肢体纵轴切开扩大伤口，切开的范围以能获得充分显露为度；充分切开深筋膜，必要时可加横切口，以利于筋膜腔减压，避免术后肢体水肿发生骨筋膜隔室综合征。

4. 清除污染坏死组织 切除污染损伤的 2～3mm 皮缘，在头面颈部、手部和外阴部则可不切除创缘；尽可能全部切除失去生机的组织，

皮肤活力通过出血判断，去除无活力、撕裂及不规则皮缘，尽量保留有活力的皮肤、较大的血管神经等重要组织，怀疑有活力者可二期手术再次评估。

肌肉活力根据颜色（colour）、收缩性（contractibility）、肌肉韧性（consistency）、循环状况（capacity of blood）4C原则评估，坏死肌肉是细菌主要的培养基，应尽量清除；肌腱如无明显污染及失活应予保留并包埋固定于健康肌肉组织或皮瓣内，以备后期重建。

对于面部和手部的神经断端，应争取一期吻合，对于其他部位神经断端，可将其用正常肌肉覆盖，留待二期处理。对于影响肢体成活的肱动脉、腘动脉和股动脉的损伤，应在清创后行一期吻合或自体大隐静脉移植修复，注意用附近软组织覆盖，术后伤肢制动；可将非主要血管结扎。骨折应在清创后复位，常采用外固定治疗，一般不宜采用内固定，术中所见游离的小骨片可取出，但大的骨片和一切与软组织或骨膜相连的碎骨片，都应尽量保留，防止造成骨缺损；即使有骨缺损，也不宜行植骨术。

5. 清除异物 清除伤道内明显可见的异物、血块及脱落的组织碎片；对离伤道较远而体积较小的异物，如取出困难可暂时不取除。

6. 冲洗伤口 彻底止血后，用大量（3～9L）加温的等张盐溶液冲洗伤道，特别注意深部的冲洗。

7. 伤口引流 手术结束前要将血管、神经、肌腱用软组织覆盖。关节囊要封闭，火器伤皮肤和皮下组织要开放。贯通伤的出口与入口均应引流；非贯通伤必要时行对口引流；创腔内用纱布疏松地充填以利引流，避免用小块纱布以免被遗留在创腔内。

负压封闭引流（vacuum sealing drainage，VSD）是将吸引装置与特殊的伤口敷料连接后，使伤口或创面保持负压状态，以达到治疗目的的方法。适应证包括：①创伤导致的各类软组织缺损、创面等；②开放性损伤污染严重，可能或已合并感染者，如开放性骨关节损伤等；③骨筋膜隔室综合征切开减压术后；④皮肤撕脱伤反植皮或大块皮片拉网植皮术后；⑤大的血肿或积液，术后残腔较大不易消灭，或有积液可能者等；⑥体表或深部感染或脓肿，各种慢性伤口等。禁忌证主要包括：①正在出血或渗血的伤口，如骨盆骨折断端、严重凝血功能障碍时创面渗血等；②创面有暴露的血管、神经、肌腱等；③气性坏疽伤口。应用时将具有极强的吸附性和透水性的可任意修剪的多聚乙烯醇或聚氨酯海绵泡沫材料置于引流创面，并用具有良好透氧和透湿性的生物半透膜覆盖达到密封的目的。

8. **伤肢制动** 有骨折者要用石膏固定；无骨折者如创伤广泛，也要加以固定，以利后送。同时要特别注意肢体的末梢循环。

9. **感染伤口清创** 以通畅引流为主要目的，仅行有限清创；根据创面分泌物细菌学检查结果，应用有效的广谱抗生素以控制感染。创口内用大块纱布铺在创底，形如敞口的口袋，然后松松地填入纱布或纱布条，不要塞紧。伤肢包扎后放在功能位。

10. 详细操作过程参考视频 11。

视频 11 骨筋膜间室切开减压术

【注意事项】

1. **切口选择** 贯通伤应在入口和出口两处分别进行处理；经过关节的切口，应做成 S 形、Z 形或弧形。

2. **再次探查** 对软组织活力和清创程度无法做出判断、组织损伤严重或出现早期感染征象时，建议 24 ～ 48 小时再次探查清创，必要时反复清创。

3. **肌腱处理** 肌腱断离时不做初期缝合或移植。清创时只需修剪损伤肌腱的不整齐部分，做最低限度的清创，由于肌腱血液循环差，极易感染坏死，因此清创后应利用附近软组织包裹，以备后期有选择地进行重建。

4. **神经处理** 清创时不需刻意寻找损伤的神经。较大的神经干鞘膜下有出血或血肿，清创时应打开鞘膜减压。发现神经部分损伤或断离时，应明确记录其位置并做标记，以便后期手术寻找。

5. **血管处理** 动脉如缺损长度过长，首选大隐静脉等自体静脉做桥接移植，特殊情况下可选择人工血管移植。

6. **游离骨块处理** 如有游离的小骨片，在清创时应取出。对于较大的游离骨块，若污染不重且受伤至清创时间在 12 小时内，可清洗消毒后回植，以起到帮助骨折再生的支架作用。若伤口污染严重或清创时间超过 12 小时时限，则不建议将污染的游离骨块回植。对于与软组织或骨膜相连的碎骨片，都应尽量保留。手术时应将骨折端复位，并用外固定支架固定。

7. **关节处理** 关节面要保持平整，关节囊间断缝合。缺损过大无法缝合时，用附近的筋膜或肌肉修补，切勿使关节软骨外露，关节囊内可留置两根细塑料管行灌洗引流。除手指、脚趾等小关节外，其余关节部位皮肤不做一期缝合。术后可用石膏托固定。

8. **感染伤口处理** 伤口因未能及时得到处理而发生感染时，不再施行彻底清创术，只进行有限度的处理，其主要目的在于切开深筋膜以

解除深部组织的张力，保证引流通畅。手术时仅对皮肤和深筋膜进行必要切开，扩大伤口，清除明显而易于取出的异物、血块和坏死组织等，不做组织切除，只做充分引流。在此时过多的操作，都只能扰乱或破坏人体天然的防御屏障而致感染扩散。

【术后处理】

1. 体位 术后将肢体抬高，以减轻伤部肿胀。注意保持有利于引流的体位和关节的功能位。

2. 伤口观察 注意观察组织颜色、循环、有无积液或渗出液、渗出液的颜色及量、组织张力、引流物是否在位、远端肢体运动循环是否正常。要及时检查伤口。如伤口有臭味，全身情况突然恶化，要及时检查有无气性坏疽，对地震时的开放性伤口，尤其要密切注意。

3. 更换敷料 清创术后首次换药时间最好是术后第一天，根据引流及渗出的情况随时换药，愈合良好的创口 3 ～ 5 天更换敷料。

4. 负压封闭引流管理 维持创面 60 ～ 120mmHg 的负压，持续 24 小时负压吸引或间断吸引，通常 5 ～ 7 天后根据创面情况拆除或更换。注意负压是封闭的前提，一旦引流管阻塞、负压源故障、密闭不佳等导致不能维持负压，则可能起反作用，故强调根据需要保持负压的重要性，随时检查负压源、海绵密闭情况和导管通畅情况等。用于皮肤缺损的创面时，海绵泡沫应小于创面 20%左右，以保持周围皮肤的张力，减少需要植皮的面积。巨大创面使用负压封闭引流时，可经创面丢失大量蛋白质，应注意营养支持。

5. 抗生素使用 抗生素应用基于 Gustilo-Anderson 分型的抗生素使用方案，一代头孢（过敏者用克林霉素）作为基础用药，后期如感染则根据药敏结果及时调整用药。手术时间长者可追加 1 剂，有推荐使用至创面闭合（无张力缝合、植皮、皮瓣等覆盖）后 48 ～ 72 小时。

【并发症防治】

1. 创口内积液 一般是由引流不畅、脂肪液化、缝合留下死腔或者清创不彻底留有坏死组织及异物造成，是感染先兆，处理不当可能造成创口感染或者延迟愈合。应调整引流，加强换药，开放创口，或使用负压封闭引流。

2. 术后血肿 在清创的过程中，要彻底止血，否则术后易发生血肿，细菌会大量繁殖，发生感染。止血时尽量少用粗丝线结扎，以免有过多的线头留存在伤道内。术中发现创口较深，以渗血为主，全身状况不允许扩创止血时，为避免血肿形成可以采用油纱填塞止血，创口暂不缝合，48 小时后延期缝合。如血肿已经形成，可以加压包扎，穿刺引

流，行二次清创止血，深部血肿考虑介入治疗。

3. 创口感染 常见原因有创口处理过晚、清创不彻底、引流物及止血带去除过晚等。明确感染后应及时进行病灶清除，通畅引流，再次清创时应大量冲洗，必要时应用抗生素。

4. 创口延迟愈合 是指创口不能预期愈合，或者是停止于创口愈合的任何一个时期超过 6 周。可能与伤口处理不当、水肿、局部压迫、感染或异物残留等局部因素相关，或者与休克、免疫抑制或合并其他疾病等全身因素相关。可以进一步清创，包括手术清创、化学或酶学清创等。

【常见错误】

- 遗漏伤口。术前查体不够全面，清创中遗漏小的创口。推荐不同人员多次查体，特别注意头部、腋下、背部、腹股沟及会阴部。
- 伤口周围皮肤清洗范围过小。忽视创口周围毛发、油脂等污染物的清除。推荐创口周围皮肤清洁大于 20cm，小型创口可酌情处理。
- 冲洗液量不足。冲洗液量要充足，损伤越严重，需要量越多。四肢开放性损伤 GustiloⅠ、Ⅱ、Ⅲ型骨折分别需使用 3L、6L、9L 冲洗液。
- 在清创后伤口用消毒液浸泡。冲洗液中不推荐添加任何其他药物。不推荐将肥皂水、消毒剂溶液或抗生素溶液用于开放性伤口等的冲洗。3% 过氧化氢溶液属于氧化消毒剂，当确定或怀疑有厌氧菌污染或感染时可选用，但没有证据支持对严重污染的深部组织有益处，禁用于眼、关节腔。
- 将外用剂型抗生素用于伤口。四肢等损伤清创时可使用外用剂型抗菌药物。外用剂型局部抗菌药物联合负压引流治疗有助于防治伤口感染。烧伤清创后推荐局部应用磺胺嘧啶银等外用剂型抗菌药物治疗。无论是自愈或植皮，外用剂型抗菌药物要用到皮肤痊愈后。除外用剂型用于损伤处理外，不推荐使用其他形式的局部抗菌药物，包括粉剂或针剂等抗菌药物浸泡的干湿敷料。

（王　韬）

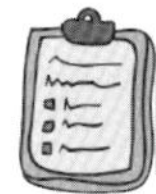

推荐扩展阅读文献及书籍

[1] 张连阳，白祥军. 多发伤救治学[M]. 北京：人民军医出版社，2010.

[2] 张连阳，姚元章. 简明创伤救治学[M]. 重庆：重庆出版社，2008.

[3] 余斌，吴新宝，唐佩福，等. 中国开放性骨折诊断与治疗指南[J]. 中华创伤骨科杂志，2019，21(11)：921-928.
[4] 中华医学会创伤学分会创伤急救与多发伤学组，中华医学会创伤学分会创伤感染学组，中华医学会创伤学分会组织修复学组. 创面局部用药防治感染规范[J]. 中华创伤杂志，2013，29(10)：905-907.

第二十八章　筋膜切开术

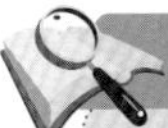

知识点

- 骨筋膜隔室由骨、骨间膜、肌间隔和深筋膜形成，肌肉、血管、神经等组织穿行其中。
- 急性骨筋膜隔室综合征（ACS）是指因筋膜隔室内容物增多或容积骤减引起筋膜隔室内压力升高，导致筋膜隔室内及远端器官/组织因血液供应障碍而产生的临床综合征。
- 急性骨筋膜隔室综合征病因可分为骨损伤、血管损伤、软组织损伤或医源性损伤，伤员常是多种因素所致。
- 通过筋膜切开术（fasciotomy）及时、彻底、有效地降低骨筋膜隔室内压力是急性骨筋膜隔室综合征的首要治疗原则，是防止肌肉和神经发生缺血性坏死的唯一有效方法。
- 骨损伤中最容易发生急性骨筋膜隔室综合征的是小腿（胫腓骨）骨折和前臂（尺桡骨）骨折，小腿常见于前筋膜隔室，前臂常见于屈肌筋膜隔室。
- 急性骨筋膜隔室综合征常见的症状和体征包括疼痛、感觉异常、被动牵拉痛、伤肢肿胀、皮肤颜色改变、远端脉搏减弱、伤肢麻痹。
- 推荐采用压差（舒张压－筋膜隔室内压）诊断急性骨筋膜隔室综合征，当压差≤30mmHg（1mmHg=0.133kPa）时，即可确诊急性骨筋膜隔室综合征。
- 急性骨筋膜隔室综合征起病隐匿容易被忽视，且进展迅速，预后较差，对于出现上述症状或体征的可疑伤员需动态评估直至诊断或排除急性骨筋膜隔室综合征。对于进行性加重的伤员，不必等待骨筋膜隔室综合征的明确诊断，应立即行筋膜切开术减压。
- 对于已明确发生不可逆的神经、肌肉、血管等肢体损伤伤员，指南不推荐再行筋膜切开术。
- 双切口、四筋膜隔室切开术是使用最广泛的小腿筋膜隔室减压方法。

骨筋膜隔室由骨、骨间膜、肌间隔和深筋膜形成，肌肉、血管、神经等组织穿行其中。急性骨筋膜隔室综合征（acute compartment syndrome，ACS）是指因筋膜隔室内容物增多或容积骤减引起筋膜隔室内压力升高，导致筋膜隔室内及远端器官/组织因血液供应障碍而产生的一系列综合征，是创伤骨科的严重并发症之一。随着社会的发展，由交通、机械化等因素造成的创伤日趋增多，急性骨筋膜隔室综合征的发生率呈现上升趋势。对急性骨筋膜隔室综合征发病机制、早期诊断及处理原则认识不清，不能在早期把握诊治时机，可造成伤情进展，导致肌肉和神经发生不可逆性损伤，严重者可导致截肢甚至死亡。通过筋膜切开术（fasciotomy）及时、彻底、完全地降低筋膜隔室内压力是急性骨筋膜隔室综合征的首要治疗原则。如何早期准确诊断急性骨筋膜隔室综合征、把握筋膜切开术的时机是当前医务人员亟待解决的重大难题。

一、急性骨筋膜隔室综合征概述

（一）急性骨筋膜隔室综合征病因

ACS的病因可分为骨损伤、血管损伤、软组织损伤或医源性损伤。临床上大多数情况下，病因是多种因素的组合，尤其是伤员。

骨损伤中最容易发生ACS的是小腿（胫腓骨）骨折和前臂（尺桡骨）骨折，小腿ACS常见于前筋膜隔室，前臂ACS常见于屈肌筋膜隔室。不同研究中，骨折（开放性/闭合性）所致ACS的发病率由于筋膜隔室内压力测量技术和筋膜切开阈值的不同，存在显著差异；但开放性骨折和闭合性骨折的筋膜隔室内压力没有差别，都有可能发展为ACS，需要进一步观察诊治。粉碎性骨折、髓内钉手术、牵引、夹板、石膏、绷带同样是使筋膜隔室内压力增加导致ACS的危险因素。

导致ACS的血管病因包括动脉损伤和静脉损伤，创伤性动脉损伤合并静脉损伤的ACS发生概率更大，更有可能需要筋膜切开；取栓、溶栓和搭桥等使腿部血运重建的手术，都可能因再灌注后的组织肿胀导致ACS；用于化疗的孤立肢体灌注、主动脉内气囊反搏、血管内药物滥用等是导致ACS的相对少见的原因。导致ACS的软组织损伤病因包括直接打击肌肉筋膜隔室、挤压伤、挫伤后继续使用受累肌群、烧伤、长时间手术等。

以上多种因素造成筋膜隔室内压力升高，薄壁小静脉压缩闭合，导致毛细血管床静脉末端压力增高，而流体静力压（静水压）增加导致筋膜隔室内压力进一步增加，从而形成恶性循环。如不及时减压，最

终会压迫小动脉，造成肌肉和神经缺血，缺血 30 分钟即可造成外周神经功能异常，2 ～ 4 小时造成肌肉组织功能损害，4 ～ 6 小时造成肌肉组织不可逆性改变，12 ～ 24 小时造成外周神经完全丧失功能。严重者可导致伤肢永久性功能障碍或截肢，甚至还可因急性肾衰竭、心律失常等相关并发症危及生命。因此，早发现、早诊断、早治疗至关重要。

（二）急性骨筋膜隔室综合征症状体征

1. 急性骨筋膜隔室综合征常见症状 ①疼痛：疼痛是 ACS 最常见的症状，进行性加重且不能自行缓解的疼痛是筋膜隔室内神经、肌肉缺血的早期表现，疼痛程度通常与原始损伤程度不符；②感觉异常：感觉异常是筋膜隔室内神经组织缺血的早期表现，触觉异常出现最早，压力觉异常次之，本体感觉异常出现最迟，其中两点辨别觉的丧失是区分 ACS 和单纯筋膜隔室内压力升高的敏感指标。但疼痛、感觉异常等症状易受个体差异及心理社会因素的影响，主观性较强。指南建议，对于不能清晰主诉疼痛症状的伤员，出现烦躁（agitation）、焦虑（anxiety）、镇痛药（analgesia）需求持续增加的“3A”症状时，应高度怀疑 ACS。

2. 急性骨筋膜隔室综合征常见体征 ①被动牵拉痛：被动牵拉伤肢肌肉时疼痛加重是诊断 ACS 的早期敏感体征。②伤肢肿胀：在缺血早期，受累筋膜隔室肿胀，触诊可感到筋膜隔室张力增高，随着缺血进展，组织肿胀加重，但对于发生在深部筋膜隔室的 ACS，早期肿胀不明显。③皮肤颜色改变：ACS 早期，薄壁小静脉受压闭合，毛细血管渗漏增加，导致皮肤潮红。随着筋膜隔室内压力增加，小动脉受压，血流灌注减少，伤肢皮肤出现苍白、发绀，甚至大理石花斑。④远端脉搏减弱：ACS 早期，筋膜隔室内压力上升造成小动脉压闭，但此压力远低于收缩压，不足以完全压闭主要血供动脉，远端仍可触及弱于健侧的脉搏搏动，若在早期伤肢苍白和动脉搏动消失同时出现，通常预示合并有直接的动脉损伤。⑤伤肢麻痹：单纯的肌肉麻痹可能是 ACS 的晚期症状，受累间隔内肌肉出现麻痹症状意味着肌肉、神经等组织已发生了不可逆损伤，此种情况预后较差。

ACS 起病隐匿容易被忽视，且进展迅速，预后较差，根据典型的病史、临床症状和体征早期筛查 ACS 十分关键，对于出现上述症状或体征的可疑伤员需动态评估直至诊断或排除 ACS。

（三）急性骨筋膜隔室综合征辅助检查

测量筋膜隔室内压力是目前诊断 ACS 的重要辅助手段，尤其适合于低龄、昏迷、意识受损、局部神经阻滞等临床症状和体征不明确

的伤员。正常静息状态下肌肉内压力为 0 ～ 8mmHg，当压力上升到 20 ～ 30mmHg 时，首先出现疼痛和感觉异常。虽然有研究分别采用筋膜隔室内压力>30mmHg、筋膜隔室内压力>45mmHg、筋膜隔室内压力>50mmHg 作为筋膜切开术的阈值并取得了满意的结果，但由于骨筋膜隔室综合征的发生及进展受血压影响较大，且伤员对升高的筋膜隔室内压力耐受性不同，所以目前还没有直接比较临床体征的严重程度与直接测量筋膜隔室内压力相关性的研究，实施筋膜切开术的确切压力阈值仍不清楚。Whiteside 等建议使用舒张压与筋膜隔室内压力之间的压差（10mmHg≤舒张压 – 筋膜隔室内压≤30mmHg）作为进行筋膜切开术的阈值，部分排除了个体血压及对筋膜隔室内压力升高耐受性差异的影响，是目前较为常用的判断方法。中国急性骨筋膜隔室综合征早期诊断与治疗指南（2020 版）推荐采用压差（舒张压 – 筋膜隔室内压）诊断 ACS，当压差≤30mmHg（1mmHg=0.133kPa）时，即可确诊 ACS。如果根据典型的病史、临床症状和体征就可明确临床诊断，可不行筋膜隔室内压力测量，及时、彻底、完全地降低筋膜隔室内压力。

测量筋膜隔室内压力应根据临床表现选择正确的位置。测量方法包括：单针头测压法、Matsen 导管法、灯芯导管法、侧孔针头法、中心静脉压力计法等。单针头测压法采用 18G 针头和汞测压计，在大多数基层医院中易获得，但在读数过程中需要向组织中注入生理盐水，会导致低压下读数高、高压下读数低的情况，当针头位于肌腱上或抽吸到肌肉时，也会出现读数高。Matsen 导管法采用注射器输液泵，每天通过 19G 针头注入 0.7ml 生理盐水，压力测量精度为 2mmHg，可连续监测筋膜隔室内压力，由于需要持续输注生理盐水，因此可能会使筋膜隔室内压力升高 2 ～ 4mmHg，虽然升高幅度很小，但在临界性病例中可能十分显著。灯芯导管法采用聚乙醇酸缝合线芯连接压力传感器，更准确，可重复，且允许连续监测筋膜隔室内压力，持续、动态筋膜隔室内压力监测的敏感性和特异性高，误诊率和假阳性率低。但线芯在尖端周围可能发生凝结，来自线芯的材料可能残留在伤口中。侧孔针头法可采用同一针头测量几个筋膜隔室中的压力，无需更换针头或导管，其缺点是不能用于连续监测。中心静脉压力计法采用 18G 针头连接中心静脉压力计，类似于单针头测压法，速度快，不需要专用设备，误差与简单针头压力计技术相同。以上所有技术均可以测量筋膜隔室内压力，并且已全部用于临床。在缺乏专用设备的基层医院，建议使用单针头测压法、中心静脉压力计法。有条件的医院，建议根据实际情况，使用侧孔针头法或灯芯导管法。

二、筋膜切开术概述

（一）筋膜切开术适应证

诊断明确的 ACS 是筋膜切开术的绝对适应证。另外，骨损伤（开放性骨折，闭合性骨折，粉碎性骨折，髓内钉手术，牵引、夹板、石膏、绷带固定不当等）、血管损伤（动脉损伤、静脉损伤、缺血再灌注损伤等）、软组织损伤（挤压伤、肌肉挫伤、烧伤等）等因素引起筋膜隔室内压力升高，导致伤员出现肢体疼痛、感觉异常、被动牵拉痛、伤肢肿胀、皮肤颜色改变、远端脉搏减弱、伤肢麻痹等症状或体征，或上述症状或体征进行性加重的伤员，即使 ACS 诊断未明确，也是筋膜切开术的适应证。

（二）筋膜切开术禁忌证

凝血功能障碍伤员是筋膜切开术的相对禁忌证，应根据伤员病情的严重程度进行综合判断，在保证生命安全的前提下，再考虑保肢问题。对于已明确发生不可逆的神经、肌肉、血管等肢体损伤伤员，指南不推荐再进行筋膜切开术。

（三）筋膜切开术术前处理及手术时机

对于疑似 ACS 的伤员，应尽早去除病因，以解除压迫，改善微循环，延缓病情进展。抬高伤肢至心脏水平（超过心脏水平可加重肢体缺血），给予持续吸氧及药物消肿（湿敷硫酸镁、静脉滴注甘露醇、肌内注射呋塞米等），并监测肾功能及电解质等。同时动态密切观察伤肢肿胀、疼痛程度及周长的变化，间接评估筋膜隔室内压力的改变。对于症状进行性加重的伤员，不必等待骨筋膜隔室综合征的明确诊断，应立即行筋膜切开术。

对于已确诊的 ACS 伤员，建议立即行筋膜切开术，病情危急者可于床边在确保无菌的情况下行筋膜切开术。在设计选择减压切口时需兼顾到后期行骨折复位内固定的需求。小儿的神经、肌肉修复能力强，ACS 诊断、切开减压时间窗可酌情延长。

（四）筋膜切开术主要步骤及操作要点

详细步骤见下文前臂筋膜切开术及小腿筋膜切开术。

通过筋膜切开术及时、彻底、完全地降低筋膜隔室内压力是防止肌肉和神经发生缺血性坏死的唯一有效方法。减压切口的选择要兼顾骨筋膜隔室综合征的部位及合并损伤。切口长度能够涵盖整个筋膜隔室纵轴长度，切忌姑息性小切口减压导致减压不彻底引发的肌肉缺血性坏死、截肢等灾难性结局。术中应避免损伤重要的血管及神经，同时严格

判断组织的活性，一定要彻底清除已丧失活性的组织，避免其成为感染因素。

（五）筋膜切开术术后处理

缺血肢体筋膜切开术术后1小时内常出现反应性充血肿胀，应严密观察伤肢，如出现肿胀应及时处理，避免二次微循环障碍。筋膜切开术术后，给予甘露醇脱水、抗生素预防感染、严格无菌换药；术后创面可用无菌油纱覆盖或VSD技术处理，术后1～2周（即肢体肿胀消退后）进行延期手术缝合创面，如若不能则不宜勉强，以免引起ACS复发。对于不能缝合的伤口建议采用全厚皮游离植皮、肌皮瓣转移、皮肤牵张等技术闭合切口。

三、前臂筋膜切开术

（一）前臂筋膜隔室解剖

前臂有掌侧（屈肌）、背侧（伸肌）和外侧（活动肌群）3个解剖筋膜隔室。掌侧筋膜隔室位于外侧肌间隔、桡骨、骨间膜、尺骨和内侧肌间隔的前方，由桡浅神经和桡动静脉与外侧室隔开，其内包含桡侧腕屈肌、掌长肌、尺侧腕屈肌和旋前圆肌等浅层肌肉，以及指深屈肌、拇长屈肌和旋前方肌等深层肌肉。根据水平不同，还包含正中神经、尺神经、桡神经深支、桡动静脉、尺动静脉、骨间前神经、骨间前动静脉。背侧筋膜隔室位于外侧肌间隔、桡骨、骨间膜、尺骨和内侧肌间隔的后方，其内包含指总伸肌、尺侧腕伸肌、小指伸肌等浅层肌肉，拇长展肌、拇短伸肌、拇长伸肌、示指伸肌和旋后肌等深层肌肉，以及桡神经深支（骨间后神经）、动脉和静脉。外侧筋膜隔室位于外侧肌间隔上方，与掌侧筋膜隔室之间由桡浅神经和桡动静脉隔开，其内包含肱桡肌、桡侧腕长伸肌和桡侧腕短伸肌，但不含其他主要神经或血管。大多数骨筋膜隔室综合征病例中，掌侧筋膜隔室受累最严重，其次是背侧筋膜隔室和外侧筋膜隔室。

在外侧筋膜隔室（活动肌群），桡侧返动脉供应桡侧腕短伸肌和桡侧腕长伸肌；在背侧筋膜隔室，骨间后动脉是示指伸肌和趾总伸肌的优势血供；在掌侧浅筋膜隔室，指浅屈肌和尺侧腕屈肌分别是尺和尺侧后返动脉的优势血供；在掌侧深筋膜隔室，骨间前动脉是旋前方肌、拇长屈肌和指深屈肌的优势血供。这些相对较小但重要的优势血供在急诊减压过程中可能被忽视，其横断可能导致肌肉缺血。

（二）前臂筋膜切开术操作步骤

为充分减压前臂筋膜隔室，从锁骨中部到指甲都要做好术前准备，

以备其他筋膜隔室也需要切开减压。

1. 前臂掌侧筋膜隔室切开　前臂掌侧筋膜隔室切开有尺侧入路、中央入路和桡侧入路三种标准入路。入路必须在最大限度减少医源性创伤的同时，提供暴露前臂深部肌群（旋前方肌、拇长屈肌和指深屈肌）的通道。

（1）桡侧入路：在前臂掌侧腕横纹中线桡侧作一切口，切口自腕横纹延伸至肘窝。松解浅筋膜，在桡侧腕屈肌桡侧、桡侧腕屈肌与指浅屈肌之间进行连续分离。指浅屈肌以及供应桡侧腕屈肌的桡动脉分支阻碍前臂深部肌群（拇长屈肌和指深屈肌）的评估，必要时可切开指浅屈肌起始部并分离供应桡侧腕屈肌的桡动脉分支，探查前臂深部肌群、切开深部屈肌筋膜或清除坏死肌肉。

（2）中央入路：在前臂掌侧腕横纹中心作一切口，切口自腕横纹延伸至肘窝。松解浅筋膜，沿桡侧或尺侧进行深部剥离，直至掌长肌，然后沿指浅屈肌肌腱之间进行深部剥离。在指浅屈肌近端平面，掌长肌近端纤维难以与桡侧腕屈肌或尺侧腕屈肌分离。要到达前臂深部肌群（拇长屈肌和指深屈肌），需要对掌长肌近端纤维或部分指浅屈肌进行锐性解剖。供应指浅屈肌的尺动脉分支以及与指浅屈肌及其周围解剖相邻的正中神经运动分支阻碍前臂深部肌群的评估，需要进行分离或锐性解剖，探查前臂深部肌群、切开深部屈肌筋膜或清除坏死肌肉。

（3）尺侧入路：在腕部尺侧腕屈肌桡侧作一切口，延伸向肱骨内上髁，切口在前臂近 1/3 缓缓向肘前窝中线弯曲。在尺侧腕屈肌桡侧、尺侧腕屈肌与指浅屈肌之间进行连续分离，松解尺侧腕屈肌桡侧的浅部筋膜，暴露尺神经血管束。尺侧腕屈肌向尺侧回缩，暴露指浅屈肌下层。指浅屈肌向上回缩，正中神经与其下表面相连，位于其肌腹深部桡侧。前臂深部筋膜隔室位于指浅屈肌和尺侧腕屈肌之间。旋前方肌位于远端尺神经血管束和指浅屈肌之间，结扎供应指浅屈肌的尺动脉的 1 ～ 2 个分支以松解旋前方肌。进一步向近端行进时，将尺神经血管束与指浅屈肌一起抬高，保留其供应该肌肉的分支，可能需要结扎供应尺侧腕屈肌的尺动脉的 1 个分支。抬高前臂中 1/3 指浅屈肌以便于暴露掌侧深筋膜隔室的剩余肌肉：拇长屈肌和指深屈肌。暴露三块深部肌肉评估它们是否有缺血，如果需要的话，还可以单独切开肌肉外膜。该入路保留了桡侧腕屈肌和指浅屈肌的所有近端节段分支，且不需要解剖浅表肌肉或运动支。

前臂掌侧筋膜隔室切开典型病例图片见图 28–1、图 28–2。

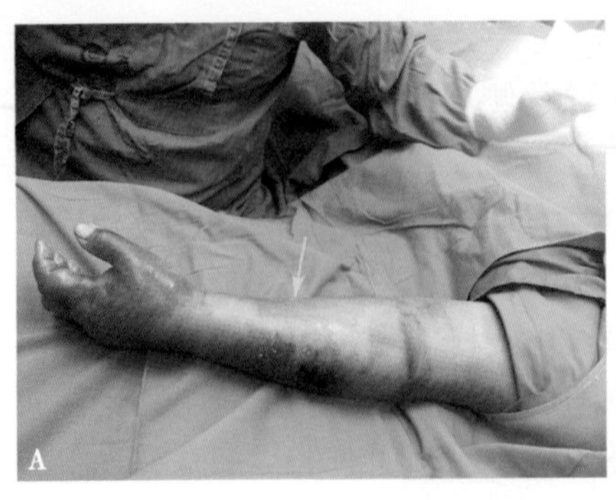
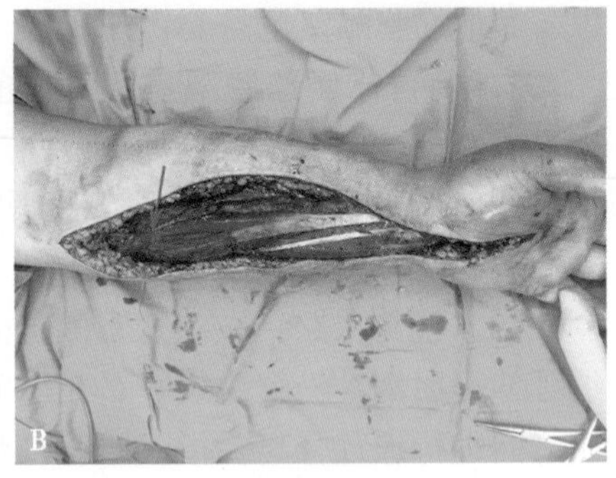

图 28-1　左前臂 ACS 掌侧筋膜隔室切开前后图像

A. 掌侧筋膜隔室切开前（黄色箭头示肿胀的前臂；绿色箭头示发绀的手掌）；B. 掌侧筋膜隔室切开后（蓝色箭头示需要判断肌肉组织是否失活）。

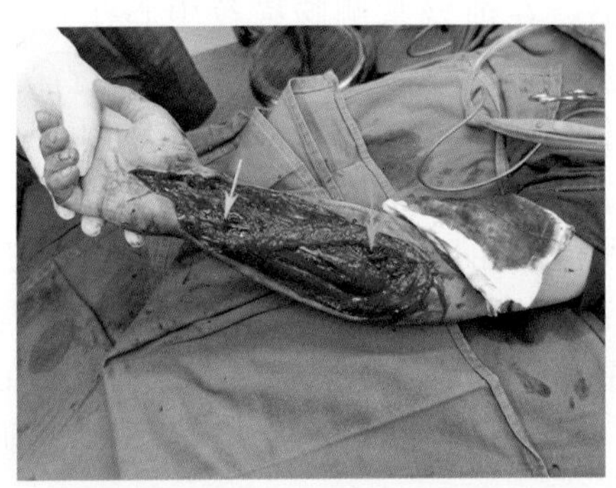

图 28-2　右前臂 ACS 掌侧筋膜隔室切开后图像

黄色箭头示需要判断韧带是否损伤；绿色箭头示需要判断肌肉组织是否失活。

2. 前臂背侧筋膜隔室切开　三个筋膜隔室之间存在一定交通，前臂背侧筋膜隔室的压力通常在掌侧筋膜隔室减压后恢复到正常范围。因此，此时应重新评估背侧筋膜隔室的压力，以避免不必要的皮肤切开和筋膜切开。如前臂背侧筋膜隔室的压力在掌侧筋膜隔室减压后未恢复到正常范围，则进行前臂背侧筋膜隔室切开：前臂旋前，从肱骨外上髁外侧及远端 2cm 处至腕后中部作纵向皮肤切口。在桡侧腕短伸肌和指总伸肌之间进行纵向筋膜切开术，以减压背侧室的浅表肌肉（伸指有助于区分）。

四、小腿筋膜切开术

（一）小腿筋膜隔室解剖

小腿有前部（踝 / 趾伸展）、外侧（足外翻、足底屈曲）、浅后（膝屈、踝屈）、深后（足内翻、趾屈）4 个解剖筋膜隔室。小腿前部筋膜隔室内侧边界为胫骨，外侧边界为前肌间隔，后方边界为骨间膜，其内包

笔记

含胫骨前肌踇长伸肌、趾长伸肌、腓骨肌、腓深（胫前）神经和胫前动脉及其伴行静脉。小腿外侧筋膜隔室的边界是前侧和后侧肌间隔膜，其内包含腓骨长肌、腓骨短肌和腓浅（肌皮）神经。浅后筋膜隔室后外侧边界为后肌间隔、前方边界为横肌间隔，后方边界为深筋膜，其内包含小腿三头肌（腓肠肌和比目鱼肌）和足底肌腱（位于腓肠肌和比目鱼肌之间）。深后筋膜隔室的边界是：胫骨、骨间膜、前面的腓骨和后面的横肌间隔，其内包含踇长屈肌、趾长屈肌、胫后肌、胫神经、胫后动脉及其伴行静脉、腓动脉及其伴行静脉。

（二）小腿筋膜切开术操作步骤

1967年，Kelly 和 Whiteside 描述了一种涉及腓骨切除的单切口手术。在不切除腓骨的情况下，已有各种不同的技术用于腿部的单切口、四筋膜隔室切开术。Nghiem 和 Boland 报道了经前外侧皮肤切口行四筋膜隔室切开术。Rollins 和 Colleagues 描述了一种直接通向侧室的侧向皮肤切口技术：移位皮瓣，以便能够接触到前室和浅后室，然后从腓骨分离比目鱼肌，进入横行肌间隔区，减压深后室。Cooper 描述了通过沿腓骨的单个外侧切口对小腿进行减压：直接打开侧室，通过缩回腓骨肌进行前室减压，显露被切开的前肌间隔膜，然后通过向前收缩腓骨肌肉识别腓骨边缘，切开腓骨后方的横行肌间隔进行深后室减压，分离后肌间隔进行浅后室减压。

虽然单切口筋膜切开术可以提供足够的减压，但都涉及一定程度错综复杂的剥离，只有在软组织不变形的前提下应用效果最好。由于创伤后通常伴随软组织损伤变形，双切口技术可能更安全。最常用于小腿筋膜隔室减压的技术是 Mubarak 和 Owen 描述的双切口筋膜切开术。双切口手术的优点是，不涉及骨切除，必要时可以在局部麻醉下进行，更快而且最大限度地减少了深度剥离。

为充分减压小腿筋膜隔室，从腹股沟韧带到脚趾都要做好术前准备，以备大腿的肌肉筋膜隔室减压需要。

1. 小腿前侧和外侧筋膜隔室切开 首先，在腓骨干前方 2cm 处作一 25 ～ 30cm 的前外侧切口（切口大约在胫骨前缘和腓骨干之间），使用牵引器和电灼术装置，将皮肤和皮下组织向前侧方抬起，以完全暴露其包覆的前室和侧室。如果不能清楚地看到前肌间隔，可以作一个小的横向切口，暴露前肌间隔（前室和侧室之间的分界线），然后在胫骨前缘和前肌间隔间的中间打开前室上方的筋膜，以达到皮肤切口的长度。而后在前肌间隔和腓骨干之间的中间打开外侧间隔上的筋膜，筋膜打开长度与皮肤切口的长度相同。在外侧室远端 1/3 处分割筋膜时必须格外小

心，因为此处有腓浅（肌皮）神经穿过筋膜并继续在皮下走行。两个纵筋膜切开切口可通过同一前外侧皮肤切口，相距 5 ~ 6cm。

小腿前侧和外侧筋膜隔室切开典型病例图片见图 28–3。

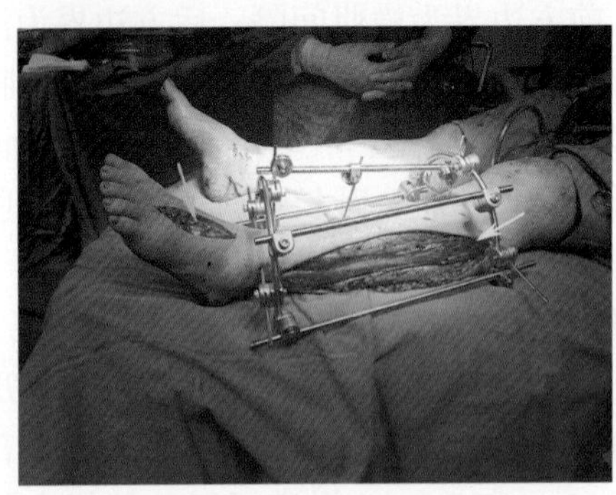

图 28–3　右侧小腿 ACS 前侧和外侧筋膜隔室切开后及骨折外架固定后图像

黄色箭头示小腿前侧和外侧筋膜隔室切开，需要判断肌肉组织是否失活；绿色箭头示足背 ACS 筋膜隔室切开；蓝色箭头示骨折外固定架。

2. 小腿浅后筋膜隔室切开　在胫骨后内侧缘后 2cm 处，从胫骨结节水平至内踝近端 2cm 处，作一 25 ~ 30cm 的内侧皮肤切口。切开皮肤后，应尽量保留皮下组织中的大隐静脉及其伴行的隐神经。然后，在胫骨后内侧缘后 2cm 处打开浅后筋膜，达到皮肤切口的长度。

3. 小腿深后筋膜隔室切开　胫骨正下方的小腿深后筋膜隔室被近端 1/3 的小腿三头肌覆盖。因此，对“比目鱼桥”（比目鱼肌两侧被筋膜覆盖称为“比目鱼桥”，该结构包绕并保护很多下行至小腿的神经、血管）与胫骨进行电灼分离，直至趾长屈肌和胫骨后肌可以在整个皮肤切口处减压。

小腿浅后和深后筋膜隔室切开典型病例图片见图 28–4。

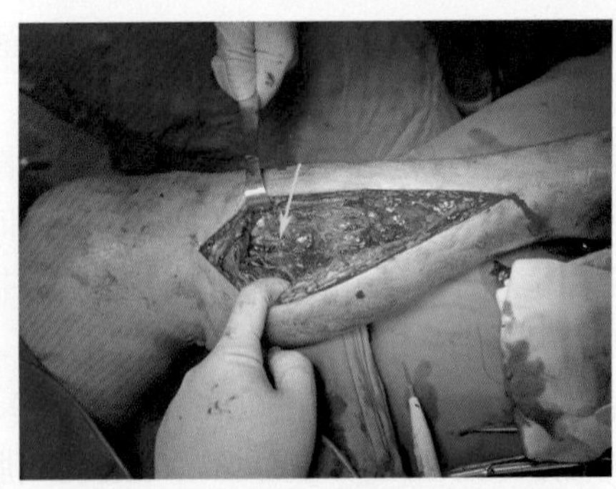

图 28–4　左侧小腿 ACS 浅后和深后筋膜隔室切开后图像

黄色箭头示需要判断肌肉组织是否失活。

【常见错误】

- 把 ACS 作为筋膜切开术的唯一适应证。实际上各种因素引起筋膜隔室内压力升高都是筋膜切开术的适应证。
- 把肢体远端动脉搏动是否存在作为 ACS 切开的手术指征，导致筋膜切开不及时，引起肌肉和神经发生缺血性坏死。
- 姑息性小切口，长度过短未能涵盖整个筋膜隔室纵轴长度导致减压不彻底引发的肌肉缺血性坏死、截肢等灾难性结局。
- 术中损伤重要血管、神经及组织，导致肢体挛缩运动受限、运动时疼痛、神经痛，严重影响伤员的行动能力和生活质量。
- 筋膜切开术术后，未等肢体肿胀消退，强行进行缝合创面，引起 ACS 复发。

（王　楠）

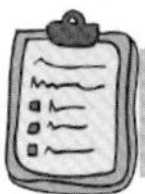

推荐拓展阅读文献及书籍

[1] MCQUEEN MM, CHRISTIE J, COURT-BROWN CM. Acute compartment syndrome in tibial diaphyseal fractures [J]. J Bone Joint Surg Br, 1996, 78(1): 95-98.

[2] SHERIDAN GW, MATSEN FA 3rd. Fasciotomy in the treatment of the acute compartment syndrome [J]. J Bone Joint Surg Am, 1976, 58(1): 112-115.

[3] LAGERSTROM CF, REED RL 2nd, ROWLANDS BJ, et al. Early fasciotomy for acute clinically evident posttraumatic compartment syndrome [J]. Am J Surg, 1989, 158(1): 36-39.

[4] 苏伟, 王博炜, 吴新宝, 等. 中国急性骨筋膜室综合征早期诊断与治疗指南(2020 版) [J]. 中华创伤骨科杂志, 2020, 22(8): 10.

[5] GELBERMAN RH, GARFIN SR, HERGENROEDER PT, et al. Compartment syndromes of the forearm: diagnosis and treatment [J]. Clin Orthop Relat Res, 1981(161): 252-261.

[6] MUBARAK SJ, OWEN CA, HARGENS AR, et al. Acute compartment syndromes: diagnosis and treatment with the aid of the wick catheter [J]. J Bone Joint Surg Am, 1978, 60(8): 1091-1095.

[7] WHITESIDES TE, HANEY TC, MORIMOTO K, et al. Tissue pressure measurements as a determinant for the need of fasciotomy [J]. Clin Orthop Relat Res, 1975(113): 43-51.

[8] WHITESIDES TE Jr, HANEY TC, HARADA H, et al. A simple method for tissue pressure determination [J]. Arch Surg, 1975, 110(11): 1311-1313.

[9] MATSEN FA 3rd, MAYO KA, SHERIDAN GW, et al. Monitoring of intramuscular pressure [J]. Surgery, 1976, 79(6): 702-709.

[10] AWBREY BJ, SIENKIEWICZ PS, MANKIN HJ. Chronic exercise-induced compartment pressure elevation measured with a miniaturized fluid pressure monitor. A laboratory and clinical study [J]. Am J Sports Med, 1988, 16(6): 610-615.

[11] KELLY RP, WHITESIDES TE. Transfibular route for fasciotomy of the leg [J]. J Bone Joint Surg Am, 1967, 49 : 1022-1023.

[12] NGHIEM DD, BOLAND JP. Four-compartment fasciotomy of the lower extremity without fibulectomy: a new approach [J]. Am Surg, 1980, 46(7): 414-417.

[13] ROLLINS DL, BERNHARD VM, TOWNEJB. Fasciotomy: an appraisal of controversial issues [J]. Arch Surg, 1981, 116(11): 1474-1481.

[14] COOPER GG. A method of single-incision, four compartment fasciotomy of the leg [J]. Eur J VascSurg, 1992, 6(6): 659-661.

[15] MUBARAK SJ, OWEN CA. Double-incision fasciotomy of the leg for decompression in compartment syndromes [J]. J Bone Joint Surg Am, 1977, 59 (2): 184-187.

第二十九章　伤员搬运技术

知识点

- 危重伤员通过现场积极救治后，需要安全快速地送往有救治条件的医院进一步抢救治疗。
- 搬运目的是将伤员及时、迅速、安全地搬离事故现场，避免伤情加重，并迅速送往医院进一步救治。
- 搬运前应迅速评估受伤现场环境，先稳定伤情再搬运，先检伤分类后再搬运。
- 如果搬运方法不得当，可能事与愿违、前功尽弃，造成伤员的终身残疾，甚至危及生命。
- 搬运伤员时，要根据伤员具体病情，因地制宜选择合适的搬运方法和搬运工具。
- 徒手搬运通常应用于伤员病情较轻或没有脊柱损伤时。包括单人、双人和多人搬运技术，怀疑或明确脊柱等部位严重损伤时，应采用多人或担架搬运法。
- 搬运中，尽量减少震动，以免增加伤员的痛苦；需观察伤员的主要受伤部位，注意局部有无渗血、包扎绷带或三角巾是否松弛脱落、止血带的状态等，一旦发现问题及时处理。
- 担架搬运方便省力，适用于病情较重、不宜徒手搬运、需要较远路途转送的伤员。
- 担架行进时，尽可能使担架平稳，伤员的头在后、脚在前，便于随时观察伤情变化。
- 送至医院或急救中心（站）时，应向医务人员交代伤员病情及抢救处理情况。

一、创伤搬运概述

危重伤员通过现场积极救治后，需要安全快速地送往有救治条件

的医院进一步抢救治疗。如果搬运方法不得当，可能事与愿违、前功尽弃，造成伤员的终身残疾，甚至危及生命。正确搬运可减少伤员痛苦，避免继发损伤。搬运的方法很多，多采用担架或徒手搬运。搬运伤员时，要根据伤员具体病情，因地制宜选择合适的搬运方法和搬运工具。

搬运目的是将伤员及时、迅速、安全地搬离事故现场，避免伤情加重，并迅速送往医院进一步救治。

（一）搬运适应证

包括：①经止血、包扎、固定处理后需进一步进行专业处理的伤员。②伤员所在环境危险，如可能发生爆炸、燃烧、危险化学品伤害、交通事故二次伤害、泥石流、洪水等，应在尽可能保护伤员的情况下迅速撤离现场，此时没有绝对禁忌证。

（二）搬运注意事项

1. 搬运前注意事项

（1）迅速评估受伤现场环境：如在特殊现场，应按照特殊方法进行搬运。火灾现场，在浓烟中搬运伤员，应弯腰或匍匐前进；在有毒气泄漏的现场，搬运者应先用湿毛巾掩住口鼻或使用防毒面具，以免被毒气熏倒。

（2）先稳定伤情再搬运：要对伤员进行检伤，查看生命体征及受伤部位，判断伤势，重点检查伤员的头部、脊柱、胸部、腹部有无创伤，特别是颈椎是否受到损伤。病情危重，需要实施现场急救的伤员，特别是生命体征不稳定，有窒息、大出血、严重骨折、内脏外溢、昏迷、休克的伤员，或存在其他危及生命的情况，应先行有效止血、抗休克、心肺复苏等抢救治疗，待病情基本稳定后，再进行搬运。

（3）先检伤分类再搬运：必须根据检伤情况在原地包扎止血及简单固定后再进行搬运。怀疑有骨折的伤员，特别是脊柱、脊髓损伤伤员，搬运时必须保持伤处稳定，避免身体弯曲扭转，以免加重损伤。颈椎伤应有人协助牵引、并使用颈托固定头颈部。开放性气胸要迅速用敷料严密填塞和覆盖伤口。腹部肠管脱出不可送回腹腔内，先用消毒纱布覆盖伤口，然后用干净的碗扣住肠管，再包扎、固定。处理得当后，才能搬动，不要无目的地移动伤员。

（4）选择合适的搬运方式：搬运伤员时，要根据伤员的不同伤情，选择合适的搬运工具，注意搬运的体位和方式，动作要轻而迅速。数人抬扶伤员时，动作还需一致。对腰部、骨盆处骨折的伤员，要选择平整的硬担架床。

2. 搬运中注意事项 在抬送途中，尽量减少震动，以免增加伤员

的痛苦。注意给伤员保暖。需观察伤员的主要受伤部位，注意局部有无渗血、包扎绷带或三角巾是否松弛脱落、止血带的状态等，一旦发现问题及时处理。

严密观察伤员生命体征，注意观察伤员瞳孔、呼吸、口唇及肢体末端循环情况，发现异常及时寻找原因并采取相关急救措施。清理口鼻异物，维持呼吸道通畅，防止窒息，注意保暖。发现病情异常（呼吸停止、心脏停搏等），应立即展开抢救，如开通呼吸道（置入口咽通气管、简易呼吸球囊辅助呼吸、气管插管、呼吸机等）、心肺复苏等。待病情稳定后，再继续进行搬运。每隔半小时需对伤情再评估一次，危重伤员每隔 15 分钟评估一次。

送至医院或急救中心（站）时，应向医务人员交代伤员病情及抢救处理情况。

二、徒手搬运技术

徒手搬运通常应用于伤员病情较轻、没有脊柱损伤时。

（一）单人搬运技术

1. 搀扶法　对病情较轻、清醒、无骨折、能够站立行走者可采取此法。救护者站于伤员一侧，伤员上肢揽着救护者的颈部，救护者用外侧的手牵其手腕，另一只手伸过伤员背部扶持其腰部（图 29-1）。

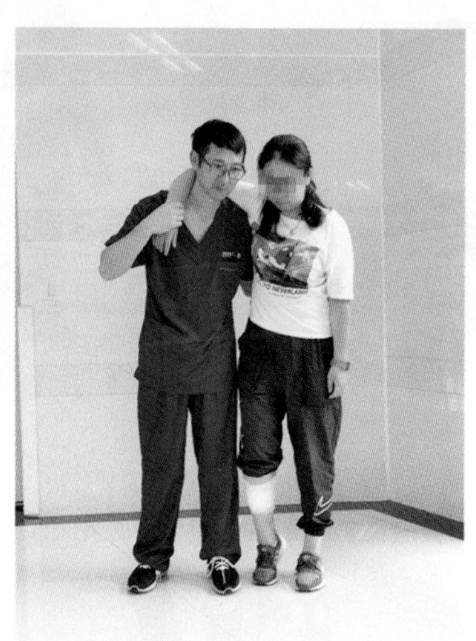

图 29-1　搀扶搬运

2. 背负法　救护者站在伤员身前，背向伤员，微弯背部，将伤员背起（图 29-2）。

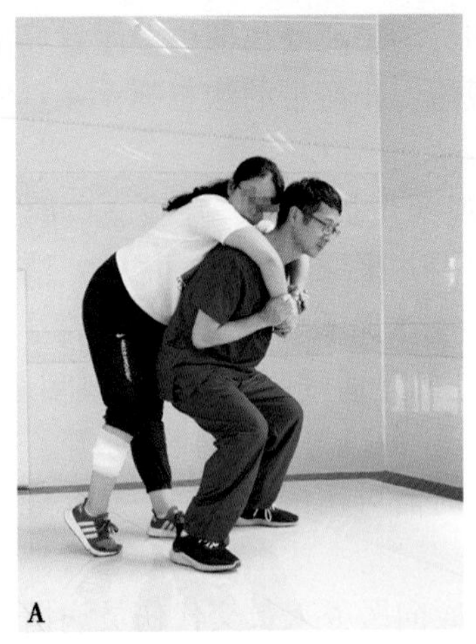

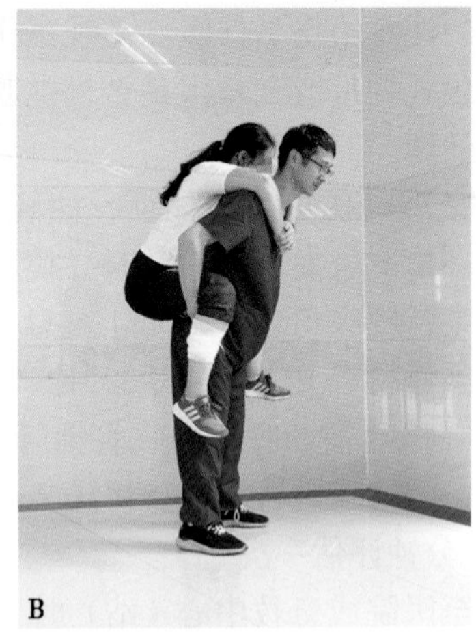

图 29-2 背负法

A. 救护者站在伤员身前，背向伤员，微弯背部；B. 将伤员背起。

3. 掮法 救治者站于伤员侧面，扶起伤员后，双腿屈曲；左手将伤员两臂并拢放于左颈侧抱紧，右手抱紧伤员两腿，站起行进（图 29-3）。

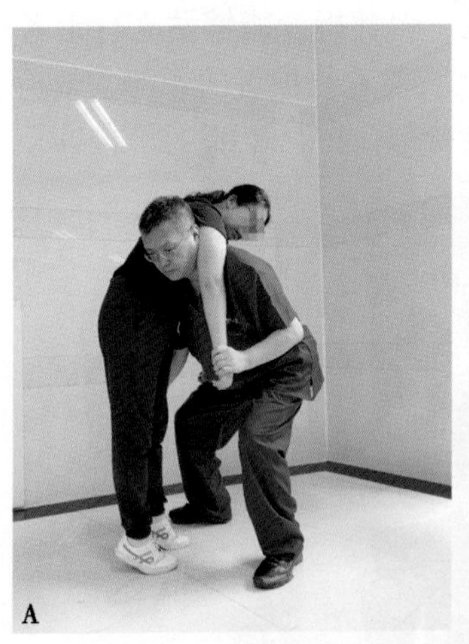

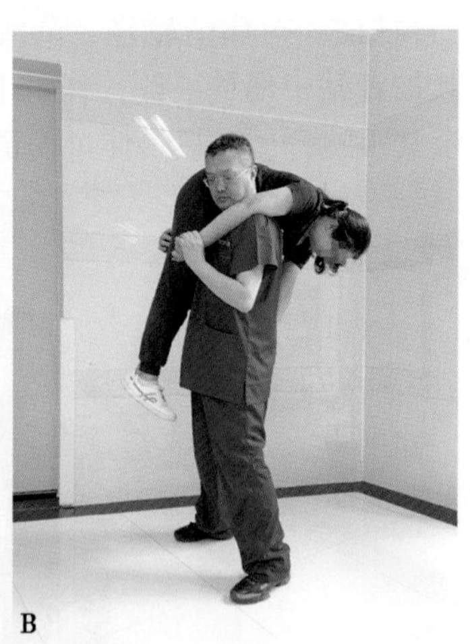

图 29-3 掮法

A. 救治者站于伤员侧面扶起伤员；B. 左手将伤员两臂并拢放于左颈侧抱紧，右手抱紧伤员两腿，站起行进。

4. 抱持法 适用于体重较轻的伤员。如果病情允许站立，则救护者站于伤员一侧，一只手托其背部，一只手托其大腿，将其抱起；如伤员无法站立，先协助伤员采取仰卧位，救护者屈一膝跪地，用一只手将其背部稍稍托起，另一只手从腘窝处托过，将伤员抱起。如伤员能够配

合，可让其上肢抱持救护者颈部（图 29–4）。

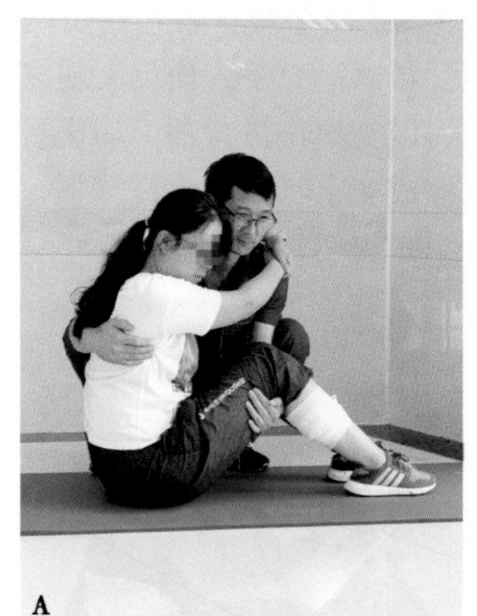
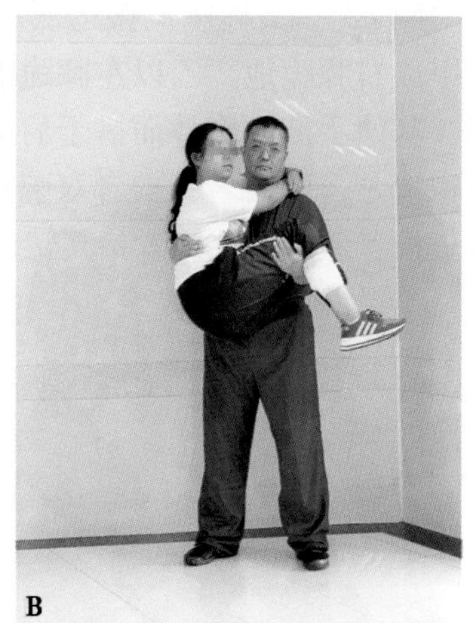

图 29–4 抱持法

A. 救护者站在伤员身前，背向伤员，微弯背部；B. 将伤员背起。

5. 拖行法 用于在房屋垮塌、火灾现场等危险境地或体重体型较大等其他不便于直接抱、扶、背的急救情形，需立即离开，不论伤员神志清醒与否均可使用。拖拉时不要弯曲或旋转伤员的颈部或背部，抢救时救护者站在伤员背后，两手从其腋下伸到其胸前，先将伤员的双手交叉，再用自己双手握紧伤员的双手，并将自己的下颌放在其头顶上，使伤员的背部紧靠在自己的胸前慢慢向后退着走到安全的地方，再进行其他救治（图 29–5）。

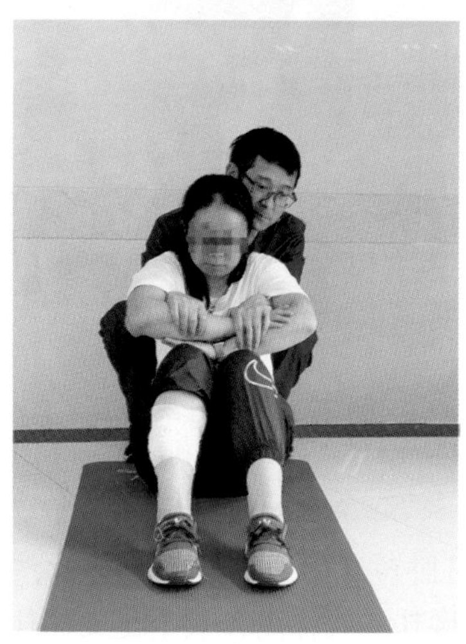

图 29–5 拖行法

（二）双人搬运技术

1. 轿杆式　又称座位搬运法。甲、乙两名救护者在伤员两侧相对而立，甲以右膝跪地，乙以左膝跪地，各以一只手入伤员大腿之下而互相紧握，其他手彼此交替而搭于肩上，以支撑伤员背部。如伤员体重较大且意识清楚，则两名救护者双腕互握成 # 字状置于伤员臀下，伤员分别抱持救护者颈部，救护者抬其转运（图 29-6）。

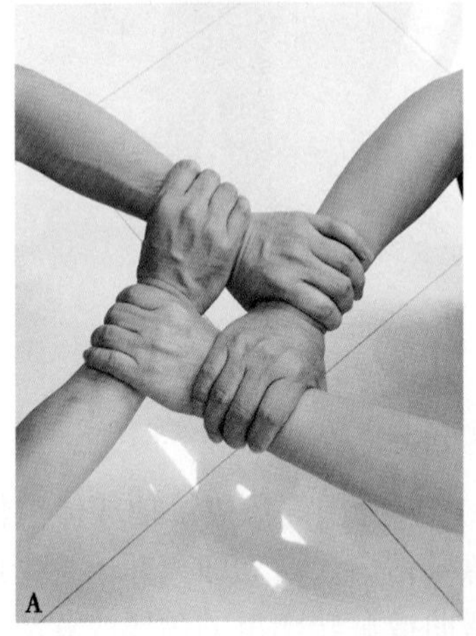

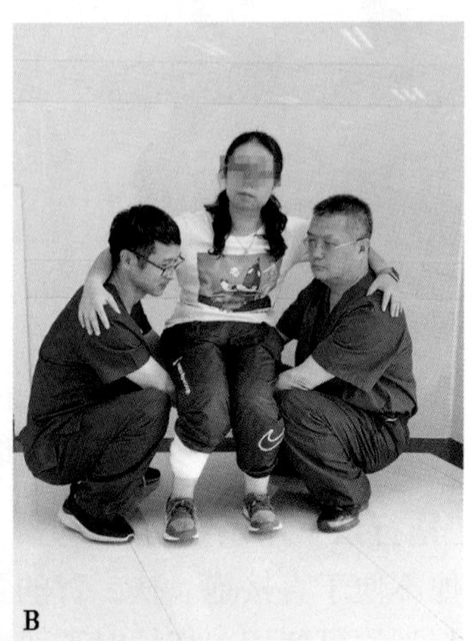

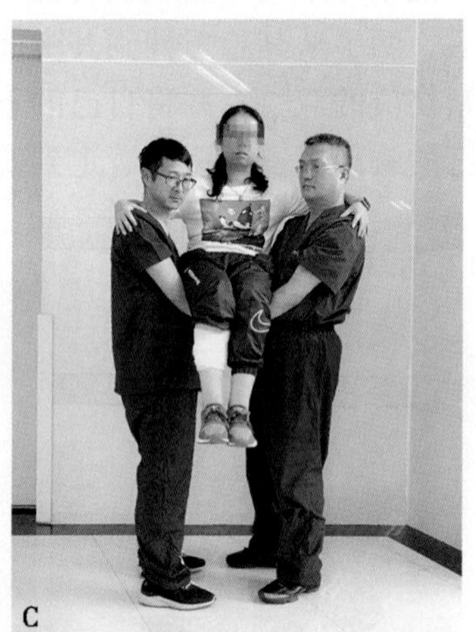

图 29-6　轿杆式搬运

A. 两名救护者双腕互握成 # 字状；B. 置于伤员臀下，伤员分别抱持救护者颈部；C. 救护者抬其转运。

2. 拉车式　伤员卧位。甲、乙两名救护者，一人站在伤员头部后方，双手插到腋下，将其抱入怀内，双手交叉抓住伤员对侧腕部；另一人站其足部，跨在伤员两腿中间，双手握持伤员双膝部。两人步调一致慢慢抬起伤员前行（图 29-7）。

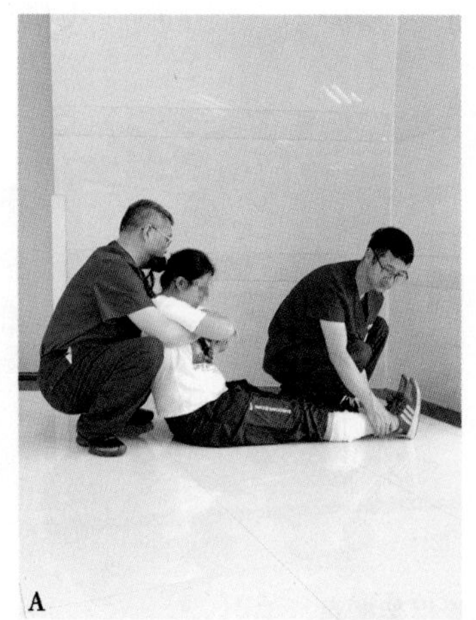
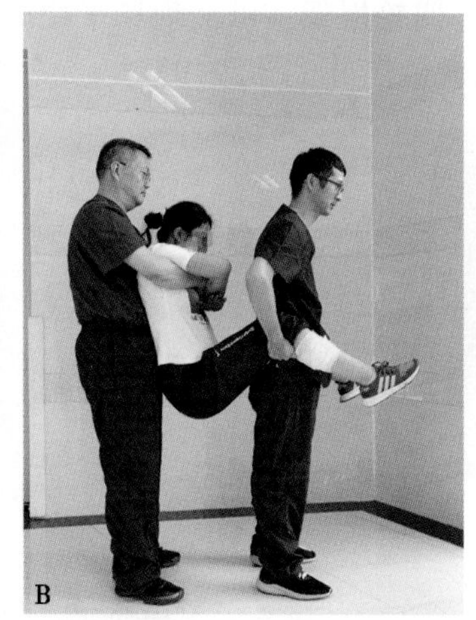

图 29-7 拉车式搬运

A. 一人站在伤员头部后方，另一人站其足部；B. 两人步调一致慢慢抬起伤员前行。

（三）三人及多人搬运技术

对疑有胸、腰椎骨折的伤员，应有三人或多人配合搬运（图 29-8）。

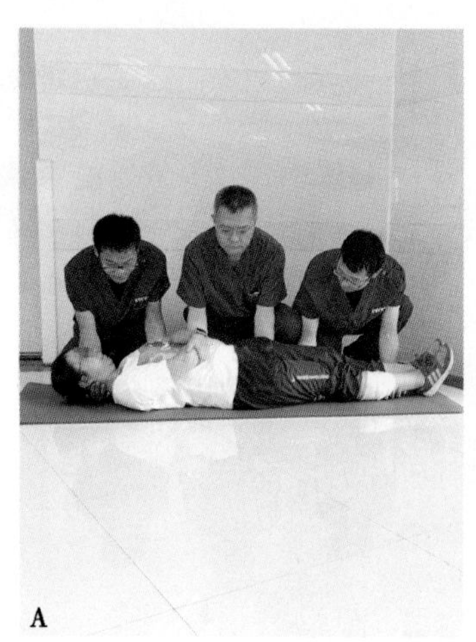
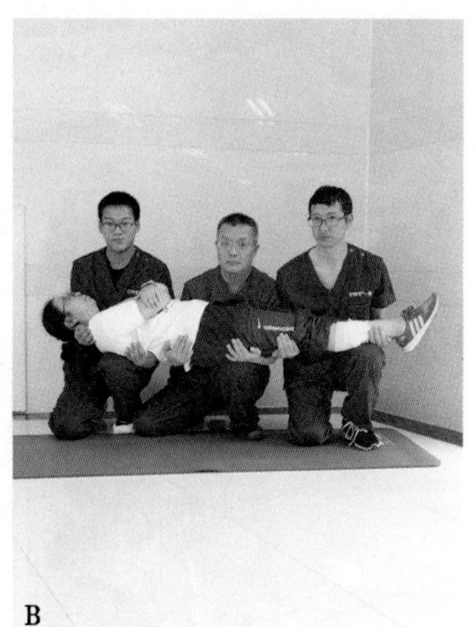

图 29-8 三人搬运

A. 三人并排站于伤员一侧；B. 保持脊柱轴线位步调一致慢慢抬起伤员前行。

三、担架搬运技术

担架搬运方便省力，适用于病情较重，不宜徒手搬运，又需要较远路途转送的伤员。

（一）担架搬运分类

1. **四轮担架**　可从现场平稳地推至救护车、救生艇、飞机舱或在医院内转接伤员（图 29-9）。

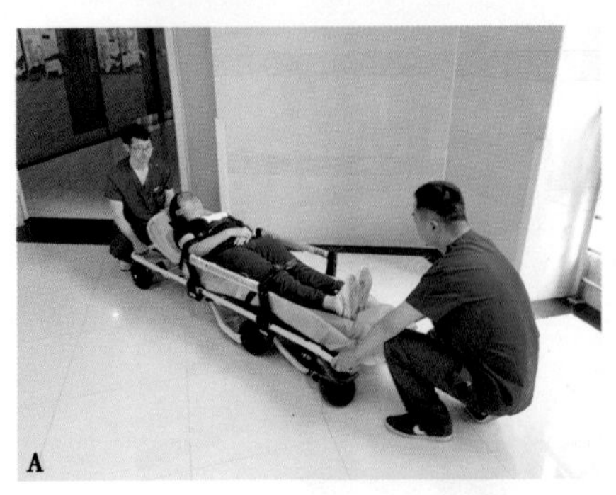

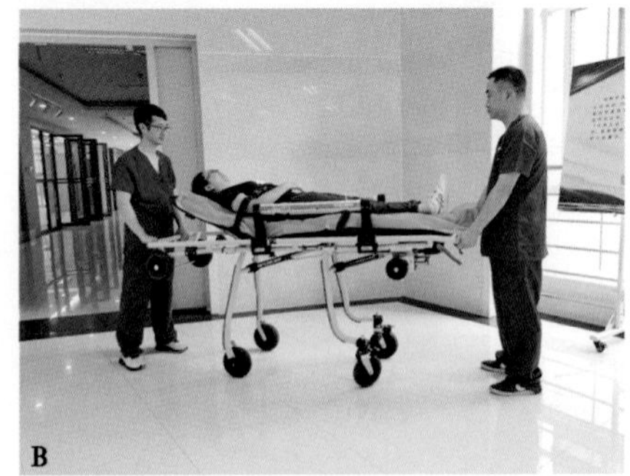

图 29-9　四轮担架搬运

A. 将伤员固定在担架上；B. 平稳推行搬运伤员。

2. **铲式担架**　适用于脊柱损伤等不宜随意翻动、搬运的危重伤员（图 29-10）。

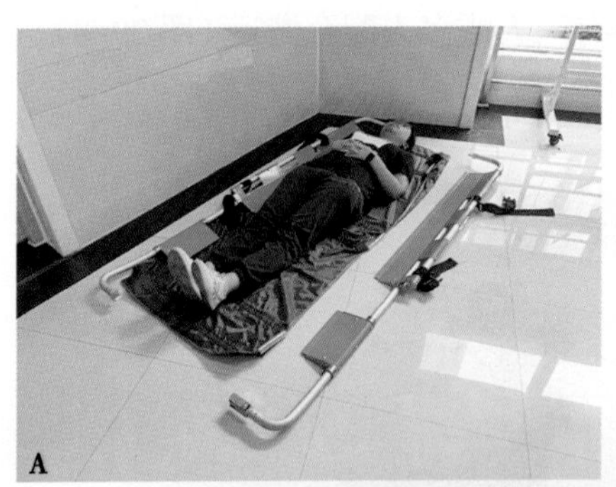

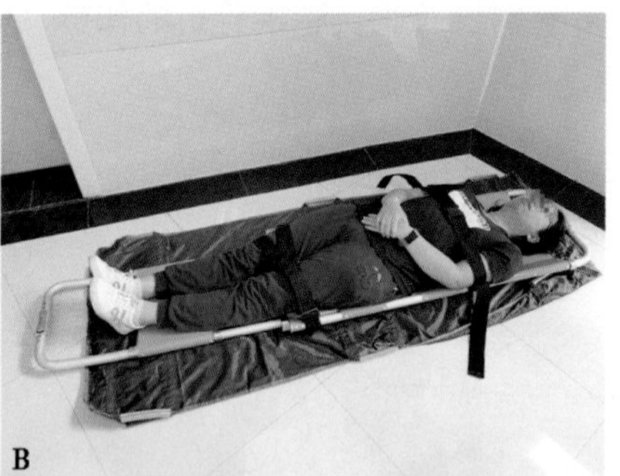

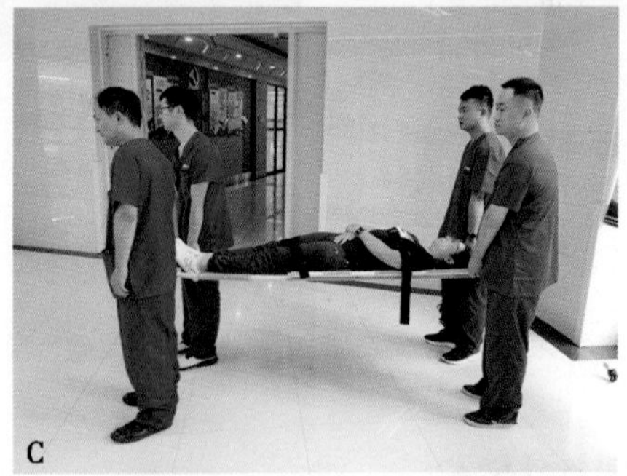

图 29-10　铲式担架搬运

A. 调节担架长度合适后，将铲式担架头、尾卡扣打开，分别放于伤员两侧；B. 担架两叶分别置于伤员身下，对接头、尾卡扣；C. 四人或两人平稳搬运伤员。

笔记

3. 帆布折叠式担架 适用于一般伤员的搬运，不宜转运脊柱损伤的伤员（图 29–11）。

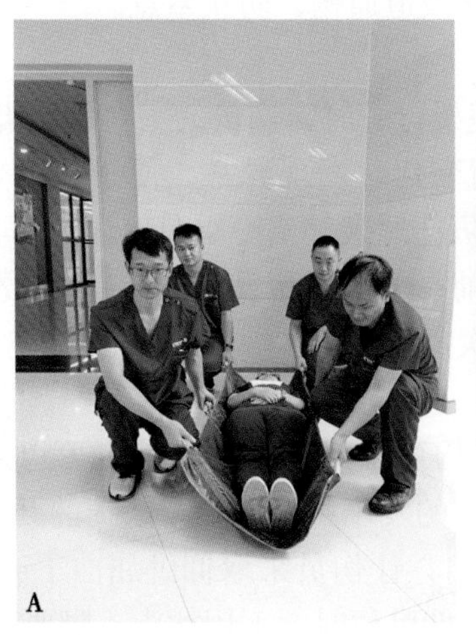
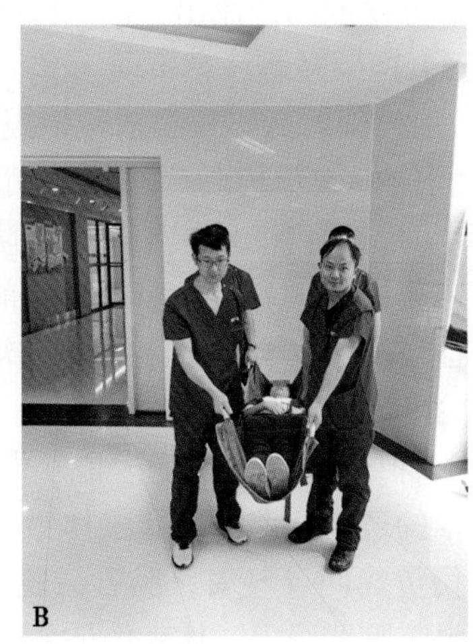

图 29–11 帆布折叠担架搬运

A. 将伤员置于担架上，适当固定；B. 四人或两人平稳搬运伤员。

4. 简易担架 如身边条件有限或担架不能及时到场，可以采用简易的担架，如用椅子、门板、毯子、衣服、大衣、绳子、竹竿、梯子等代替。

（二）常见伤员担架搬动方法

1. 疑有颈椎骨折伤员搬运 颈椎损伤应由专人牵引伤员头部，颈下须垫一小软垫，使头部与身体成一水平位置，颈部两侧用沙袋固定或使用颈托，肩部略垫高，防止头部左右扭转、前屈或后伸。

2. 疑有胸、腰椎骨折伤员搬运 采用三人搬运法。应有三人配合搬运，一人拖住肩胛部，一人拖住臀部和腰部，另一人托住双下肢，保持头、颈、胸、腹平直，齐步前进，把伤员轻轻抬放到硬板担架上。

3. 疑有脊椎受伤伤员搬运 采用多人搬运法。向担架上搬动时如有 6 人一起搬运，6 人可分两排，面对面站于伤员两侧，2 人专管头部的牵引固定，使头始终保持与躯干成直线的位置，维持颈部不动；另 2 人托住脊背，2 人托住下肢，保持头、颈、胸、腹平直，齐步前进，将伤员平直地轻轻抬放至担架上，并在颈、腘窝各放一小枕头，头部两侧用软垫沙袋固定。

4. 开放性气胸伤员搬运 迅速用敷料严密地填塞和覆盖伤口，搬运时伤员应采取半卧位并斜向伤侧。

5. 颅脑损伤伤员搬运 保持呼吸道通畅，头部两侧应用沙袋或其

他物品固定，防止其摇动。

6. 颌面损伤伤员的搬运 伤员应采取健侧卧位或俯卧位，便于口内血液和分泌液向外流出，以保持呼吸道通畅，防止窒息。

（三）担架搬运注意事项

1. 抬担架时头脚位摆放 抬担架行进时，伤员的头在后、脚在前，这样后面的担架员可随时观察伤情变化，发现异常，便于及时妥善处理。行走时，尽可能使担架平稳，防止颠簸。寒冷季节要注意保暖，防止伤员冻伤。上坡时，伤员头部朝前；下坡时相反。后送途中，担架人员要保证伤员的安全，不让伤员再次负伤。

2. 担架搬运伤员体位

（1）仰卧位：对所有危重伤员均可采用这种体位。它可以避免颈部及脊椎的过度弯曲而防止椎体错位的发生；对于腹壁缺损的开放伤伤员，当伤员痛叫屏气时，肠管会脱出，让伤员采取仰卧屈曲下肢体位，可防止腹腔脏器脱出；休克伤员采用仰卧位时，不用枕头，脚要抬高。

（2）侧卧位：在排除颈部损伤后，对于有意识障碍的伤员，可采用侧卧位，头偏向一侧，这样可以防止伤员在呕吐时食物吸入气管。伤员侧卧时，可在其颈部垫一枕头，颈部保持中立位。

（3）半卧位：仅有胸部损伤的伤员，常因疼痛、血气胸而致严重呼吸困难，对于此类伤员，在除外合并胸椎、腰椎损伤及休克时，可以采用这种体位，以利于伤员呼吸。

（4）坐位：适用于胸腔积液、心力衰竭伤员。

【常见错误】

- 将搬运视作简单的体力劳动，放任由非医务人员完成。实际上搬运是院前急救不可分割的重要组成部分。
- 胸部创伤采用捕法搬运，加重肋骨骨折等伤情。
- 采用软担架搬运胸部、四肢甚至脊柱损伤的伤员，导致伤情加重。
- 没有重视脊柱损伤可能，搬运时扭曲脊柱导致严重后果。
- 搬运颅脑损伤者时，没有重视维持呼吸道通畅。

（邵 标 刘慧敏）

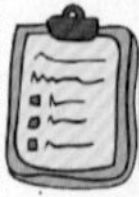

推荐扩展阅读文献及书籍

[1] 中华医学会. 临床技术操作规范急诊医学分册[M]. 北京：人民军医出版社，2015.

[2] 张连阳,白祥军,张茂. 中国创伤救治培训[M]. 北京:人民卫生出版社,2019.
[3] 孙长怡,高志华. 中国医学生临床技能操作指南[M]. 2版. 北京:人民卫生出版社,2018.
[4] 刘中民,陈雁西. 急诊与灾难医学[M]. 3版. 北京:人民卫生出版社,2019.

第三十章　伤员救护车转运

知识点

- 救护车转运是利用救护车提供紧急医疗服务，使伤员脱离灾难或危险环境，将其后送至指定救治机构或在医疗机构间转运，并负责转运途中紧急医学处置的活动或过程。
- 训练有素的专业团队、性能良好的转运设备和有计划的转运过程可以降低危重伤员的转运风险。
- 每辆救护车车组通常包括一名司机、一名随车医生、一名护士、一名担架员，转运距离超过400km时建议配备两名司机；对于严重创伤、转运途中危险因素过高者，需由专业的创伤中心医生陪同一起转运。
- 应加强转运团队的培训，要求每年至少参加一次创伤相关的培训和院前急救人员岗位培训。
- 伤员在转运之前应当根据标准化转运流程制订个体化的转运方案，包括知情同意、安全管理、有效沟通、动态评估、重复准备和监护处置，以确保转运顺利完成。
- 伤员病情评估包括预约前、出车前、接运前以及目的地伤员评估。
- 出车前仔细检查救护车车辆、车载设备和药品，对于严重创伤生命体征不稳定的伤员，需提前准备所需液体和必要的血液制品。
- 救护车转运中应妥善固定伤员，保证各管道的连接及通畅，给予吸氧，并监测生命体征，做好详细记录。
- 转运途中遇止血带移位、松弛失效时，应及时处置，确保有效止血再转运。
- 伤员送达后，应与接诊医务人员进行伤员病情交接，包括预警级别、评分、伤情评估表、主要伤情、次要伤情、已经采取的急救措施（止血带时间等）、需要但尚未实施的急救措施和其他特殊情况。双方签署院前院内伤员交接单。

救护车转运是利用救护车提供紧急医疗服务，使伤员脱离灾难或危险环境，将其后送至指定救治机构或在医疗机构间转运，并负责转运途中紧急医学处置的活动或过程。救护车转运提供相应的医护团队、救护车和医疗设备。

一、救护车转运团队

危重伤员转运过程中环境变化、仪器设备、人员等因素可增加伤员的转运风险，影响呼吸和循环功能的稳定，进而导致低血压和低氧血症等不利后果，甚至可发生心搏、呼吸骤停。训练有素的专业团队、性能良好的转运设备和有计划的转运过程可以降低危重伤员的转运风险。

（一）救护车转运人员组成

每辆救护车包括一名司机、一名随车医生、一名护士、一名担架员，转运距离超过 400km 时建议配备两名司机；对于严重创伤、转运途中危险因素过高者，需由专业的创伤中心医生陪同一起转运。不具有医疗卫生职业资格的人员，不得提供医疗卫生服务。

（二）救护车转运人员资质

医疗救护员应当按照国家有关规定经培训考试合格取得国家职业资格证书；救护车转运人员（包括司机）应当经过救护相关知识培训，包括 CPR、止血包扎、骨折固定、搬抬、担架推行、过床等基本急救和生命支持技能。

（三）救护车转运人员服装

医疗救护人员提供转运服务时应着统一的工作服，印注醒目的机构名称与标识；应当佩戴工作证（胸卡），内容包括照片、姓名、专业、服务与投诉电话等信息，以易于伤员识别。

（四）救护车转运人员岗位职责

1. 急救医生 负责急救医疗、监护转运及各种医疗文书的书写工作，合理诊疗，合理用药，合理收费。

2. 急救护士或医疗救护员 负责车载设备维护、药品和耗材的检查和补充、收费票据的管理及相关信息的统计与登记工作，配合医生完成急救护理、电子病历的录入和救护车医疗舱的卫生清洁及消毒工作。

3. 救护车驾驶员 负责车辆安全及救护车驾驶室的卫生清洁和消毒工作，掌握简单的急救技能，配合院前医生做好医疗辅助工作。

4. 担架员 配合医生、护士、驾驶员做好辅助工作。目前国内无

医疗救护员一职。

（五）救护车转运人员培训与考核

加强救护团队的培训，要求每年至少参加一次创伤相关的培训和院前急救人员岗位培训（表30–1）。

表 30–1 院前急救人员岗位培训内容

岗位	知识和技能	具体内容
院前急救医生	急救知识	常见急症症状的院前处理流程 休克、心肺脑复苏的现场处理与监护转运 各类创伤的院前防护、现场救治和转运原则 现场搬运与院前医疗转送的原则 突发事件紧急医疗救援的基本理论和相关预案 各类活动、医疗保障的相关知识
	急救技能	心肺复苏技术（包括心脏电除颤技术） 气管插管与机械通气技术 呼吸道异物梗阻处理技术 各类外伤的止血、包扎、固定和搬运技术 导尿术 车载设备的使用及维护技能 基本诊断、治疗、操作技能、车载设备使用及维护技能，病历书写、体格检查、阅读辅助检查报告，针对大众的急救知识、急救技能的宣教能力
	相关法规制度	《中华人民共和国执业医师法》 《医疗事故处理条例》 《医疗废物管理条例》 《国家基本药物临床应用指南》 《院前急救病历书写基本规范》 《院前急救病历管理规定》 《院前急救医师岗位职责》 《院前急救工作规范》
院前急救护士	急救知识	院前救护的原则 常见急症的院前护理原则和转送途中的护理 院前急救和紧急医疗救援的相关概念 突发事件紧急医疗救援的基本理论和相关预案 各类活动医疗保障相关的基本知识

续表

岗位	知识和技能	具体内容
院前急救护士	急救技能	急救车载药物的管理和给药技术 心肺复苏技术（包括心脏电除颤技术） 气管插管与人工气道护理技术 导尿术 呼吸道异物梗阻处理技术 各类外伤的止血、包扎、固定和搬运技术 车载设备使用及维护技能
	相关法规制度	《中华人民共和国执业护士法》 《医疗事故处理条例》 《医疗废物管理条例》 《国家基本药物临床应用指南》 《院前急救病历管理规定》 《院前急救护士岗位职责》 《院前急救护士工作规范》
医疗救护员（担架员）	基本知识	常见急症的现场处理流程 类创伤的院前防护、搬运原则 各类固定搬运设备的工作原理 突发事件紧急医疗救援的基本理论和相关预案 突发事件紧急医疗救援相关的基本知识
	急救技能	心肺复苏技术 人工通气技术 呼吸道异物梗阻处理技术 各类外伤的止血、包扎、固定和搬运技术 车载设备的使用及维护技能 各类突发事件的现场急救技能
	相关法规制度	《院前医疗救护员岗位职责》 《院前医疗救护员工作规范》

由所在急救中心（站）管理专业委员会组织考核，分理论考试和技能操作两部分。考核合格者分别颁发《院前急救医师岗位培训证书》《院前急救护士岗位培训证书》《院前医疗救护员岗位培训证书》《“120”调度员岗位培训证书》《救护车驾驶员岗位培训证书》。

二、救护车转运前准备

伤员在转运之前应当根据标准化转运流程（表 30–2）制订个体化的转运方案，以确保转运顺利完成。

表 30-2 救护车标准化转运流程

项目	具体内容
知情同意	对伤员状况和转运人员能力进行评估，判断转运风险，决定转运类型、转运人员及所需仪器设备。伤员状况包括病史、当前病情、监测数据、实验室结果、预测转运所需时间。决策应由专家或高年资的医生、主管医生做出，并获患方的知情同意并签字。院际转运需由转出医院和接收医院主管医生共同商议，最终由接收医院医生决定。重大社会突发事件需大批转运时需要相应级别的政府组织参与协调。转运前应该充分评估该伤员转运的获益及风险
安全管理	转运人员中应确定组长，确定小组任务，明确人员分工。组长应由高年资、丰富经验的医生或护士担任（一般组长都由医生担任），负责整个转运过程的管理和协调。小组成员必须熟悉该伤员的情况，了解转运对伤员潜在的危害；认真考虑和准备转运中的每一环节，对可能带来的危害和并发症有处理预案；制订任务列表，准备所需的设备和药物。任务列表记录有助于各项准备工作的完备无缺，又便于备案审核
有效沟通	沟通贯穿于整个转运过程，包括与伤员家属之间的沟通、团队内部的沟通、转出单元和接收单元之间的联络和沟通；沟通信息包括病情、转运过程中的交通、时间等一般信息
动态评估	对前面三个环节进行评估为后续的决策提供依据。再次评估伤员转运的获益与风险，病情是否稳定。并对转运人员组成的合理性、计划措施的针对性和预见性、沟通的有效性进行评价，进而对伤员是否适合转运进行综合权衡
充分准备	指伤员、仪器设备、团队人员三方面的准备，确保在病情稳定的情况下转运，确保必需的设备和药品经过检查处于完好状态，确保团队成员职责清楚。出发前再次评估病情，确保呼吸道通畅，重症伤员两条及以上静脉通路，仪器设备、各种管道固定妥当，清醒伤员情绪稳定，并检查核实任务列表
监护处置	转送过程中加强监测，包括心电图、血压、血氧饱和度，使用呼吸机者必须进行呼气末二氧化碳监测（国内救护车一般都未配备呼气末二氧化碳检测仪）。重点观察气管插管的位置、呼吸运动、呼吸机工作情况、监护仪监测数据、心电图、脉搏血氧饱和度、有创动脉血压、瞳孔等情况。伤员从担架到床单位之间移动时，尤应注意各类管路连接的有效性，避免牵拉松脱

（一）伤员病情评估和准备

1. 预约前评估 转运救护团队通过电话向伤员家属和主治医师了解病情，包括基本病史、主要诊断、生命体征状况、意识状态、目前使用药物、使用设备器械、设备参数、各种插管、管床医生的意见等。如

果伤员病情危重，转运风险高，建议伤员所在医疗机构委派创伤中心医务人员共同转运。评估完成后转运需获得患方的知情同意并签字。

2. 出车前评估 出车前由承担该项任务的转运团队负责人电话联系伤员家属和主管医生，再次核对伤员病情、使用药械情况，评估当时的病情。

3. 接运前评估 转运人员中应确定组长，确定小组任务，明确人员分工。小组成员必须熟悉该伤员的情况，了解转运对伤员潜在的危险；认真考虑和准备转运中的每一环节，对可能发生的危急情况和并发症有处理预案；制订任务列表，准备所需的设备和药物。转运团队见到伤员时，进行必要的病史了解和体检，检查仪器设备参数、血管活性药物的种类和剂量、当天的出入量，查看相关病历资料，与责任医务人员沟通病情。

护送前对伤员进行预处理，对高风险急诊伤员进行预处理是降低风险等级，保障转运途中安全的重要举措，要求护送前评估伤员身体各系统指标是否达标及是否需要处置。

（1）呼吸系统的风险评估：判断呼吸频率和深度，评估伤员是否需要气管插管和机械通气，如插管的伤员，气管导管是否牢固，镇静、止痛、麻醉是否满意，是否有误吸的可能。此外，还需要尽可能保证动脉氧分压>13kPa，血氧饱和度>95%。处理原则和方法：因为在路途中进行气管插管较困难，应适当放宽建立人工气道的指标，在仪器设备转换和过床过程中，应绝对避免“越快越好”的做法，确保伤员平稳过渡方可出发。此外，应观察动脉氧分压、血氧饱和度、动脉二氧化碳分压等内容，并记录到病情记录单中。

（2）循环系统的风险评估：应使伤员收缩压>90mmHg，心率<120次/min，另外，伤员如需留置中心静脉导管，中心静脉压需>5cmH_2O。还应注意伤员循环血容量是否得到补充，是否需要输血，尿量如何，有无持续性出血等。处理原则和方法：内脏破裂者，必要时需就地手术处理，失血性休克的伤员按医嘱扩容，增加静脉通道，护士应协助医生留置中心静脉导管或置浅静脉留置针。留置尿管观察尿量，检查出血部位是否包扎牢固及敷料渗血情况。准备足够的液体、血管活性药物及敷料，观察记录伤员的生命体征，做好心肺复苏的准备，急诊伤员应避免使用普通输液针。转运前需评估伤员出血情况，出血是否得到有效的控制，能否安全转运，避开伤员处理出血的陷阱。

（3）中枢神经系统的风险评估：主要包括格拉斯哥昏迷评分，观察瞳孔大小、光反射及有无颅骨骨折等情况。处理原则和方法：高颅压

者，护士应按医嘱使用脱水药物，留置导尿，监测电解质，同时观察伤员双侧瞳孔大小、对光反射及意识情况。

（4）其他创伤的风险评估：检查伤员有无气胸、胸腔内出血或腹腔内出血；有无颈椎、肋骨、长骨及骨盆骨折等情况。处理原则及方法：对颈椎骨折伤员，护士应协助医生使用颈托正确固定，过床时由医生负责头颈部的托运，保持颈部过伸位。对血气胸伤员，协助医生进行胸腔闭式引流术。途中检查应夹闭的胸腔闭式引流管，以防气体进入胸腔，按医嘱适当使用镇静镇痛药。对下肢及骨盆骨折的伤员，应协助医生进行伤肢固定，并观察固定器材是否松动。

转运前对伤员应该按照 NEWS（N：necessary，每一步骤是否必要？E：enough，治疗是否充分？ W：working，治疗是否有效？ S：secure，转运是否安全？）的转运原则充分准备。

4. 目的地评估 进一步确认伤员要转入的目的地，对路线进行规划，通过网络地图明确路况信息、全程所需要的时间、沿途主要医疗机构的类别和功能，对途中病情恶化伤员就近送到附近医疗机构做出规划，伤员到达目的地后，应当进行病情评估，并做相应记录。

5. 伤员准备 对严重伤员重点强调做好现场急救，实施“先救治后转运”的原则，急救处置包括：畅通气道、建立静脉通道，呼吸骤停者行心肺复苏术、给氧，骨折伤员妥善固定，出血伤员先止血包扎，休克伤员保持安静、及时补充血容量、保暖等。严重创伤可因表面组织毁损掩盖内脏损伤或表层损伤掩盖深部损伤。因此，现场救护医生应对伤员进行详细体检，并按头颈、胸腹、脊椎、骨盆、四肢的顺序进行检查，严密观察有无骨折、出血、血肿等异常情况。在确保伤员生命体征维持在相对平稳的状态下方可转运。

（二）救护车设备、药品准备

出车前仔细检查救护车车辆、车载设备和药品（表 30-3），对于严重创伤生命体征不稳定的伤员，需提前准备所需液体和必要的血液制品。

表 30-3 救护车车载设备和药品

类别	项目	内容
车辆检查	车辆性能	水箱、油箱、机油、刹车、轮胎
	随车工具	行驶证、加油卡、灭火器、千斤顶、应急警示牌、维修工具
	外观状况	车身有无破损、驾驶室卫生
	文书登记	例行检查表、出车记录表、加油登记表

续表

类别	项目	内容
常规医疗用品检查	简易器械	听诊器、血压计、简易呼吸球囊（成人型、儿童型各 1 个）、约束固定套、氧气袋 2 个、电极贴 2 包、气管插管包
	卫生用品	一次性呼吸管路、床单、被套
	输液用品	输液器、输液贴、注射器、胶带、微量泵延长管、砂轮
	消毒用品	酒精、碘附、医用棉签、免洗洗手液
	防护用品	一次性口罩、N95 口罩、薄膜手套、橡胶手套、隔离衣
	外伤用品	无菌纱布、医用绷带、夹板
	吸氧用品	吸氧鼻导管、吸氧面罩
	吸痰用品	吸引器延长管、吸痰管（成人、小儿）
	瓶装氧气	氧压≤3kPa 则需更换。如为长途任务则全部更换
	车内急救箱装药品	盐酸肾上腺素、异丙肾上腺素、去甲肾上腺素、多巴胺、硫酸阿托品、盐酸利多卡因、胺碘酮、呋塞米、氨茶碱、尼可刹米、地塞米松、碳酸氢钠、纳洛酮、毛花苷 C、盐酸异丙嗪、硝酸甘油、硝普钠、罗通定、氨甲环酸、酚磺乙胺、山莨菪碱、甲氧氯普胺
	文书用品	协议书、转运记录表、转运交接单、危重伤员告知书、收款收据、笔
选备医疗设备	呼吸机	转运呼吸机，呼气末二氧化碳监测器（目前国内大多数救护车未能配备）
	监护仪	具备除颤功能，若监护仪不具备除颤功能，则需单独配置除颤仪
	吸引器	1 套
	微量泵	1 个
	心电图机	1 台（12 导联）
	电动心肺复苏机	1 台（有条件可配备）

（三）安全搬运

安全搬运可减轻因搬运造成的痛苦和并发症。搬运时方法要正确，体位要适当。在未明确诊断前应水平移动伤员，使用硬板搬动，并做相应的固定，身下衬垫应柔软平实以减少途中震荡，平卧位头偏向一侧以防止异物误吸发生。对于疑有颈椎或脊椎损伤的伤员，使用颈托，保持被动体位，并采用“一字法”搬运，防止颈椎过伸、过屈、旋转，以避免截瘫的发生或脊髓的再度损伤。对于身上带有导管的伤员，必须保证导管的通畅，防止其扭曲、受压、移动和脱落。

三、救护车转运中救治

（一）病情评估

对伤员伤情初步评估后，在及时进行现场急救、处置同时，要根据病情尽快启动预警机制，以便确定伤员需转运的医院以及使院内急救了解伤员伤情程度。

根据伤员的受伤部位、程度、功能损害的情况及生命体征是否平稳，将预警系统分为三个级别：①绿色预警，单部位受伤，仅需简单处置；主要受伤部位功能受损或障碍，生命体征基本平稳，没有生命危险。②黄色预警，多个部位损害严重，有功能损害和障碍；生命体征不稳定，不救治伤员会死亡。③红色预警，单个或多个部位损害，生命体征极不稳定，不迅速处置 4 小时内死亡；难以逆转的濒死状态。

在初步评估时发现的影响生命的创伤得到了初步处理，二次评估的目的是检查初步治疗的效果、观察病情演变情况、对初步评估遗漏的次要损失进行治疗，二次评估的顺序仍遵循上述阐述的 ABCDE 五个检查顺序，发现问题再次给予治疗。如病情演变，轻中度伤员病情加重，及时修改预警级别。

与院内急救进行信息交换，包括预警级别、评分、预计到达时间、主要伤情、必需的急救措施和其他特殊情况。让院内专科急救人员了解伤员情况，远程指导院前急救，以保证救治的全程化、专业化。

（二）监护与处置

1. 体位管理 原则是要妥善固定，减轻伤员痛苦，避免再损伤。

2. 重视呼吸道管理 防止误吸、舌根后坠及窒息，保证呼吸道的通畅，观察有无缺氧征象及伤员的呼吸幅度。

3. 保证各管道的连接及通畅 上车后需注意检查固定各管道，防扭曲、滑脱以及引流物反流。及时更换大输液，输注升压药、甘露醇等特殊药物时随时观察，切忌外渗。

4. 转运时禁食禁饮 如伤员口唇干燥，可用湿纱布湿润；如伤员张口呼吸，将纱布打开盖在口腔上，并使用面罩吸氧。

5. 确保转运途中安全 转运时严密观察伤员的意识、面色、瞳孔、生命体征、末梢循环、肢体活动以及受伤部位等情况变化。做好伤员的心理护理，对于清醒伤员，主动关心、同情、安慰，使伤员降低恐惧感。医务人员进行各项操作处置时，应细心、轻柔、准确，给伤员予安全及信任感。

6. 生命体征监测 使用充电式多功能监护仪对伤员进行持续的心

电、血压、血氧监测。在监测生命指标基础上综合伤员意识表情的变化，判断病情的变化，及时给予相应的护理措施。

7. 适时给氧或机械通气 应用鼻导管或面罩给氧，并注意保持气道通畅，如伤员呼吸已停止或自主呼吸无效，应迅速给伤员行气管插管术，并将导管固定牢固，及时进行机械通气。

8. 维持有效的静脉通路 严重创伤的伤员，转运前常规用套管针或深静脉建立静脉通路，转运途中，护士要注意观察，保持输液通畅。院前急救用药中，医生只下口头医嘱，护士执行时要做到三清一复核。即听清、问清、看清，以及与医生复核药品名称、剂量、浓度，对用药的空安瓿应暂时保留，以便核对。

9. 详细记录 途中详细、认真、准确地记录生命体征、意识状态、病情变化及治疗措施，为院内诊治提供参考，及时将伤员病情通知医院有关科室，以便于其做好相应的急救准备。

（三）转运途中常见突发情况处理

1. 困难止血的处理 股动脉破裂出血采用加压包扎止血效果差，需要人工协助用手按压帮助止血，然而用推车转运时，施救者若边走边按压，力度明显不足，会导致再出血。让按压者也位于推车上，其余人推着车走，这样能够在转运时有效止血。

2. 纵隔气肿的处理 当合并全身严重皮下气肿时，相对于选择颈静脉切迹处做切开引流排气减压，选择胸壁或腹壁皮肤切开后分离皮下进行排气减压更易于操作和减少风险。

3. 现场与转运途中心肺复苏 在救治现场同时有多名没有心搏、呼吸的伤员时，需要快速进行比对判断，抢救最有可能存活的伤员。对于转运途中伤员突发心搏、呼吸停止者，应立即停车，行 CPR 及气管插管术，根据病情变化，选择距离事发地点近的医院尽快抢救治疗。

四、救护车转运交接

伤员送达最近的救治网点或区域创伤救治中心后，需与院内接诊值班医生、护士进行伤员病情交接，包括预警级别、评分、伤情评估表、主要伤情、次要伤情、已经采取的急救措施（止血带时间等）、需要但尚未实施的急救措施和其他特殊情况。双方签署院前院内伤员交接单。

随车急救医生应完整填写交接单，在伤员到达医院后完成对救护车伤员的无缝衔接。交接单一式两份，一份由医疗急救中心（站）保存，一份保留在接诊医疗机构。

交接单留存时间为两年，保留 15 年。

【常见错误】

- 受伤地点偏远时，院前转运平面强调“快”，没有经过恰当的稳定伤情处置，导致长时间院前转运途中伤员伤情加重，甚至死亡。
- 在城市发生创伤事件时，现场实施过于复杂的救治操作，如反复静脉穿刺建立通道等，导致大出血伤员院前时间延长。
- 对于血流动力学不稳定的伤员，没有从伤情角度出发决定院间转运，而是依据伤员家属意见转院，导致转运中死亡或伤情加重。
- 没有定期维护转运救护车上急救设备，途中伤情变化时无法完成处置。
- 没有携带伤员救治记录的完整文件，如病历、影像资料等，影响接收医院的及时救治。

（张　可）

第三十一章　伤员直升机转运

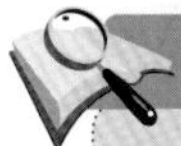

知识点

- 直升机转运是利用直升机提供紧急医疗服务，使伤员脱离灾难或危险环境，将其后送至指定救治机构或在医疗机构间转运，并负责空运途中紧急医学处置的活动或过程。
- 直升机转运是一项对医务人员身心素质、操作技能和医疗装备等要求严格、专业性强的特殊医疗急救。
- 确定采用直升机转运后，应立即提出空运后送申请。空运后送申请应该包括机降点位置和安全情况、伤员数量及伤情以及所需特殊装备等信息。
- 空转转运有严格的流程管理，一般包括申请、受理、评估和响应。
- 直升机转运适用于严重创伤、需短时间内紧急处置以挽救生命、保存肢体和视力，且现场或当地无力救治的伤员。应严格掌握空运适应证，避免过度后送，造成卫生资源的浪费。
- 使用直升机进行的初次伤员空运后送，原则上没有禁忌证。院间空运后送应确保安全，一般没有绝对禁忌证，但存在相对禁忌证。
- 直升机转运设备除了配置电子血压计、监护仪、呼吸机、除颤仪、供氧系统等，应根据转运伤员需要，准备相应的携行医疗装备和药物。
- 直升机转运过程中应重视氧分压降低、气压降低、噪声和震动、低温等情况的处置。并注意特殊仪器的安全管理和仪器设备的固定。
- 根据直升机机舱内担架的系固装置安置伤员，注意固定牢固。伤员在机上体位应依据伤病情况采取不同方式。
- 登机、离机时在机头、机身两侧、机尾部应有专人维持秩序，确保安全。伤员应遵循相关登机和离机管理。

随着航空医学救援的发展及我国科技与经济水平的进步，伤员的直升机转运已成为地面转运的有效补充。直升机转运以其快速机动能力的

优势成为当前备受重视的急救模式之一，但因为航线的限制、起降点的设置、气候的影响等，同时在国内应用时间较短、案例不多，仍然有很多不足之处还有待改善。

直升机转运是利用直升机提供紧急医疗服务，使伤员脱离灾难或危险环境，将其后送至指定救治机构或在医疗机构间转运，并负责空运途中紧急医学处置的活动或过程。

直升机转运过程中，转运直升机应提供紧急医疗服务，包括伤员的生命支持、监护、救治和转运，特殊血液和移植器官的运输，以及急救人员、医疗装备和药品的快速运达。以排除交通、距离、地形等影响，缩短转运时间，使伤员尽快脱离灾害或危险环境，迅速到达目标医院，达到减少致残率和死亡率为目的，是一项对医务人员身心素质、操作技能和医疗装备等要求严格、专业性强的特殊医疗急救。

如果确定采用直升机转运，应立即提出空运后送申请。空运后送申请应该包括机降点位置和安全情况、伤员数量及伤情以及所需特殊装备等信息。提供空运申请后，后方指挥人员对申请进行审核，通过后开始空运后送任务。空转转运有严格的流程管理，一般包括申请、受理、评估和响应，具体的流程可参考图 31-1。

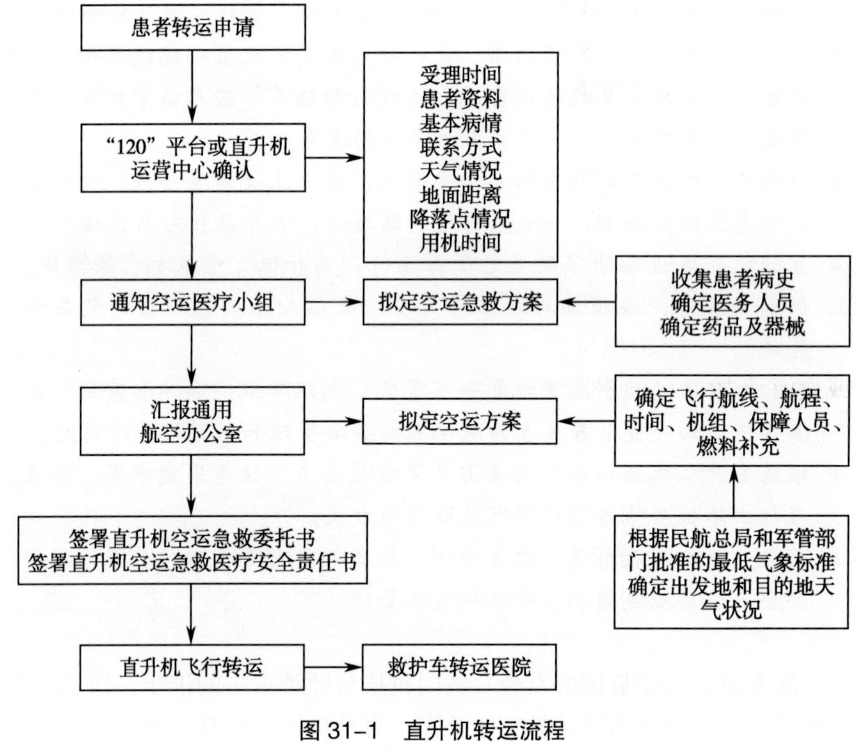

图 31-1 直升机转运流程

一、直升机转运指征

直升机转运指征包括适应证和禁忌证，明确指征是为减少因检伤分类不足或过度检伤分类导致的救治延迟、伤残或伤亡率增加或医疗资源浪费提供参考依据。

直升机转运不应要求杜绝机上死亡，但应尽量降低机上死亡率。直升机主要是一种转运工具，最初在直升机上并不具备救治能力。即使是今天，受限于多种因素，后送途中的救治能力也是极为有限的。确定伤员空运的禁忌证是一个十分复杂的问题，有很大的可变性和灵活性。

（一）直升机转运适应证

适用于严重创伤，需短时间内紧急处置以挽救生命、保存肢体和视力，且现场或当地无力救治的伤员，包括：①多发伤等生命体征不稳定，休克倾向；②头颈部伤，伴意识丧失或意识状态进行性恶化，需要紧急手术；③颌面部伤，需要紧急手术；④胸部创伤伴进行性呼吸困难，可疑心脏损伤，或心脏压塞伴血流动力学改变；⑤腹部伤伴血流动力学不稳定，或疑有空腔脏器破裂；⑥肢体离断或不全离断，血管损伤造成肢体缺血，需急诊手术；⑦脊柱骨折 / 脱位合并完全或不完全瘫痪，需急诊手术；⑧骨盆骨折合并血流动力学不稳定，需及时手术；⑨重度烧伤，包括体表烧伤面积>20% 体表面积的Ⅱ度或Ⅲ度烧伤、吸入性损伤、颅面部等重要部位烧伤、烧伤合并创伤；⑩其他需紧急空运的。

伤员突发急重症时，需短时间内紧急处置以挽救生命、防止严重并发症，且现场或当地无力救治，包括：①进行性缺血性脑卒中；②急性冠脉综合征急需实施介入手术；③重症胰腺炎、急性消化道大出血等伴血流动力学异常，或其他急腹症等需要急诊手术；④高原脑水肿、高原肺水肿、急性高原反应（重度）；⑤热射病；⑥急性中毒伴意识障碍或血流动力学异常或器官功能受损；⑦坏死性筋膜炎、主动脉夹层或动脉瘤、肢体末端缺血等其他外科急症，需急诊手术；⑧其他需紧急空运的。

应严格掌握空运适应证，避免过度后送，造成卫生资源的浪费。

（二）直升机转运禁忌证

使用直升机进行的初次伤员空运后送，原则上没有禁忌证。院间空运转运则应确保安全，转运禁忌证如下。

1. 绝对禁忌证 包括：①终末期伤员；②具有攻击性、难以控制的精神病伤员。

2. **相对禁忌证** 包括：①各种严重创伤，伤员不稳定，随时有死亡可能，如休克、重度贫血（Hb<70g/L）伴低氧血症或减压病、动脉空气栓塞，严重颅、面部损伤，疑颅内出血、颅骨骨折或面部骨折致出血累及上呼吸道，颅内积气，气胸或血气胸；②各脏器、系统功能障碍或衰竭，处于抢救状态，或立即空运可能使伤病情加重或恶化，如心搏、呼吸骤停心肺复苏后，慢性阻塞性肺疾病急性发作（高流量面罩吸氧条件下，呼吸频率持续<10 次 /min 或>30 次 /min、持续性发绀或血氧饱和度<90%），哮喘急性发作，顽固性心律失常，充血性心力衰竭伴急性肺水肿；腹部穿透伤未经处理，或腹部手术后不足 48 小时；③其他各种原因致脏器功能障碍或衰竭，空运非但不能使伤员得到及时有效救治，还具有极大危险性，如急性肠梗阻、肠扭转、肠套叠，嵌顿性疝，气性坏疽；④临产孕妇；⑤用管型石膏固定和重锤牵引的骨折伤员；⑥有毒有害物质沾染或处于感染期的急性传染病伤员。

二、伤员直升机转运前评估

伤员进行直升机转运前必须进行严格的、完整的、充分的评估：①评估机上抢救过程中的风险，比如行心肺复苏、电复律等操作时伤员及医务人员的安全；②伤员的临床病情评估；③与旅伴有关的潜在风险；④语言沟通障碍（医学救援人员是否使用当地语言）；⑤交通工具的复杂性（例如各种不同类型的直升机）；⑥医学救援经验；⑦当地酒店和地面交通的安全；⑧登机、离机、连接区域的基础设施；⑨航班连接数；⑩担架运输。

（一）伤情评估流程

总体伤情评估流程见图 31-2。

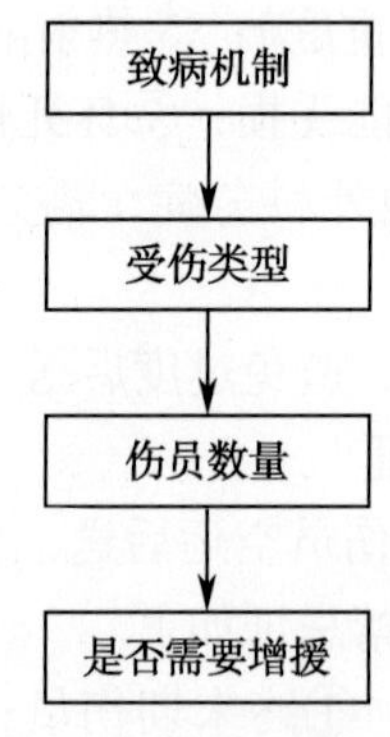

图 31-2 总体伤情评估流程

（二）检伤分类法流程

一般遵循 START 法（图 31-3）。

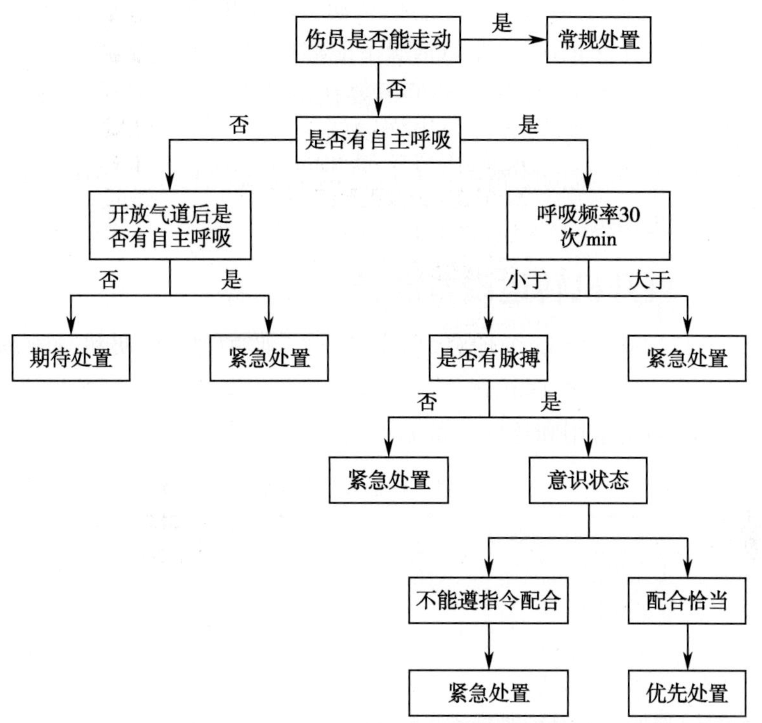

图 31-3 检伤分类法流程（START 法）

（三）转运分类

1. **紧急转运** 对需要救命，保存肢体、视力或防止病情恶化的病例必须立即后送。需要有专门的救援机构救起伤员并空运到确定性救治机构。救援飞机应在空中待命或在机场待命。按照定义，精神病伤员和濒临死亡者不属紧急后送的范畴。

2. **优先转运** 适用于需要尽快给予医学处置但在本地又不具备条件的伤员。这类伤员应在 24 小时内被救起并尽快后送。

3. **常规转运** 这类伤员应在 72 小时内被救起并按照计划空运后送。

（四）特殊伤员

可参考美军的标准，将伤员分为 4 类。

1. **Ⅰ级** 精神病伤员：①Ⅰa 级，需要给予镇静、催眠和全程监管的严重精神错乱的担架伤员。②Ⅰb 级，中度精神病，需服用镇静药但不需管制的担架伤员。须准备好束缚设备，以防由于空运环境的影响

或其他诱因导致此类伤员发作危及自身或飞机。③Ⅰc 级，轻度精神病，行为配合，在看护下可确保安全的可行走伤员。

2. Ⅱ级 除精神疾患以外的担架伤员：①Ⅱa 级，完全不能自主活动的担架伤员；②Ⅱb 级，紧急情况下能够自行活动的担架伤员。

3. Ⅲ级 除精神疾患以外的需要在空运中给予治疗、照料、帮助或观察的可行走伤员。

4. Ⅳ级 成批的除精神疾患以外的不需在飞行中给予医学处置或观察的可行走伤员。

三、直升机转运设备准备

直升机转运设备除了配置电子血压计、监护仪、呼吸机、除颤仪、供氧系统等，还应根据转运伤员需要，准备相应的携行医疗装备和药物。直升机转运常用和选择装备见表 31-1 ～表 31-5。

表 31-1 搬运和固定装备

序号	装备	HEMS 配备	FWAA 配备
1	上车担架	1 台	1 台
2	铲式担架	1 台	1 台
3	担架固定装置	选装	选装
4	真空固定床垫	选装	1 个
5	便携式折叠椅 / 便携式非折叠椅	选装	选装

注：HEMS.helicopter emergency medical service，直升机航空医学救援；FWAA.fixed wing air ambulance，固定翼航空医学救援。

表 31-2 诊断和监测装备

序号	装备	HEMS 配备	FWAA 配备
1	听诊器	1 个	1 个
2	叩诊锤	选装	选装
3	体温计	1 个	1 个
4	血压计	1 个	1 个
5	快速血糖检测仪	1 台	1 台
6	血气分析仪	选装	1 台
7	快速生化检测仪	选装	1 台
8	便携式 B 超机	选装	选装
9	血氧饱和度仪	选装	选装
10	二氧化碳监测仪	选装	选装

注：HEMS.helicopter emergency medical service，直升机航空医学救援；FWAA.fixed wing air ambulance，固定翼航空医学救援。

表 31-3 抢救装备

序号	装备	HEMS 配备	FWAA 配备
1	固定氧气供应装置	≥2 000L	≥3 000L
2	便携式氧气供应装置	≥400L	≥400L
3	多功能除颤 / 监护 / 起搏器	1 台	1 台
4	便携式呼吸机	1 台	1 台
5	重症监护呼吸机	选装	选装
6	心电图机	选装	选装
7	自动心肺复苏机	选装	1 台
8	胸外按压泵	选装	选装
9	吸引器	1 台	1 台
10	雾化装置	选装	选装
11	喉镜	1 个	1 个
12	环甲膜穿刺置管包	1 套	1 套
13	舌钳	1 个	1 个
14	开口器	1 个	1 个
15	导管材料（气管导管、口咽通气管）	1 套	1 套
16	气管切开插管器械包	1 套	1 套
17	小型外科手术器械包	1 套	1 套
18	颅脑手术器械包	选装	选装
19	心包穿刺装置	选装	选装
20	胸腔引流穿刺装置	选装	选装
21	腹腔引流穿刺装置	选装	选装

注：HEMS.helicopter emergency medical service，直升机航空医学救援；FWAA.fixed wing air ambulance，固定翼航空医学救援。

表 31-4 创伤救治装备

序号	装备	HEMS 配备	FWAA 配备
1	头部固定器	1 个	1 个
2	颈托	1 个	1 个
3	脊椎固定板	1 个	1 个
4	固定夹板（套）	1 套	1 套
5	牵引装置	选装	选装
6	三角巾	5 个	5 个
7	止血带	1 条	1 条

续表

序号	装备	HEMS 配备	FWAA 配备
8	绷带卷	2 个	2 个
9	一次性纱布敷料	10 个	10 个
10	创可贴	1 盒	1 盒

注：HEMS.helicopter emergency medical service，直升机航空医学救援；FWAA.fixed wing air ambulance，固定翼航空医学救援。

表 31-5 输液装备

序号	装备	HEMS 配备	FWAA 配备
1	注射器和输液器	5 套	5 套
2	输液加压泵	1 台	1 台
3	输液加温器	1 台	1 台

注：HEMS.helicopter emergency medical service，直升机航空医学救援；FWAA.fixed wing air ambulance，固定翼航空医学救援。

四、直升机转运过程中紧急事项及处理预案

（一）氧分压降低

随着高度升高，空气中的氧分压降低，可能诱发伤员缺氧，导致顽固的低氧血症，诱发心肺功能衰竭，因而保证伤员预防性供氧极为重要。医疗小组需要根据相应公式，计算出适合伤员的氧合条件。为避免伤员因缺氧而加重病情，应及时监测伤员血氧饱和度等指标变化，根据伤员血氧变化供给氧气，以保障伤员血氧饱和度维持在 90% 以上或动脉氧分压大于 60mmHg（1mmHg=0.133kPa），如条件许可，建议配备床旁血气分析仪。若伤员需要气管插管，也应使用呼吸末二氧化碳监测设备、高级转运机、无创血压监测等设备和充分的药物来监测和支持气管插管的伤员。

（二）气压降低

航空转运过程中，飞机中的气压处于波动中。气压波动可能会损伤实质脏器或使伤员疼痛加重。气压损伤性中耳炎、气压性鼻窦炎、气压性胃肠疾病在航空运行中均常见。而高空中的低气压环境使得人体含气腔道内体积膨胀，对于腹胀、胃肠道疾病、胃肠贯通伤的伤员要及时减压；气胸伤员的病情在气压波动时可能会加重，应注意胸腔闭式引流及脑室引流的液面高度。医疗小组应熟练掌握胸腔穿刺术及心包穿刺术。

此外，减压病可能导致严重的后果，应予以重视。伤员如有输液，注意尽量避免使用塑料输液袋，并及时调整输液速度。

（三）噪声和震动

飞机的发动机和推进器均能产生大量的噪声，噪声是航空救援中最影响医疗小组成员操作的因素之一，噪声越大，其潜在的伤害便越大。噪声可以打断医疗小组成员之间的沟通，影响医疗小组成员之间的交流，干扰医疗小组成员对伤员的查体及血压监测，损害医务人员及伤员的听力。震动可以影响血压测量的结果，使得电子监护设备的测量准确性下降。此外，震动还可以造成血管收缩，影响伤员排汗。虽然噪声和震动无法被消除，但医疗小组成员可以使用耳塞、床垫等来减少噪声与震动的影响。

（四）低温

海拔每上升305m，外界温度便下降2℃，伤员在航空转运时会经历外界温度的急剧波动，严重的高体温和低体温均会明显影响能量代谢率，使伤员生命安全受到威胁，飞机机舱内应保持相对恒定的温度，避免与外界环境的直接接触，同时还要对伤员进行适度的保温和散热。

（五）特殊仪器安全管理

随着航空救援技术的发展，一些机械辅助循环装置进入了航空救援系统，这些装置包括主动脉内球囊反搏（intra-aortic balloon pump，IABP）、体外膜氧合器（extracorporeal membrane oxygenerator，ECMO）、心室辅助装置（ventricular assist device，VAD）和特殊呼吸机，为了确保仪器运行的安全，应配备数量足够的医务人员。这些仪器需要适航证明的材料，才能准予在航空转运中使用。在运行装置之前应对装置管路进行充分的检查，确保其无菌性及密闭性，装置的管路应得到充分的固定，避免其在运输过程中移位。此外，应确保设备具有充足的备用电源，使装置有足够电储备，以防发生意外。对于体外循环装置而言，抗凝药物的使用必不可少，因而应备用足够数量的抗凝药物及测试凝血功能的检验设备。

（六）固定仪器设备

直升机运行路途中及起飞降落时会有剧烈晃动，医务人员应提高安全意识，确保仪器设备妥善固定，以免砸伤人员或造成设备损坏。

五、空中转运伤员注意事项

直升机转运阶段是指从伤员进入机舱舱门开始，到救护转送人员和

后接医院在交接单上双方签字完毕的过程。主要包括以下工作。

（一）机上安置伤员

根据直升机机舱内担架的系固装置，可放在机舱中间（如直-8）或靠一边。注意固定牢固。伤员在机上体位，应依据伤病情况，采取不同方式。

1. 头朝向机头方向　人类在长期的生活中已养成安静平卧时头高于足，平卧移动时头朝前、脚在后，及沿纵轴方向移动的习惯。而任何飞机飞行时总是带有一定的仰角，机头总是高于机尾。飞机飞行时的这一特点，正好符合人们的生活习惯。故机上伤员体位多采用头朝向机头方向。

2. 担架横向摆放　在条件许可的情况下，把担架横位摆放。对循环系统不稳定或已有损伤的伤员来说，这样可降低飞机起飞阶段和大仰角爬升时所造成的反特伦德伦伯格体位对循环系统的影响。

3. 根据伤病情需要摆放　患有循环系统和呼吸系统疾病者，头最好朝向机尾方向。而对于脑水肿伤员，则最好使其头朝向机头方向。胸腹部伤员应尽量取半坐位，这不仅便于肺的扩张与呼吸，而且有利于胸、腹腔液体的引流与局限。而对于头部伤员，应使其头抬高15°～30°，以利于静脉回流和减轻脑水肿。

（二）请求起飞和飞行

伤员得到妥善安置后，医务人员再次检查伤员及其担架牢固度，连接并固定好所有监视管线，如给氧、输液给药、心电监护等，以方便进行空中伤情的监测。之后，通知飞行员可以起飞。飞行员向飞行指挥部请求起飞。飞行指挥部发布直升机起飞命令；外场人员指挥直升机起飞。

（三）飞行途中监测和处置

在机上，如伤员的伤情突然发生变化，应立即组织抢救和处置。

一般飞行至预定高度平飞后，医务人员须立刻监测伤员登机后第一次生命体征，并将伤员目前生命体征及状况向机长做第一次报告。随后于飞行途中持续观察并不定时测量伤员生命体征。空中监测和处置的主要内容，包括以下几方面。

1. 要防止发生危及生命的情况　如窒息、持续抽搐、休克等。出现危及生命的情况要立即施救。

2. 注意气道管理　防止呕吐物或呼吸道分泌物阻塞气道，必要时辅助排痰或吸痰。

3. 严密观察生命体征的变化　特别是胸部外伤和意识不清伤员，

在直升机起飞与降落时尤要注意观察伤员的生命体征。

4. 固定担架 直升机飞行时不如客机那样稳定，应将担架固定于直升机舱底部，并且要注意防止夹板和颈托滑脱。

5. 心理支持 必要的言语安慰，以稳定伤员情绪。

6. 耳痛处理 在起飞或降落时，要求伤员做吞咽动作以缓解中耳鼓室压力变化所带来的耳痛或鼓膜损伤。

7. 填写文书 在伤员伤情稳定的空隙时间，填写医疗护理文书。将所测得的生命体征、心电图、其他监视仪器监测的数值、尿量、输液量、用药以及伤情变化等做成空中救护记录。

参与直升机转运的医务人员在熟练掌握急诊抢救技能的基础上应当具备一定的空中急救知识：①航空生理学，在航空医学救援运输过程中，氧分压的降低对伤员氧气输送、吸入气氧浓度（fractional concentration of inspired oxygen，FiO_2）产生影响，需要及时调整氧分压，以避免并发症发生；②航空通信相关知识，如手机、无线电的通信程序等；③航空医学救援相关法律法规；④航空公司的危险物品管理规则；⑤感染控制；⑥航空救援质量管理等。

六、登机、离机安全管理及伤员交接

在机头、机身两侧、机尾部应有专人维持秩序。需要按照固定的路线转运伤员，无关人员不得靠近飞机，当在斜坡处接近飞机时，应从低坡侧靠近。禁止在飞机尾翼区域行走。

（一）登机管理

救护人员登机时，必须保持低头、弯腰、屈膝姿势，以降低自身高度，避免被主旋翼击中，不宜穿传统的白大衣，以免弯腰屈膝时踩住白大衣发生意外。医务人员身体上不得悬挂质量较轻的物品如笔、胸牌、手机等，医务人员头发必须固定，以避免卷入直升机螺旋桨导致危险。在搬运伤员过程中，医务人员应按照转运规范搬运，避免加重伤员的伤情。

在搬运伤员上机时，最好先安置在前舱，然后按顺序安置在其他舱。先安置上层，然后安置中层和下层。在搬运担架和重症伤员上机时头朝前，下机时脚朝前。混合装机时先搬运担架伤员，然后安置坐位伤员；下机时尽量先运轻伤员，然后抬出危重伤员。在机上安置重症伤员时要注意给护送的医务人员留出一条通向伤员的通道。由于多数飞机的通风气流都是从机头向机尾流动，所以应将感染及可能产生臭味的伤员，如烧伤、肠瘘、骨髓炎伤员等，尽量安置在靠近机尾的位置。安置

肢体打石膏绷带的重症伤员时，应使健肢靠近过道一边。需引流的伤员应放置在上层，以利于引流。途中需下机的伤员应放置在靠近机尾的下层。

（二）离机管理

飞机停稳后，得到飞行指挥长的同意后，有序组织伤员离机。机上医务人员应立即下机，向接收单位的医务人员简要介绍伤员空中处置情况。

1. 交接方式　一是由地面救护车将伤员转送至接收医疗机构，机上医务人员需陪同伤员至接收医疗机构，再进行交接。二是在机降场与接收医疗机构医生完成交接。完成交接后，双方要在交接单上签字。

2. 交接内容　包括：①伤员的个人记录材料，如姓名、年龄、单位、身份等；②医疗文书，如原始医疗记录、空中伤情变化及处理记录等；③伤员随行物品；④送达机构及特殊要求等。

3. 接机后现场救护及后续救护车转运　目前国内大部分医院还不能在院内停直升机，所以只能在机降场接机后再通过救护车转运至各医院内。

4. 伤员下机后评估与处置　伤员下机后，应评价气道是否阻塞，生命体征是否平稳，有无危及伤员生命而需要紧急处理的情况。如果存在需要开放气道、活动性出血需要控制等情况，应立即进行抢救和处置，待伤情稳定后，再转送至所需时间最短的有条件急救的医院。如果没有危及生命的情况，则根据伤员的伤情选择合适的医疗机构。因直升机救护人员最熟悉伤员情况，在救护车未离开前，如伤员发生伤情变化，直升机救护人员仍有责任承担或协助地面后接人员对伤员进行积极救治。

【典型案例 1】

2019 年 6 月 17 日 22 时 55 分，四川省宜宾市长宁县发生 6.0 级地震，震源深度 16km，最高烈度为 8 度。地震发生后第一时间，四川省人民医院立即启动应急救援方案，救援队赶往宜宾市长宁县地震灾区进行现场医疗救援。6 月 18 日 3 时 28 分救援队抵达长宁县中医医院，因当地无剖腹探查手术的条件，伤员急需转运至成都救治。长宁离成都的距离 320km，转运线路考虑如下：经陆路救护车转运需耗时 3 ～ 4 小时，且地震导致当地道路交通毁坏，路况不佳，伤员失血性休克、多脏器衰竭，经陆路转运风险高；航空直升机转运 1 小时 20 分钟。考虑后决定：①积极联系政府军队，启动航空救援系统；②安置双侧胸腔闭式引

流管，维持心肺功能，给予呼吸循环支持；③持续性损害控制，灌注复苏；④利用腹腔高压控制腹腔出血；⑤接收医院相关各科室积极完善术前准备。历经 1 小时 20 分钟飞行，伤员从长宁县安全抵达四川省人民医院。

【典型案例 2】

2020 年 6 月 13 日，温岭液化石油气运输槽罐车爆炸导致的特重度烧伤伤员，经现场处置后转运至当地医院进一步救治，这批特重度烧伤伤员由于烧伤面积大、烧伤深度深，在省级医疗组专家多次的病情评估、反复制订 / 预演转运方案后，将本次爆炸事件中烧创伤最重的 2 例伤员通过空中救援直升机转至浙江大学医学院附属第二医院，另 13 例伤员由救护车送至浙江大学医学院附属第二医院。

【常见错误】

- 转运机制不完善。空中转运从提出申请到最终转运成功涉及空管、地勤、交通、医疗等多个不同系统的各个部门，而直升机转运尤其是紧急医疗转运服务，对时效性有很高的要求。这就要求有完善的运行机制来保证整个过程的高效、顺畅，能既好又快地完成转运任务。一旦因为机制不完善导致某个环节出现问题则会导致整个任务的失败，甚至带来严重后果。
- 评估不全面。从受伤现场转运伤员原则上没有禁忌证，但院间转运存在相对禁忌证。直升机转运由于受到空间、设备和飞行不稳定等因素影响，在机上的评估手段或急救措施是有限的，一旦出现病情突然变化，医务人员可能无能为力，因此在转运前应对伤员的转运风险进行充分评估并做好相应预案。
- 准备不充分。在充分评估的基础上，要针对转运伤员的具体情况及可能出现的风险做好应对的准备和预案，包括人员、设备、药品、治疗方案等。例如，随机的医务人员要有丰富的急危重伤员救治经验和良好的心理素质，能较好应对突发情况，同时还应具备良好的身体素质，不会因为飞机颠簸而出现眩晕、呕吐、自顾不暇的状况。
- 培训不到位。在直升机转运医疗救护中，应该对相关医务人员进行相应的上机前培训，使其熟悉机上的仪器设备、飞行转运的特点，着装、登机姿势和路线、伤员的搬运和放置等的相应要求，以及飞行途中可能出现的常见意外的处置流程等。如果培训不到位，医务人员对这些内容掌握不熟练，则容易引发危险或加重伤员的病情。

- 信息不顺畅。直升机转运紧急医疗服务是个系统工程，涉及多系统、不同部门和不同专业，所以各个部门间保持信息的畅通、同步、紧密衔接非常重要，这也是安全、高效完成飞行转运任务的保障。例如伤员的病情信息应提前或及时传送给目的地医院的医务人员，以便提前准备相应的多学科团队、仪器设备或手术室。并根据接受医院的能力、条件决策是否调整目的地医院。

（马岳峰）

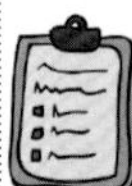

推荐扩展阅读文献及书籍

[1] 马岳峰，何小军，潘胜东，等. 我国航空医学救援的现状与发展趋势[J]. 中华急诊医学杂志，2018，27(8):827-830.

[2] 中国医药教育协会急诊专业委员会，航空医学救援急诊专家共识组，中国空中急救医院联盟. 航空医学救援安全管理专家共识[J]. 中华急诊医学杂志，2019，28(8):944-948.

[3] 中国医药教育协会急诊专业委员会，航空医学救援急诊专家共识组，中国空中急救医院联盟. 航空医学救援医务人员培训的专家共识[J]. 中华急诊医学杂志，2019，28(8):948-951.

第三十二章　创伤复苏单元建设

知识点

- 创伤复苏单元指在创伤中心内专用于严重伤员早期评估和救治的场所。
- 创伤复苏单元是伤员到达医院后进行创伤接诊和创伤复苏的第一场所，是一家创伤中心的核心组成部分。
- 创伤复苏单元的设置通常不是密闭的空间，而是开放的隔间。
- 创伤复苏单元放射防护和X线距离衰减应遵从相关要求。
- 创伤复苏单元通常位于急诊科内部，是急诊科的组成部分，也是创伤中心或者创伤外科的组成部分。
- 创伤复苏单元的空间必须足够宽敞，不但可以容纳多学科创伤团队与院前急救团队之间的当面交接工作，也要允许多学科创伤团队同时组织各种急救措施和复苏性手术。
- 创伤复苏单元必须以伤员为中心，伤员位于创伤复苏单元的中心，所有人员和物品围绕伤员，提供一站式创伤服务。
- 创伤复苏单元必须配备合适和充分的救治设备及物品，并且考虑合理的救治流程。
- 典型创伤复苏单元的配套设施包括可拍片移动床、复苏设备、手术灯、气道管理车、悬吊式或地面移动式X线机、床边彩超、加压输血输液设备、温箱、卫星血库（冰箱）、X线机操作台、储物柜，以及其他物品和耗材。
- 高效和严谨的组织与管理是确保创伤复苏单元合理运作的前提和保障。

创伤复苏单元（trauma resuscitation unit，TRU），也称创伤复苏区域，英文表达还有trauma resuscitation bay，trauma resuscitation area，trauma room和trauma resuscitation room，指在创伤中心内专用于严重伤员早期评估和救治的场所。2018年国家卫生健康委《关于进一步提升创伤救治能力的通知》中要求创伤中心应建有TRU，后续的多个急诊医学科建设或其他省级创伤中心等文件也沿用此表述。TRU以救治严重创伤为主要

目的，故除了具备二次评估能力外，还应具备严重创伤救治能力，尤其是大出血、气道梗阻和张力性气胸等导致可预防性死亡的救治能力。

一、创伤复苏单元概述

（一）创伤复苏单元发展简史

TRU 是一家医院 / 创伤中心用来接诊和复苏伤员的地方，是专门为救治严重伤员而设立的区域，这个区域通常配备医生和护士所需要的各种设备和物品，以便快速、安全和高效地救治伤员，特别是多发伤伤员。

TRU 的雏形最初起源于 20 世纪 60 年代，起源于马里兰大学医学中心 R Adams Cowley 博士。Cowley 博士经过多年努力，获得军方资助，建立了美国第一个 2 张床位（后来 4 张床）的“临床休克创伤单元（clinical shock trauma unit）”，接收其他医生转诊来的严重伤员；因为很多这样的伤员均死于这个单元，因此，实际上当时很多人称呼这个单元为“死亡实验室”。慢慢地，“黄金一小时”的理念开始出现，在 Cowley 博士的采访中，他说：“在生与死之间有一个‘黄金一小时’，如果你遭受了严重创伤，你存活的时间可能不超过 60 分钟。即使死亡不立即发生，也可能是 3 天后或者 2 周后。但是，有些东西在你身体里面已经发生了不可逆的改变。”如今，TRU 的应用已经在全球广泛流行，成为规范化创伤救治体系不可或缺的组成部分。

TRU 通常位于急诊科内部，是急诊科和创伤服务部门（创伤中心或者创伤外科）的共同组成部分，例如国家创伤医学中心北京大学人民医院、浙江大学医学院附属第二医院、香港大学深圳医院、华盛顿大学港景医疗中心、南加州大学洛杉矶市立创伤中心、墨尔本 Alfred 创伤中心等。有些大型医疗中心 TRU 是单独设置的，独立于急诊科之外，是创伤中心的核心组成部分，这样的 TRU 通常与创伤 ICU、创伤手术室和创伤病房在一起，或者非常接近。在这样的医院里面，创伤中心与急诊科是各自独立分开运作的，例如马里兰大学休克创伤中心、加州大学圣地亚哥创伤中心。

（二）创伤复苏单元类型

TRU 是处置急危重症的场所，伤员救治过程具有高度时间敏感性的特点，整个 TRU 的设计和设置必须考虑如何方便救治过程，避免浪费时间。TRU 通常配备复苏过程中所需的各种设备和物品，多学科创伤团队以伤员为中心，所有可以缩短创伤复苏过程时间或者避免伤员移动的设备和器材应该尽量放置和设置在伤员身边，同时最大限度优化 TRU 的配置和利用多学科创伤团队的团队协作，以便为伤员提供快速和高效

的急救与治疗。目前，对于严重伤员的早期救治，中国医师协会创伤外科医师分会、中国创伤救治联盟、国家创伤医学中心和美国创伤外科协会均推荐多学科创伤团队的救治模式，因为国际和国内有充分的证据和经验表明多学科创伤团队比传统多学科会诊更加安全、高效。

在我国，香港大学深圳医院创伤中心、浙江大学第二附属医院急诊医学科等是国内建立 TRU 的典型例子。图 32–1 是 TRU 的平面图。国际

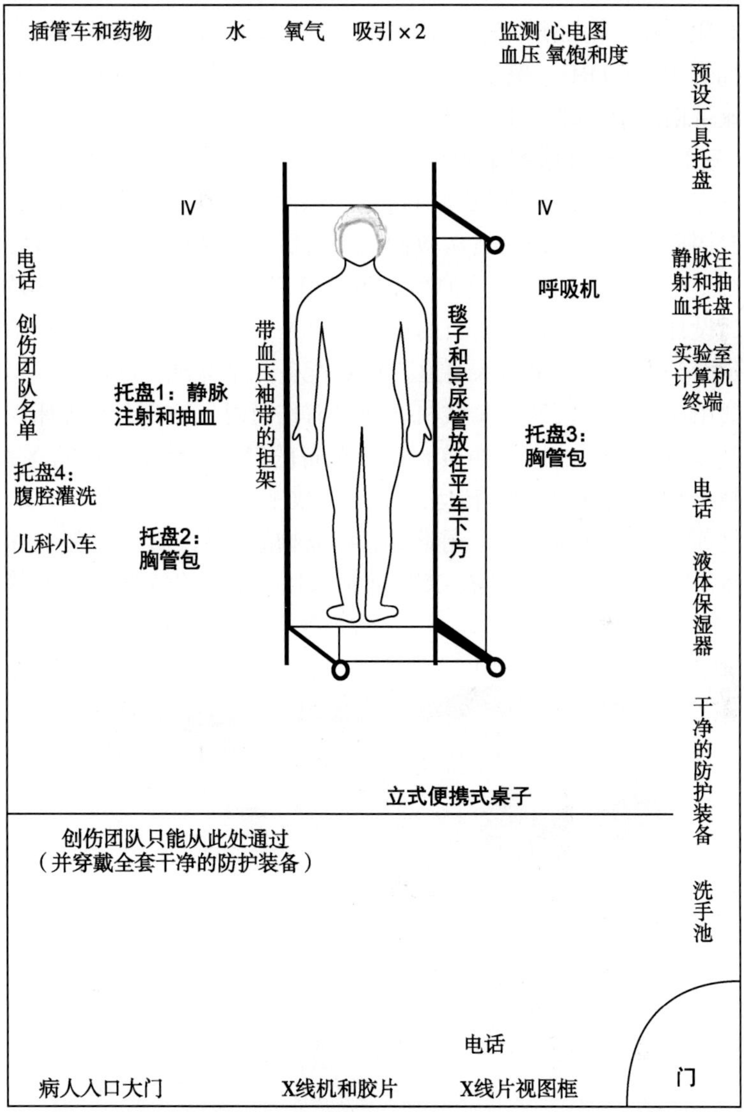

插管车和药物 水 氧气 吸引×2 监测 心电图 血压 氧饱和度
预设工具托盘
Ⅳ Ⅳ
电话
创伤团队名单
带血压袖带的担架
毯子和导尿管放在平车下方
呼吸机
静脉注射和抽血托盘
实验室计算机终端
托盘1：静脉注射和抽血
托盘3：胸管包
托盘4：腹腔灌洗
儿科小车
托盘2：胸管包
电话
液体保湿器
干净的防护装备
立式便携式桌子
创伤团队只能从此处通过（并穿戴全套干净的防护装备）
洗手池
电话
病人入口大门 X线机和胶片 X线片视图框 门

图 32–1 TRU 平面图（香港大学深圳医院刘静思医生绘图）

IV. 为静脉通路。

上多家著名的创伤中心也配备了上述的TRU。马里兰大学休克创伤中心拥有13间TRU，每间TRU均拥有标准化配置，与医护工作区、CT室、X线室、内镜室、手术室、创伤ICU处于同一区域和平面，综合性地连为一体，是全美第一家，也是唯一一家创伤专科医院，该创伤中心每年收治成人伤员超过7 000例。华盛顿大学港景医疗中心拥有12间TRU，分成三个相邻的区域，该中心每年接收来自周边四个州的成人和儿童伤员超过6 000名，该中心每日接收多名空中转诊入院的伤员，空中转运是常态化工作。南加州大学洛杉矶市立创伤中心和皇家伦敦医院创伤中心各拥有12间TRU，墨尔本Alfred创伤中心拥有5间TRU，加州大学圣地亚哥创伤中心拥有4间TRU。

（三）创伤单元应用举例

香港大学深圳医院TRU约60m^2，位于急诊科危急重症区域，与救护车专用通道相连接；伤员从救护车卸载后，随即可以进入TRU。TRU配备2个门，一个门连接救护车专用通道，电动门禁识别，足够宽大，是专门设计用来转入转出伤员的通道；另外一个侧门，靠近医护活动区域，是医务人员的主要出入通道。TRU配备3个标准复苏床位，这3个床位共用一台数字悬吊式X线机；在没有伤员时，这3个复苏床位也可用于其他危急重症的内科伤员。TRU配备的设备，除了悬吊式X线机，还包括专用可透X线复苏转运床2张、数字成像X线操作室、床边彩超、复苏系统和复苏吊塔、无影灯、摆放物品专柜、O型卫星血库、复苏液体温箱、存放毛毯温箱、X线防护衣以及其他个人防护装备等。如图32-2、图32-3所示。

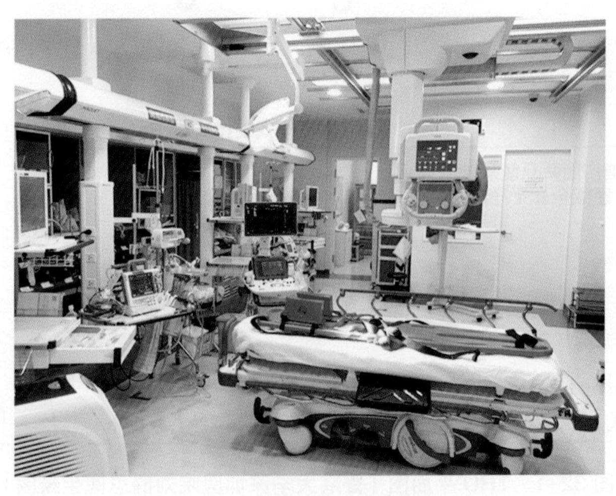

图32-2　香港大学深圳医院TRU

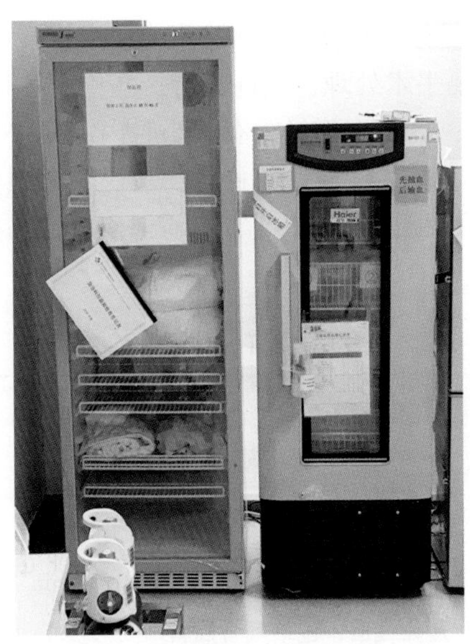

图 32-3 通用型红细胞和毛毯温箱

二、创伤复苏单元入室标准与能力建设

对于创伤中心建设来说，TRU 的建设是核心组成部分，是多学科创伤团队在最短时间内救治严重伤员的场所，具备保障获得最佳救治效果的必要设施。如果拥有足够多的严重伤员，TRU 可单独设置于急诊医学科外部；但如果严重伤员数量不足，为提高医疗资源的使用效率，TRU 则通常设立于急诊医学科内部，此时 TRU 也可能被用来救治非伤员。

TRU 通常是需要容纳 10 人或 10 人以上的场地，要求足够宽敞，应根据伤员的来源和数量决定 TRU 的床位数，通常应满足同时复苏救治 2 人。TRU 是一个工作高度紧张和时间敏感性非常高的地方，工作效率显得极为重要，因此，各种设备、装置和物品需要按照系统性复苏程序的要求和执行过程来安置，应开放、有序摆放，以便最大限度减少时间浪费、最大限度提高工作效率和团队协作能力。

TRU 能力建设依据 ATLS 的核心理念，需要满足 ABCDE 系统性复苏过程中所需要或者可能执行的救治措施，以便达到所预期的救治效果，TRU 正是执行 ABCDE 系统性复苏程序的院内第一现场。

（一）创伤复苏单元入室标准

通常根据情况将伤员分 4 类，需要进入 TRU 的是前 3 类伤员：①不稳定伤员，必须立即进入手术室抢救，不需要进一步检查评估，开始大

量输血和血液制品复苏（如新鲜冰冻血浆或血小板）；②不稳定伤员，在15～30分钟内需要手术处理，允许进行一些检查评估（如CT检查等），可能需要大量输血；③稳定伤员，有2小时内需要手术干预的可能，进行全面的检查评估、交叉配血；④稳定伤员，轻微损伤，需要手术干预的可能性很小。也可根据生命体征、院前干预、致伤机制和其他指标等确定入TRU标准（表32-1）。

表32-1 TRU入室标准

标准类别	内容
生命体征	收缩压<100mmHg（儿童<75mmHg）
	GCS评分<14分
	SpO_2<90%
	呼吸频率<10次/min或者>29次/min
院前干预	开放气道，包括气管插管
	给予通气
	胸腔穿刺
	使用止血带
	液体需求>1 000ml或者输血
	神经肌肉阻滞
	群发伤或同时间接收伤员>1人
致伤机制	骑车被撞，车速>30km/h
	汽车撞行人，车速>30km/h
	院前解救时间>30分钟
	被车辆抛出
	同车有乘员死亡
	翻车
	坠落高度>3m
	爆炸伤
	所有严重的钝性损伤
	所有头部、颈部和躯干穿透伤（包括腋下和腹股沟损伤）
	怀疑脊髓损伤
	邻近腕部/踝部的截肢
	骨盆骨折/无脉肢体/关节骨折伴血管损伤
	内脏脱出
	严重挤压伤
	严重烧伤（>20%体表面积）
	颌面部烧伤

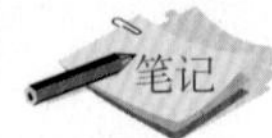

续表

标准类别	内容
其他	认知障碍伤员合并创伤 所有院间转诊伤员 孕妇合并创伤 重大基础疾病合并创伤 正在接受抗凝治疗伤员合并创伤（如华法林） 其他急诊科医生和院前医生认为需要的情况

注：GCS. 格拉斯哥昏迷量表；SpO_2. 脉搏血氧饱和度。

（二）能力建设要求

TRU 在急诊医学科需要有便捷的通道和入口，方便进入手术室、放射科、ICU，并有方便的通讯设备等；配置充分的照明，有移动的手术和照明光源。所有伤员的体液都应视为传染性疾病的潜在来源，在复苏中所有创伤队伍的成员必须遵守标准防护要求，包括非无菌手套、不渗透衣服、外科口罩、鞋套和保护性眼罩等。未充分告知或通知的伤员到达是不可避免的事件，应帮助未进行防护进入 TRU 的人员，减少总的未防护人员数量，已经防护的人员应快速保护还没有机会防护的人员。设置防护提示，使其在邻近 TRU 的区域能见到。

TRU 可理解为创伤中心建设要求的专用于严重伤员的急诊抢救室，是急诊抢救室的升级版，除了具备急诊抢救室的所有救治功能外，还具备严重伤员伤情评估和稳定的能力，具有多发伤等严重伤员救治所需的药品、器材和设备，伤员不需转运，在 TRU 就能完成初次评估和二次评估，服务对象明确、功能定位清晰。在 TRU 可就地完成创伤诊治的多数操作，主要包括：①快速气管插管；②环甲膜置管术和外科气道建立；③深静脉导管插置；④胸腔闭式引流术；⑤安置导尿管；⑥诊断性腹腔灌洗（diagnostic peritoneal lavage，DPL）；⑦ FAST 及 X 线检查；⑧夹板固定骨折；⑨安置骨盆等外固定装置；⑩急诊头颅钻孔（表 32-2）。

表 32-2　TRU 能力建设要求

能力类别	内容
至少能够完成诊疗操作	院前院内交接过程 多学科创伤团队评估检查 口咽通气管 / 鼻咽通气管插入术 声门上气道插入术 喉管气道插入术 婴幼儿气管插管

续表

能力类别	内容
至少能够完成诊疗操作	成人气管插管
	环甲膜穿刺
	环甲膜置管术
	气管切开术
	外周静脉穿刺术
	股静脉穿刺术
	锁骨下静脉穿刺术
	颈内静脉穿刺术
	骨内通路穿刺术
	静脉切开术
	胸腔穿刺术
	胸腔闭式引流术
	心包穿刺术
	床边 X 线检查（空中悬吊式或地面移动式）
	创伤超声重点评估（FAST）
	诊断性腹腔灌洗术
	X 线阅片
	肢体骨折外固定术
	肢体骨折支具牵引术
	骨盆外固定支架置入术
	清创缝合术
选择性手术和操作	复苏性开胸术
	复苏性剖腹探查术

三、创伤复苏单元要求

TRU 内的设备和物品应满足有效复苏的基本需要，尽量做到标准化和最优化，包括器械包、复苏架、大型设备和可能需要使用但放在他处的仪器和物品，而且所有物品均应有清单。

TRU 的硬件设备要求，可以按照创伤复苏过程的优先处置原则，按照气道、呼吸、循环、神经系统管理，外部环境管理的顺序进行分类，即气道管理和颈椎保护设备、呼吸管理设备、循环管理和出血控制设备、神经系统损伤管理设备、外部环境及温度控制管理设备，以及其他相关设备、药品和物品。

处理立即威胁生命状态的仪器设备放置在复苏床附近，尽量接近创伤人员；大型、可移动的设备和材料可在工作区四周靠墙放置；小型设

备可存放在小型架子上、柜台、专门设计的托盘中，推荐敞开式陈列而非使用橱柜，以保证快速确认和使用。

在工作空间的中心，物品按以下顺序合理放置：①伤员衣服；②床单；③氧气罐；④鼻胃管和口胃管；⑤中心静脉导管；⑥血压袖套；⑦心电导联电极；⑧脉搏血氧计探头；⑨肺动脉导管盒。

器械包应仅包括某种特定操作绝对必需的材料和器械；开放陈列，容易获得，也可置于可移动的架子或柜子，需有明确标记。一般按从头到脚的顺序排列物品：①气道设备和颈托；②静脉插管装置、静脉导管、静脉切开包、动脉血气包；③胸腔穿刺包；④腹腔灌洗包；⑤导尿包；⑥固定材料。

其他设备和材料可在工作区四周靠墙放置：①心电监护仪；②呼吸机；③快速输液和加温装置；④液体加温装置；⑤超声仪；⑥ X 线机；⑦吸引设备；⑧牵引设备；⑨成形的远端肢体夹板；⑩专门储血制品的冰箱。

1. 气道管理和颈椎保护设备 气道管理车包括处理困难气道所需的各种设备，例如成人和儿童气管导管和球囊面罩、吸引器、口咽通气管、鼻咽通气管、普通喉镜、可视化电子喉镜、困难气道弹性探条、气管切开包、气管切开套管、纤维支气管镜、转运呼吸机，以及连接和维护呼吸机的各种固定装置、移动氧气装备和吸引装备。颈椎保护设备通常是不同规格和品牌的颈托或颈围，包括不可调节和可调节以及适合成人和儿童不同规格大小的颈托或颈围。配备颈椎固定装置的脊柱固定板通常装载在救护车里面，但是 TRU 也应该配备，以供非救护车送来的伤员使用。

2. 呼吸管理设备 呼吸管理设备与气道管理设备有些是重叠的，或者说是共用的，例如呼吸球囊、气管导管、转运呼吸机和纤维支气管镜。其他呼吸管理设备、仪器和物品包括：监护仪、二氧化碳检测仪、床边血氧饱和度检测仪、床边 X 线检查设备（悬吊式或者地面移动式）、单肺通气装置、胸腔减压穿刺针、胸腔闭式引流装置、床边开胸手术器械包等。

3. 循环管理和出血控制设备 上述床边 X 线机可以确认是否存在明显的胸腔出血，除此之外，其他所需的硬件设备和物品包括：床边彩超机、各种型号静脉导管、骨内通路装置（骨内针）、各种复苏液体、加压加温输液装置、O 型卫星血库（最佳安排）、各种长骨骨折外固定夹板和装置、骨盆外固定支架、出血加压包扎物品、手动或电动止血带、床边剖腹探查手术器械包、临时腹腔关闭技术物品和移动负压吸引器等。

4. 神经系统损伤管理设备 头皮血液丰富，需要及时可用的清创

缝合包；开放性颅脑损伤需要具备硬度合适的保护性覆盖物品；颅底和鼻咽部骨折活动性出血需要鼻腔填塞 / 充气球囊导管压迫；颅脑占位性血肿合并脑疝往往需要快速锥颅减压，锥颅设备需要随时可用；神经系统检查物品，包括手电筒、检眼镜、检耳镜、脑电图检测仪、颅内压监测仪，除此之外，微型移动颅脑 CT 和显微手术设备也在考虑之列。

5. 个人防护和环境管理　对于创伤团队成员，个人防护至关重要，合适的防护装置应该容易获得。TRU 必须足够宽敞，足够容纳多学科创伤团队成员和院前急救人员的伤员交接过程、伤员转移过床的操作、多学科创伤团队同时进行复苏活动、放射技术员进行床边胸片及骨盆片的拍摄，以及允许多种医疗操作同时进行的过程，包括气管插管术、环甲膜置管术、中心静脉导管留置、胸腔闭式引流术、尿管和胃管留置、床边彩超检查、肢体骨折外固定、骨盆外固定支架植入术、伤口清创缝合术，以及复苏性开胸开腹手术。对于伤员，温度控制非常重要，需要配备暖箱，暖箱内配备毛毯，以便为伤员保温；加温输液装置是必需的，空调和暖气也是必需的设备，特别在冬天，伤员体温丢失更加容易发生，应该在充分暴露检查结束后给予积极保温。

6. 药品　通常包括 4 类：①常规储备的标准药品，包括硝酸甘油、盐酸利多卡因、呋塞米、氨茶碱、西地兰注射液、毒毛花苷 K、氨甲苯酸、尼可刹米、阿托品、盐酸消旋山莨菪碱、洛贝林、氢化可的松、肾上腺素、去甲肾上腺素、异丙肾上腺素、重酒石酸间羟胺、多巴胺和 5% 碳酸氢钠等；②立即获得的药品，包括快速诱导气管插管所需的琥珀胆碱、硫喷妥钠、依托咪酯、咪达唑仑等，在伤员到达时获得，且应为储存于标记的注射器中剂型以便立即使用；③镇静、镇痛和抗生素应立即可以获得，如劳拉西泮、吗啡、芬太尼、纳洛酮、破伤风抗毒素、头孢唑啉等；④其他药品，如 50% 右旋糖酐、甲基强的松龙（用于钝性脊髓损伤）、甘露醇、维生素 B_1、镁和钙等。

7. 沟通与交流　多学科创伤团队成员之间及 TRU 与外面之间可靠的沟通是必需的。可以从以下几方面促进 TRU 里面的沟通：①一个记录工作平台，它提供空间以记录复苏过程和作为一个区域以观察 TRU 的活动流程。②一个记录板可以用来记录病史、体格检查发现和检查结果，并且写出相关人员的呼叫号码。③医院内部的有效沟通非常重要，理想情况下，手术室、CT 室、血库和 ICU 应该有专用的分机，并且这些分机应该只限于创伤团队成员使用。在伤员量大的创伤中心，也应该考虑设置化验室的电脑终端和数字化放射影像站。④根据伤员损伤严重程度进行评分的伤员分级系统也有助于促进创伤团队成员与手术室和血

库工作人员之间的沟通，因为该分级系统利于手术室和血库的工作人员组织资源和分配人手。

8. 具备特殊诊治能力 上面所描述的是典型 TRU 的设备要求和配置，当然，在少数引领创伤科学发展前沿的医学科研中心，还配备有更加高精尖的设备。例如，在 TRU 安装杂交手术设备，TRU 除了可以执行上述的各项救治工作之外，还具备了进行血管造影和栓塞止血的条件；另外，在 TRU 安装移动式 CT 或者固定式 CT，复苏同时完成伤员的 CT 扫描，可缩短从 TRU 移动到 CT 室的往返时间；在标准手术间内安装悬吊式 X 线机，以便某些类型的危急伤员可以直接从院前环境下进入创伤复苏手术室，进行创伤复苏和手术的一体化救治。

9. 空间需求与放射防护要求 TRU 空间上的需求，建议创伤复苏区域面积大于 $40m^2$，空间高度 3m 以上（地面距离天花板最短距离），床位数根据区域面积大小配置，建议床位数≥2 张。放射防护标准国际和国内不同，当然，TRU 的设计和建设需要遵从国内放射防护的指引。强烈建议建设单位到访国内或国际成熟创伤中心，以便获取进一步适合自身 TRU 设计和建设的信息和数据。

【常见错误】

- 以急诊抢救室代替 TRU。传统意义的急诊抢救室通常位于急诊医学科内部，是用来处理和救治危重患者的地方，包括内科危重患者、外科危重患者、儿科患者、妇产科患者和严重创伤等各类患者，通常设有数张床位，具备生命体征监护、心肺复苏、输液等设施设备及药品和耗材等配套物资，但创伤救治设施设备可能不齐备。
- 认为 TRU 空间越大越好。实际上，应考虑空间的合理利用和工作流程的有效快速展开。
- 因为伤员少而浪费 X 线机、DSA 等设备资源。创伤复苏单元设置应充分结合医院创伤救治的需求，如 X 线机通常可以考虑共用，资源浪费是 TRU 建设之前需要考虑和衡量的问题。
- 重救治轻记录。不应忽略记录创伤复苏过程的重要性，应提供专门的区域以便记录创伤复苏过程，具备监督全场及对外交流的设施至关重要。
- 重预案轻改进。应在实际救治中不断改进创伤救治的时效性，除硬件外，新的工作人员培训、定期案例复盘、质量改进会议等都非常重要。

（章桂喜）

笔记

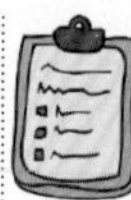

推荐扩展阅读文献及书籍

[1] Committee on Trauma, American College of Surgeons. Resources for the optimal care of the injured patient [M]. Chicago: American College of Surgeons, 1999.

[2] 章桂喜,万新红,彭海峰,等. 创伤复苏单元的设计与建设[J]. 当代医学, 2014, 20(35): 3

[3] 章桂喜. 粤港澳大湾区伤员最佳救治体系研究[M]. 广州:广东人民出版社, 2020.

第三十三章　创伤复合手术室建设

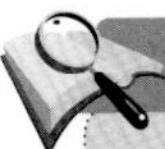

知识点

- 1996年英国学者Angelini提出将先后或同时用于治疗一些复杂疾病的开放与介入手术命名为hybrid operation，国内通常译为“复合手术”。
- 复合手术室（hybrid operation）同时为外科手术和介入手术技术的实施提供场所，不是一个简单的介入设备与外科手术室的叠加，而是把现代化影像诊断或介入治疗和外科手术室整合在一起，为介入手术和外科手术一期完成提供了一个新的平台。
- 外科手术和介入手术相结合治疗伤员的方法在20世纪90年代已得到广泛运用，但多被用作病情危重不能耐受外科手术或术后再出血的补救措施。
- 创伤复合手术室是在复合手术室里对伤员进行“一站式”治疗。
- “一站式”治疗理念是以伤员为中心，融合多学科多方面的知识和技术，设计出最佳的治疗组合方案，从而以最小的代价获得最佳的疗效。
- 创伤复合手术室需具备足够大的空间，配备先进的医学影像设备，具备外科手术室的条件，同时要求距离急诊室近，甚至可建设在急诊区域内，以便缩短院内术前时间，尽早完成止血。
- 多发伤复合手术需创伤外科医生、介入医生、麻醉医生、手术护士、介入技师、介入护士等共同完成，人员应进行有计划的岗位培训。
- 如果创伤外科医生同时具备介入技术能力，效率优势更明显。
- 复合手术室管理参照外科手术室相关制度执行，同时根据复合手术的特点拟定特殊的制度、标准和流程，如复合手术物品核对清单、设备耗材管理制度、介入特殊用药配制卡、介入防护制度、突发事件应急预案等。
- 复合手术室建立后，按照规范化管理模式的设计进行模拟演练，在演练中对不合理的设计进行调整，以确定最佳的配合方案。

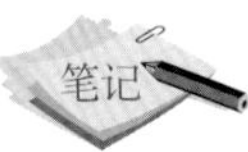

一、创伤复合手术室概述

复合手术室最早于 1996 年由英国学者 Angelini 提出，当时将冠状动脉旁路移植术和冠状动脉支架置入术相结合用于冠心病的治疗，主要作为分期治疗的策略或术后的补救手段而使用。随着医疗技术和设备的不断发展，“一站式”复合手术室不仅在心脏外科、血管外科、神经外科等领域蓬勃发展，在创伤救治领域也崭露头角，符合损害控制原则，具有广阔前景。它是洁净化、数字化和人性化三者构成的有机统一体，是现代化医院的一个重要标志。

（一）复合手术室概念

复合手术室（hybrid operating room，Hybrid-OR）又称为杂交手术室，是指将 DSA、CT、MRI 等医学影像设备以及临床信息系统整合在洁净手术室中，能够同地、同期完成影像诊断、介入治疗和外科治疗的特殊平台。包括单一组合方式的 DSA 复合手术室（图 33-1）、CT 复合手术室、MRI 复合手术室和多功能组合方式的 DSA+CT 复合手术室、DSA+MRI 复合手术室、DSA+CT+MRI 复合手术室。它可以满足不同学科的使用，以便开展复杂疾病的诊断治疗。尚未建立复合手术室的医院，也可在 DSA 室配置彩超、床边 X 线机、保温装置、自体血回收设备等相应手术室需求设备，打造简易复合手术室，用以开展严重创伤所需的复杂手术（图 33-2）。DSA 室由手术室统一管理，利于简易复合手术室工作的常规开展。

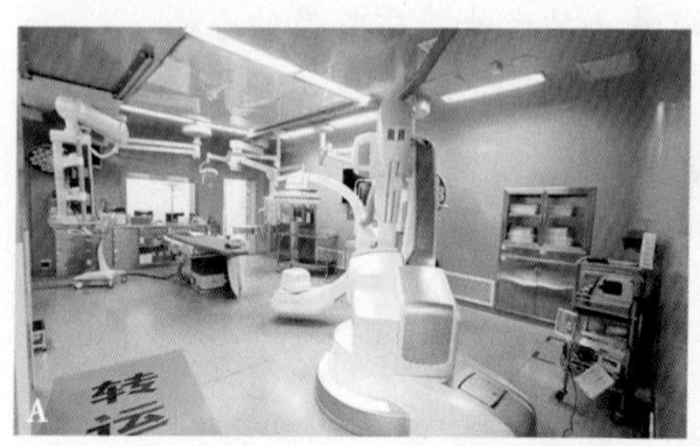

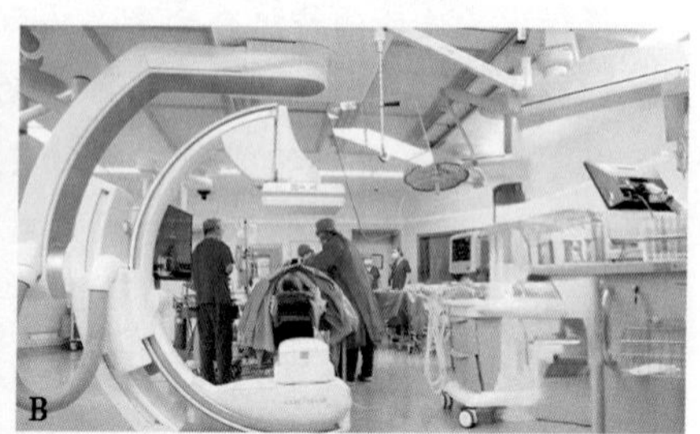

图 33-1　DSA 复合手术室

A. 落地式；B. 悬吊式。

（二）复合手术室优势

将传统手术室与导管室有效地整合在一起，打破学科壁垒，以伤员为中心，将各种优点有机结合起来，实现多学科同步联合的最佳治疗方式。使一些非常复杂的手术得到简化，可提高手术精准度，降低手术损

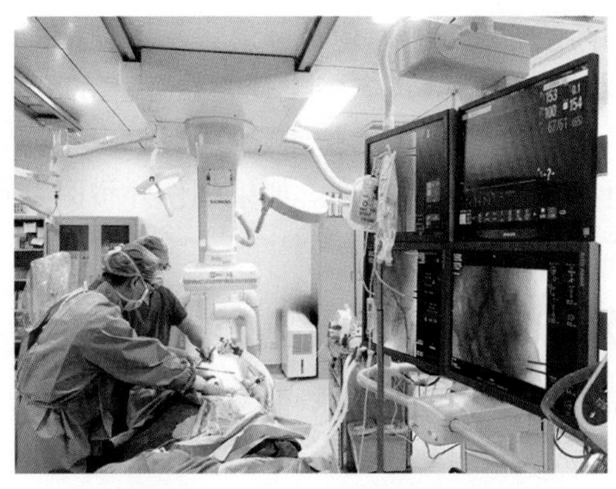

图 33-2　简易复合手术室

伤，拓宽治疗指征，并减少由此带来的风险，亦可实现技术的创新。这种模式可以提高手术效率和成功率，能及时对手术疗效进行评价，从而指导手术实施。

外科治疗和介入治疗同步进行，可以避免伤员在手术室和导管室之间的转运风险和多次麻醉可能带来的风险，保障伤员安全，缩短救治时间，减少医疗费用。还可将术中的所有音视频图像传输与存档，使其能够在远程医疗与医学教学中起作用。

（三）复合手术室不足

复合手术室并非适合所有伤员的救治。一般复合手术室位于医院大手术室外，麻醉团队、手术护理团队不如综合手术室整齐、充足，术中可能需要的器械、缝线等可能需要到大手术室调取，距离输血科的距离也可能较远。

手术时，伤员体位会受到一定的限制，不能摆放截石位或折刀位，且床位升降幅度小，不能灵活调整。对于严重创伤救治，尤其是未进行全身 CT 检查的伤员、血流动力学不稳定的伤员，一站式复合手术在确诊损伤血管方面可能耗时较长，故采用此种方法应慎重。

（四）创伤复合手术室概念

创伤复合手术室是在复合手术室里对伤员进行“一站式”治疗。“一站式”治疗理念是以伤员为中心，融合多学科多方面的知识和技术，设计出最佳的治疗组合方案，从而以最小的代价获得最佳的疗效。创伤复合手术室需具备足够大的空间，配备先进的医学影像设备，具备外科手术室的条件，同时要求距离急诊室近，甚至可建设在急诊区域内，以便缩短院内术前时间，尽早完成止血。

由于多发伤的一站式复合手术涉及多学科，要加强学科间配合，以

保证手术过程的高效通畅。平时应加强复合手术规范配合的管理，在模拟演练、实践操作中不断改进。多发伤复合手术的开展需创伤外科医生、介入医生、麻醉医生、手术护士、介入技师、介入护士等共同完成，人员应进行有计划的岗位培训。如果创伤外科医生同时具备介入技术能力，效率优势更明显。

二、创伤复合手术室硬件要求

（一）创伤复合手术室建筑要求

1. 手术室布局 复合手术室的功能用房包括手术间（DSA 主机合用操作间）、主机房（CT、MRI 主机机房）、设备间（主机配套设备房间）、控制间（手术和设备操控房间）、体外循环灌注准备间等。复合手术室的辅助用房包括示教室、更衣室、餐厅、谈话间等。1 间标准的复合手术室功能用房总面积一般约为 120m^2，辅助用房可根据医院实际情况设计。

2. 手术室用房面积

（1）手术间：除了外科手术设备，还要有介入手术设备。手术室要安装吊塔、无影灯、腔镜设备、储存视频会议及示教系统设备等，还要考虑血管造影机的运动范围，因此手术间的净面积应≥60m^2。

（2）控制间：安置各种工作站，净面积应为 20 ～ 30m^2。室内设有操作系统控制台、监视器、刻录机、录影 / 录像机、各种工作电脑等设备。与手术间之间有铅防护观察窗相隔。

（3）设备间：主要放置血管造影机柜、信息整合系统机柜、手术室控制机柜。设备的运转环境是 18 ～ 22℃，需要装配独立的空调，以保证设备间各种高压部件和控制部件以及核心计算机的正常运转。设备间净面积为 10 ～ 20m^2。

（4）体外循环灌注准备间：净面积为 10m^2 左右。应有上、下水及相应的气体。

3. 手术间高度 根据百级层流各种风道的尺寸和布局，楼层高度要在 4.5m 以上，天花板高度的设置首先要考虑血管造影机的运动高度，以及手术灯和吊塔的运动高度，手术间净高度为 3m。

（二）创伤复合手术室设施设备要求

1. 空气净化要求 复合手术室空调净化系统应符合《医院洁净手术部建筑技术规范》的有关规定。洁净度应达到层流净化手术室的百级标准，并应遵循不产尘、不积尘、耐腐蚀、防潮防霉、容易清洁和符合防火要求的总原则。复合手术室用房宜采用独立的净化空调系统，手术

间采用Ⅰ级或Ⅲ级手术室标准，主机房和控制间净化级别可低于手术间。设备间不需净化，应对通风和温湿度进行控制。当医学影像设备占用吊顶空间，需分隔送风天花。送风天花按《医院洁净手术部建筑技术规范》的有关规定执行。复合手术室各用房按净化级别建立梯度压差。空调设备参数应考虑设备产热量。

2. 放射防护要求 手术室的墙体、地板、天花板及门均应符合《医用诊断X线卫生防护标准》的有关规定，根据DSA的最大射线剂量，一般设计防护为至少3个铅当量，在手术间的4个墙面和房顶、地面（若不是在一楼）都要用铅皮或者铅板、硫酸钡板、钡沙水泥等进行防护，以保证没有射线泄露。

3. 手术床要求 手术床既要满足外科专业，又要能与血管造影机系统紧密结合，实现手术床和DSA在一个界面上控制。床体本身固定，要求轻巧、移动灵活，要有良好的X线透光性，以及与C臂一体化同步可控，以便调节手术体位。床面需使用全碳纤维材料制成，具有360°环透功能、无任何盲区。能够自由滑动，满足血管造影术的要求；具有床头上下倾斜和左右摇摆功能，从而能够很好地满足外科手术的要求；还能够实现随意浮动，具有自动位置控制、防碰撞保护等多种功能，从而符合介入手术的要求。

4. 无影灯和吊塔系统要求 至少安装有2套子母式冷光源无影灯，同时还在其中一套无影灯的横臂上设置有高清摄像头。吊塔应采用多臂双塔结构，可升降旋转并具有较强的承载能力；可轻松地电动升降并在半径为1m左右的范围内任意旋转；可停在医务人员触手可及的位置。应至少设置3组吊塔，分别是外科塔、麻醉塔和腔镜及显示器塔。各组吊塔除配置有电源、气源、负压外还设有信息接口，以便实现医院信息系统（hospital information system，HIS）与影像存储与传输系统（picture archiving and communication system，PACS）的信息共享。另外还需配备音频及视频接口，以便实现手术直播。

5. DSA机架要求 机架形式比较多，主要有落地式、悬吊式、双向式、一体化式四种。复合手术室需要机架具备最大的灵活性，以满足复杂的投照要求，以及在复杂外科手术条件下避开床边各种外科设备的情况下进行大范围走位。带有纵向滑轨的悬吊式机架系统是复合手术室的常见首选机架，而且纵向滑轨还需要足够长度，最好能够使C臂机架移动至手术间墙边停放。而目前最新一代的全天花板无线设计DSA，所有管线均来自于底座，可以摆脱机架管线的束缚，让机架运动更自由，顶层空间可完全释放。

6. 其他设备要求　数字减影血管造影系统是该手术室的核心工作平台，可以实时采集、储存、处理各种血管造影图像。除配套的高压注射器、悬吊铅屏风、超声系统、体外循环系统、胸腹腔镜系统、电刀工作站、外科手术显微镜等设备外，还需具备麻醉机、呼吸机、多功能监护系统、电生理设备、高分辨监视器、除颤仪、输液泵、恒温箱、医用冰箱等。

三、创伤复合手术室应用

“一站式”复合手术在创伤领域的应用，不局限于同一解剖位置或脏器，而是整个受伤人体，改变了创伤救治原有“1+1”模式为“2合1”模式。

对于某些创伤病例，由于解剖复杂、累及多系统和多脏器、大量失血、伤后确定性处理延迟等，伤员常进入“致命三联征”的死亡螺旋，导致救治困难，死亡率和并发症发生率较高。单纯采用外科手术或介入手术，可能并不能很好解决问题。如果使用球囊导管暂时阻断血流后，可减少术中出血，易于解剖病变结构并减少神经血管的副损伤，继而把手术难度降低或把不能做的手术变成能做的手术。还可经皮覆膜支架置入术修复损伤或经导管动脉栓塞术止血治疗，并同期进行外科手术，实现优势互补，获得最佳疗效。

【典型案例1】

男性伤员，67岁。因“小汽车撞伤致腹部、盆部疼痛2小时”入院。

伤员2小时前被小汽车撞伤致腹部、盆部疼痛，呈持续性剧痛，无昏迷史，无胸闷、胸痛、头痛、腰痛、呕吐等，由“120”急送入院，查体：体温测不出，血压54/36mmHg，心率122次/min，呼吸20次/min，神志清楚，精神差，面色苍白，颈软，两肺呼吸音粗，未闻及明显啰音，胸廓无压痛，腹肌稍紧张，下腹部压痛，无明显反跳痛，会阴部可见瘀斑，肛门直肠指检未见明显异常，四肢无明显畸形，左下肢皮肤温度低，左足背动脉搏动未触及。迅速建立静脉通路，予扩容抗休克治疗，同时行骨盆兜外固定、申请输血、留置尿管等处理。情况允许后立即行腹部CT平扫+增强示骨盆骨折（两侧髂骨及左侧耻骨骨折、左侧骶髂关节脱位），腹膜后血肿形成，左侧髂动脉损伤考虑，直乙结肠损伤考虑，腹腔积液。头颅、颈部、胸部CT平扫示未见明显急诊征象。拟行经导管髂内动脉栓塞术（覆膜支架置入术等准备）+剖腹探查术。术中逆行穿刺右侧股总动脉，导丝导管配合下进入腹主动脉下段造影，见左侧髂总动脉起始处血管损伤，远端血管不显影，超声引导下逆行穿刺左侧股总动脉，导丝无法进入腹主动脉，选择性插管失败，无法

行左侧髂动脉覆膜支架置入术。遂经右侧股总动脉入路行腹主动脉球囊阻断术。进一步剖腹探查见：回肠远段有一破裂口，乙状结肠与直肠交界附近断裂，腹腔内积血，盆腔腹膜后巨大血肿。行回肠破裂修补术 + 结肠断裂封闭术，接着打开后腹膜，发现腹膜后大量积血伴血凝块，左侧髂动脉离断、左侧髂静脉破裂、骨盆粉碎性骨折，无法行人工血管重建，遂行左侧髂动脉结扎术 + 左侧髂静脉结扎术 + 腹膜后填塞术 + 骨盆支架外固定术，最后撤除球囊导管。手术结束，伤员血压 94/60mmHg，心率 117 次 /min，送 EICU 进一步监护治疗，予继续输血、补液、抗感染等处理。第 2 天，伤员血压 124/72mmHg，心率 108 次 /min，出现左下肢缺血坏死，予行左大腿截断术 + 腹膜后填塞取出术 + 部分直乙状结肠切除术 + 降结肠造口术。第 3 天，行连续性肾脏替代治疗（continuous renal replacement therapy，CRRT），保护肾功能、稳定内环境。第 35 天伤员恢复出院（图 33-3）。

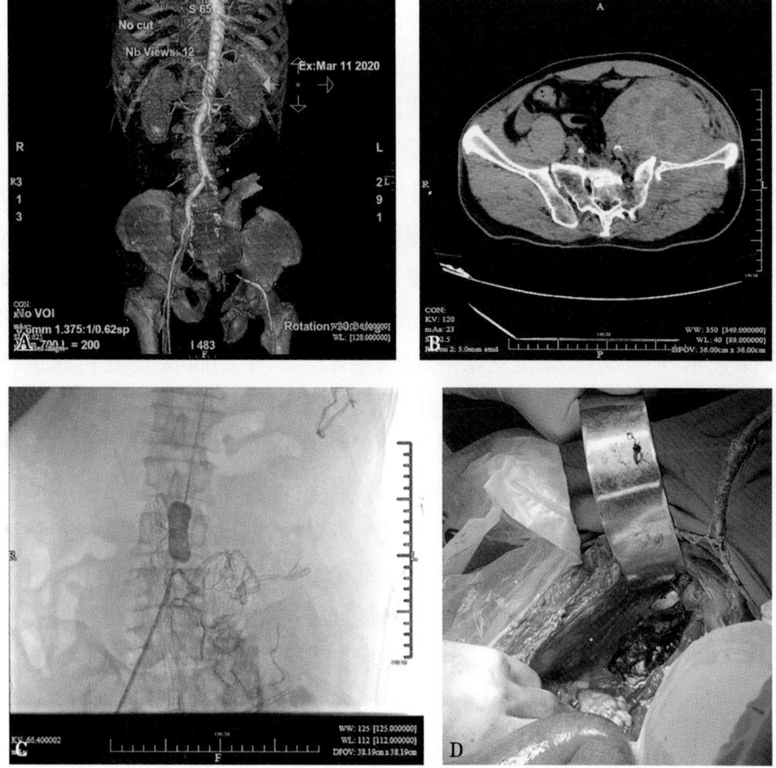

图 33-3　一例严重腹部及盆部交通事故伤复合手术

A. CTA 显示骨盆骨折伴左侧髂动脉损伤；B. CT 显示骨盆骨折伴腹膜后血肿形成；C. 腹主动脉球囊阻断；D. 腹膜后填塞。

该病例为严重骨盆骨折并发失血性休克、腹膜后血肿、结直肠损伤，其中髂动脉损伤不仅会破裂，也可能闭塞，从而导致下肢缺血坏死。临床处理往往很棘手，正确的决策显得尤为重要。抗休克的同时，积极进行复合手术可以大大提高存活率。本例伤员因髂动脉、髂静脉损伤严重，无法进行血管修复重建，故立即采取了腹主动脉球囊阻断术，并临时性封闭断裂的结肠、结扎髂血管、临时性腹膜后填塞，符合损害控制原则，复合手术为抢救生命赢得了机会。

【典型案例 2】

男性伤员，59 岁，既往有高血压病史。因“骑电瓶车摔伤致胸腹部疼痛 4 小时”入院。

伤员 4 小时前于公路上骑电瓶车摔伤致胸腹部疼痛，呈持续性剧痛，疼痛向背部放射，无昏迷史，无呼吸困难、头痛、腰痛、呕吐等，由“120”急送入院 . 查体：体温 36.1 ℃，血压 70/52mmHg，心率 106 次 /min，呼吸 21 次 /min，嗜睡，精神差，面色苍白，两侧瞳孔等大等圆，对光反射灵敏，颈软，两肺呼吸音粗，未闻及明显啰音，胸廓轻压痛，腹膨隆，腹肌软，脐周压痛，无明显反跳痛，骨盆挤压分离试验阴性，四肢活动可。迅速建立静脉通路，予扩容抗休克治疗，同时申请输血、留置尿管等处理。情况允许后立即行头颅、颈部、胸部 CT 平扫示左侧第 8 肋骨骨折。腹部 CT 平扫 + 增强示胸腹主动脉夹层，腹腔盆腔积血，肠系膜裂伤伴血肿考虑，脾脏线状低密度影。进一步行床边超声心动图示左室舒张功能下降、轻度主动脉瓣反流、少量心包积液。胸腹主动脉 CTA 示主动脉夹层（Stanford B 型），远端累及左髂总动脉。拟行剖腹探查术 + 主动脉覆膜支架腔内隔绝术。术中剖腹探查见：腹腔内大量积血，小肠系膜多处挫裂伤，有活动性出血，余未见明显异常。遂行腹腔出血止血术 + 小肠系膜修补术。关腹后重新消毒铺巾。经右侧大腿根部穿刺右侧股总动脉，置入血管鞘，导丝导管配合下进入腹腔干上方行腹主动脉造影，确认位于真腔，进一步行升主动脉造影见：左锁骨下动脉开口以远 1.9cm 处见一破口，主动脉夹层形成，假腔大于真腔，假腔近心端接近左锁骨下动脉边缘，假腔远心端位于左髂总动脉处，假腔近心端可见血肿形成。拟行主动脉覆膜支架腔内隔绝术时将左锁骨下动脉开口 1/2 覆盖，以避免夹层逆撕。于左桡动脉穿刺置入血管鞘，导丝导管配合下进入升主动脉，再次造影明确情况，该导丝留置以定位及备用。右股总动脉入路的导丝交换成 Lunderquist 超硬导丝，将胸主动脉覆膜支架（28mm×200mm）送至预定位置后释放，覆盖主动脉破口。小心撤离支架输送系统，然后造影见：头臂干、两侧颈总动脉显影佳，左侧

锁骨下动脉后显影，主动脉真腔显影增大，主动脉假腔不显影，两侧髂动脉显影可。退出导丝、导管、血管鞘等装置，6–0 普理灵缝线缝合修补右侧股总动脉。手术结束，伤员血压 121/60mmHg，心率 97 次 /min，送 EICU 进一步监护治疗，予继续输血、补液、对症支持等处理。第 12 天伤员恢复出院（图 33–4）。

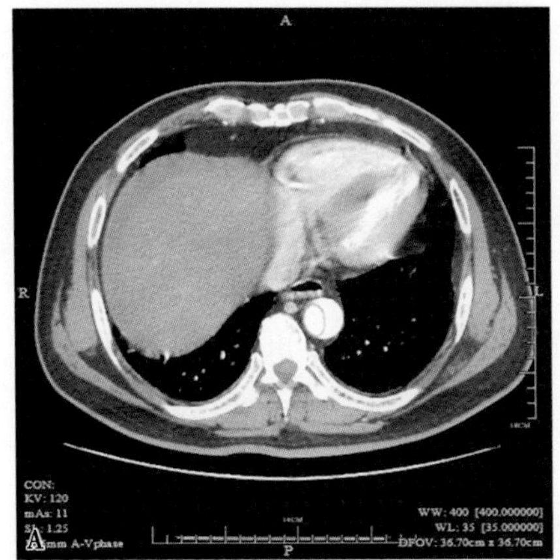

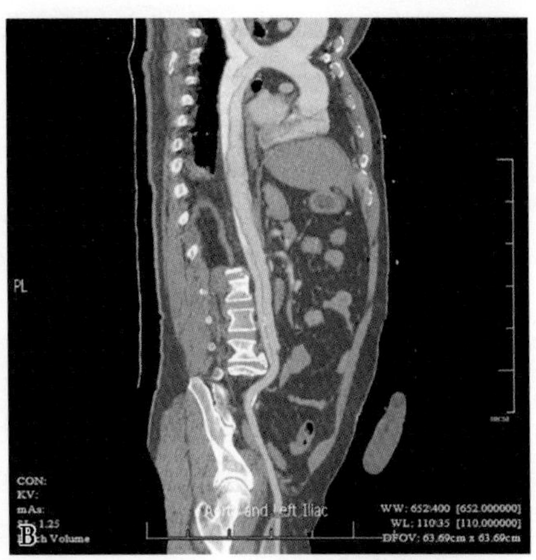

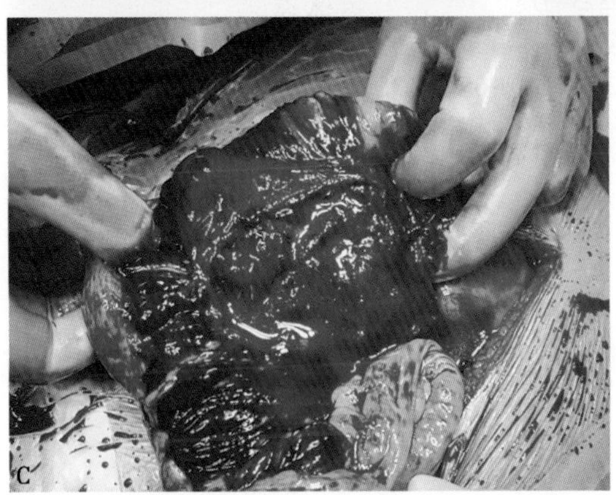

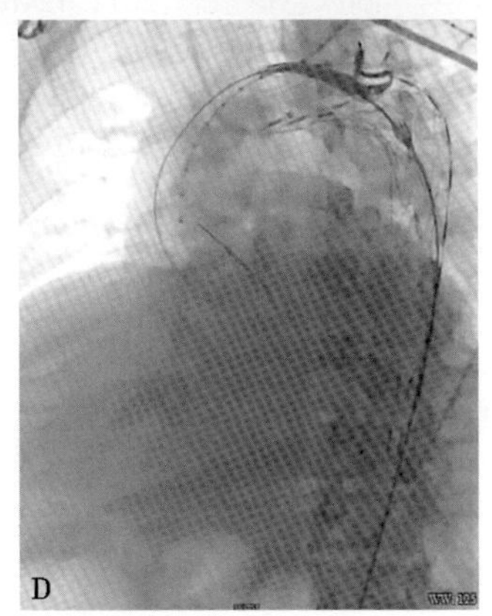

图 33–4　一例严重电瓶车事故致胸腹部创伤复合手术

A. 胸腹主动脉夹层 CT 横断面；B. 胸腹主动脉夹层 CTA 血管重建；C. 剖腹术中见小肠系膜多处挫裂伤；D. 行胸主动脉覆膜支架置入。

该病例为创伤性主动脉夹层合并腹部损伤出血，腹腔内止血为抢救的第一要务，但同时防止主动脉夹层破裂出血或者内脏缺血也同样重要。果断地采取复合手术可以一站式解决问题，提高安全性、时效性，对于伤员而言获益良多。

（胡培阳　庞建良）

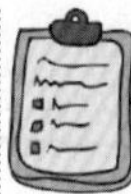

推荐扩展阅读文献及书籍

[1] ANGELINI G D, WILDE P, SALERNO T A, et al. Integrated left small thoracotomy and angioplasty for multivessel coronary artery revascularization [J]. Lancet, 1996, 347(9003): 757-758.

[2] 徐仲英，胡海波，黄连军，等. 介入技术与外科手术联合治疗复杂先天性心脏病的临床研究[J]. 中华心血管病杂志，2004，32(2)：144-147.

[3] 中华人民共和国建设部. 医院洁净手术部建筑技术规范[J]. 中国医院建筑与装备，2004，5(1)：40-43.

[4] 蒋伟浩，李军. 复合手术室的设计探讨[J]. 介入放射学杂志，2011，20(6)：490-493.

[5] 种银保，唐超，王晴. 一体化复合手术室建设实践与探讨[J]. 中国医学装备，2011，8(8)：47-49.

[6] 叶国栋，谭树平，李鹏，等. 复合手术室的发展现状与应用[J]. 中国医疗设备，2012，27(7)：110-112.

[7] 李雪，张伟国，张连阳，等. 杂交手术室规范化管理在多发伤中的应用[J]. 介入放射学杂志，2011，20(7)：577-579.

[8] 谭浩，张连阳，郭庆山，等. 一站式杂交手术在创伤救治中应用研究初探[J]. 临床急诊杂志，2011，12(6)：373-375.

[9] 宋健，胡军民，王铄辰，等. 复合手术在战、创血管伤救治中的应用研究[J]. 中国临床神经外科杂志，2020，25(10)：657-663.

[10] 毛燕君，秦月兰，刘雪莲，等. 介入手术室护理管理实用手册[M]. 上海：第二军医大学出版社，2017.